实用腹部超声诊断图解

主　编　刘学明　蒋天安
副主编　施　红　洪玉蓉　杨　斌

编　者（按姓氏笔画排序）

叶争度　浙江大学医学院附属第一医院
朱　江　浙江大学医学院附属邵逸夫医院
朱东升　中国人民解放军第一八四医院
刘学明　浙江大学医学院附属第二医院
许　俊　浙江大学医学院附属第二医院
李　佳　浙江大学医学院附属第二医院
杨　斌　东部战区总医院
余秀华　中国人民解放军第一一七医院
张　宏　中国人民解放军第一一七医院
陈　芬　浙江大学医学院附属第一医院

罗志艳　浙江大学医学院附属第二医院
赵齐羽　浙江大学医学院附属第一医院
施　红　中国人民解放军第一一七医院
闻　卿　浙江大学医学院附属第二医院
洪玉蓉　浙江大学医学院附属第二医院
莫国强　浙江大学医学院附属第二医院
顾世明　浙江省宁波市北仑区人民医院
郭心璋　浙江遂昌县人民医院
蒋天安　浙江大学医学院附属第一医院
魏淑萍　东部战区总医院

秘　书　赵齐羽（兼）　罗志艳（兼）

人民卫生出版社

图书在版编目（CIP）数据

实用腹部超声诊断图解 / 刘学明，蒋天安主编 .—
北京：人民卫生出版社，2018
ISBN 978-7-117-26948-3

Ⅰ.①实… Ⅱ.①刘…②蒋… Ⅲ.①腹腔疾病-超
声波诊断-图集 Ⅳ.① R572.04-64

中国版本图书馆 CIP 数据核字（2018）第 249451 号

| 人卫智网 | www.ipmph.com | 医学教育、学术、考试、健康，购书智慧智能综合服务平台 |
| 人卫官网 | www.pmph.com | 人卫官方资讯发布平台 |

实用腹部超声诊断图解

主　　编：刘学明　蒋天安
出版发行：人民卫生出版社（中继线 010-59780011）
地　　址：北京市朝阳区潘家园南里 19 号
邮　　编：100021
E - mail：pmph @ pmph.com
购书热线：010-59787592　010-59787584　010-65264830
印　　刷：三河市宏达印刷有限公司（胜利）
经　　销：新华书店
开　　本：787×1092　1/16　　印张：25
字　　数：608 千字
版　　次：2019 年 7 月第 1 版　2019 年 7 月第 1 版第 1 次印刷
标准书号：ISBN 978-7-117-26948-3
定　　价：180.00 元

打击盗版举报电话：010-59787491　　E-mail：WQ @ pmph.com
（凡属印装质量问题请与本社市场营销中心联系退换）

前　言

　　本书以简洁的文字介绍疾病的定义、病理生理、分期分型、超声诊断依据、检查技巧和价值，配以大量的典型图案和示意图加以说明。收集了部分少见病个案和新技术的应用，增加了一些个案、某些疾病的声学造影典型表现以及胃双重造影等。

　　编者均为长期从事超声诊断的一线同道，具有丰富的实践经验，题材是他们多年的积累，在此对编者们的辛勤劳动表示感谢。

　　本书突出实用性、系统性，可读性强、可视性佳、内容丰富、图文并茂、易读易懂。医学超声技术在不断发展，限于编者的水平，不足之处欢迎同道们批评和提出宝贵意见，以便再版时修订。

刘学明　蒋天安

目 录

第一章　肝脏疾病超声诊断 ……………………………………………………………… 1

第一节　肝脏解剖概要 …………………………………………………………………… 1

第二节　肝脏超声扫查方法 ……………………………………………………………… 2

第三节　正常肝脏声像图 ………………………………………………………………… 2

第四节　肝脏占位性病变声像图表现 …………………………………………………… 7

一、肝囊肿 …………………………………………………………………………… 7

二、多囊肝 …………………………………………………………………………… 10

三、肝脓肿 …………………………………………………………………………… 11

四、肝棘球蚴病 ……………………………………………………………………… 18

五、肝血管瘤 ………………………………………………………………………… 19

六、肝局灶性结节性增生 …………………………………………………………… 24

七、肝脏炎性假瘤 …………………………………………………………………… 28

八、原发性肝癌 ……………………………………………………………………… 30

九、转移性肝癌 ……………………………………………………………………… 45

第五节　不常见肝脏恶性肿瘤 …………………………………………………………… 52

一、肝母细胞瘤 ……………………………………………………………………… 52

二、肝脏囊腺癌 ……………………………………………………………………… 52

三、原发性肝肉瘤 …………………………………………………………………… 53

四、肝恶性淋巴瘤 …………………………………………………………………… 54

第六节　肝脏血管病变 …………………………………………………………………… 54

一、门静脉海绵样变及栓塞 ………………………………………………………… 54

二、巴德－吉亚利综合征 …………………………………………………………… 57

三、肝内血管异常 …………………………………………………………………… 61

第七节　肝实质弥漫性损害 ……………………………………………………………… 65

一、肝硬化 …………………………………………………………………………… 65

二、慢性血吸虫性肝病 ……………………………………………………………… 72

三、脂肪肝 …………………………………………………………………………… 73

第八节　肝胆介入性超声的应用简介 ································· 75
第九节　肝脏外伤与肝脏术后的声像图表现 ····················· 80
　　一、肝外伤 ·· 80
　　二、肝脏术后 ·· 83

第二章　胆道疾病超声诊断 ··· **86**
第一节　胆道系统解剖概要 ··· 86
第二节　胆道系统正常声像图与超声检查方法 ················· 86
第三节　胆道疾病声像图表现 ·· 88
　　一、急性胆囊炎 ··· 88
　　二、慢性胆囊炎 ··· 91
　　三、胆囊结石 ·· 94
　　四、胆管结石 ·· 99
　　五、胆囊癌 ·· 105
　　六、胆囊息肉样病变 ·· 111
　　七、胆囊腺肌增生症 ·· 117
　　八、胆管癌 ·· 118
　　九、胆道蛔虫症 ··· 122
　　十、先天性胆管囊状扩张症 ···································· 124
　　十一、先天性胆囊异常 ·· 128
　　十二、胆道术后的超声表现 ····································· 129

第三章　胰腺疾病超声诊断 ··· **134**
第一节　正常胰腺解剖及检查方法 ·································· 134
　　一、胰腺解剖 ··· 134
　　二、超声检查方法 ··· 135
　　三、胰腺正常声像图表现 ·· 137
第二节　胰腺炎症性病变 ·· 138
　　一、急性胰腺炎 ··· 138
　　二、慢性胰腺炎 ··· 141
第三节　胰腺良性占位性病变 ·· 145
　　一、真性囊肿 ··· 145
　　二、胰腺假性囊肿 ··· 147
　　三、胰腺囊腺瘤与囊腺癌 ·· 148
　　四、胰岛细胞瘤 ··· 154

　　五、实性假乳头状瘤 ·· 158
　　六、胰腺导管内乳头状黏液肿瘤 ································ 161
　第四节　胰腺恶性占位性病变 ·· 164
　　一、胰腺癌 ·· 164
　　二、胰腺转移癌 ·· 170
　　三、壶腹周围癌 ·· 172

第四章　脾脏疾病超声诊断 ··· **175**
　第一节　脾脏的检查方法、测量和正常声像图 ·············· 175
　　一、脾脏解剖概要 ··· 175
　　二、超声检查方法 ··· 175
　　三、正常脾脏声像图表现 ·· 175
　第二节　脾脏先天性异常 ·· 177
　第三节　脾脏肿大的诊断 ·· 179
　第四节　脾脏良性局限性病变 ·· 180
　　一、脾囊肿 ·· 180
　　二、脾结核 ·· 183
　　三、脾血管瘤 ·· 184
　　四、脾脉管瘤 ·· 185
　　五、脾错构瘤 ·· 186
　　六、脾脏炎性假瘤 ··· 187
　　七、脾梗死 ·· 188
　第五节　脾脏恶性肿瘤 ··· 191
　第六节　脾脏外伤 ··· 196
　第七节　脾血管病变 ·· 198

第五章　腹膜后间隙疾病超声诊断 ··································· **200**
　第一节　腹膜后间隙解剖概要及扫查方法 ····················· 200
　第二节　腹主动脉瘤 ·· 203
　第三节　下腔静脉栓子 ··· 208
　第四节　腹膜后良性病变（非肿瘤性） ························· 208
　第五节　腹膜后肿瘤 ·· 212

第六章　胃十二指肠疾病超声诊断 ··································· **221**
　第一节　胃十二指肠解剖 ·· 221

一、胃的解剖 ··· 221

二、十二指肠解剖 ·· 221

第二节 胃十二指肠超声检查方法与正常声像图 ······ 222

一、均质有回声型口服超声造影检查法 ·············· 222

二、均质无回声型口服超声造影检查法 ·············· 223

三、混合回声型口服超声造影检查法 ·················· 224

四、检查仪器和扫查方法 ···································· 224

五、胃十二指肠正常声像图 ································ 229

六、正常胃十二指肠超声测量参考值 ·················· 231

第三节 胃溃疡 ··· 232

第四节 胃癌 ·· 236

第五节 胃壁间质瘤 ··· 242

第六节 胃恶性淋巴瘤 ·· 245

第七节 胃息肉 ··· 246

第八节 胃巨皱襞症 ··· 250

第九节 胃黏膜脱垂症 ·· 251

第十节 慢性胃炎 ·· 252

第十一节 胃下垂 ·· 255

第十二节 胃底静脉曲张 ····································· 256

第十三节 十二指肠溃疡 ····································· 258

第十四节 十二指肠球炎 ····································· 262

第十五节 十二指肠肿瘤 ····································· 263

第十六节 胃双重超声造影 ·································· 266

一、检查操作要点 ··· 266

二、适应证和禁忌证 ·· 266

三、正常胃壁双重超声造影表现 ························· 267

四、胃双重超声造影病例介绍 ···························· 268

第七章 肠道疾病的超声诊断 ························· 279

第一节 解剖概要 ·· 279

一、小肠 ··· 279

二、大肠 ··· 279

第二节 肠道超声检查方法 ·································· 280

第三节 肠道肿瘤 ·· 281

一、小肠肿瘤 ··· 281

二、大肠癌 ·· 284

第四节　肠道非肿瘤性疾病 ……………………………………………286

　　一、肠道炎症性疾病 …………………………………………286

　　二、肠梗阻 ……………………………………………………290

　　三、肠套叠 ……………………………………………………292

　　四、阑尾炎 ……………………………………………………294

第八章　泌尿系统超声诊断 ……………………………………**297**

　第一节　肾脏疾病 ………………………………………………297

　　一、肾脏解剖 …………………………………………………297

　　二、扫查方法与正常图像 ……………………………………298

　　三、肾先天性异常 ……………………………………………301

　　四、肾积水 ……………………………………………………310

　　五、肾囊性病变 ………………………………………………312

　　六、肾髓质囊肿 ………………………………………………314

　　七、肾肿瘤 ……………………………………………………314

　　八、肾脓肿 ……………………………………………………326

　　九、肾结石 ……………………………………………………327

　　十、肾衰竭 ……………………………………………………328

　　十一、肾创伤 …………………………………………………329

　　十二、移植肾 …………………………………………………332

　　十三、肾动脉血栓与栓塞 ……………………………………333

　　十四、肾动脉狭窄 ……………………………………………334

　　十五、肾动脉瘤 ………………………………………………336

　　十六、肾内动 – 静脉瘘 ………………………………………337

　　十七、左肾静脉受压综合征 …………………………………338

　第二节　输尿管疾病 ……………………………………………339

　　一、输尿管解剖 ………………………………………………339

　　二、输尿管超声检查要点 ……………………………………340

　　三、输尿管结石 ………………………………………………340

　　四、输尿管囊肿 ………………………………………………341

　　五、输尿管狭窄与肿瘤 ………………………………………344

　第三节　膀胱疾病 ………………………………………………345

　　一、膀胱正常声像图 …………………………………………345

　　二、膀胱结石 …………………………………………………345

　　三、膀胱肿瘤 …………………………………………………346

　　四、膀胱憩室 …………………………………………………347

五、膀胱破裂 ·· 349

六、膀胱炎症 ·· 349

第四节　前列腺疾病超声诊断 ·· 350

一、前列腺解剖与正常声像图 ·· 350

二、前列腺增生 ··· 353

三、前列腺癌 ·· 356

四、前列腺炎 ·· 366

五、前列腺结石 ··· 369

六、前列腺囊肿 ··· 370

七、前列腺先天性畸形 ·· 373

第五节　肾上腺疾病 ··· 374

一、解剖及病理生理 ·· 374

二、检查方法 ·· 374

三、肾上腺皮质腺瘤 ·· 376

四、肾上腺嗜铬细胞瘤 ·· 378

五、肾上腺少见肿瘤 ·· 380

第一章 肝脏疾病超声诊断

肝脏是腹腔内最大的实质性器官，是最适合超声检查的器官之一。熟悉肝脏解剖结构特点，了解临床资料，扫查时综合利用各种超声技术、正确掌握扫查方法甚为重要。

第一节 肝脏解剖概要

肝脏位于人体右上腹，内部结构较复杂，有肝动脉、门静脉双重供血，门静脉血供占75%，肝动脉血供占25%，肝静脉引流肝脏血液回流到下腔静脉。肝细胞分泌的胆汁由肝内胆管到肝外胆管引流至十二指肠。肝内尚存在许多裂隙，这些裂隙与上述的管道以及肝内的韧带走向常一致，因此可根据它们的走向对肝脏进行分区、分段。肝脏分叶及分段虽有多种不同的划分法，目前国际上较为通用的是根据格利森系统（Gleason 系统）和肝静脉走行分为 8 段：从肝脏前面观察（即人体的上面、前面向后观察）分段，可显示肝左叶的Ⅱ、Ⅲ、Ⅳ段，肝右叶Ⅴ、Ⅵ、Ⅶ、Ⅷ段，将肝脏向上翻起，从后下向前上观察可显第Ⅰ段（即尾状叶），Ⅱ、Ⅲ、Ⅳ、Ⅴ、Ⅵ、Ⅶ段（图 1-1-1，图 1-1-2）。

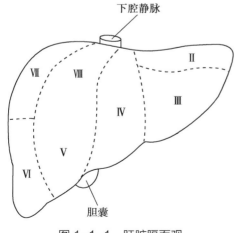

图 1-1-1　肝脏膈面观

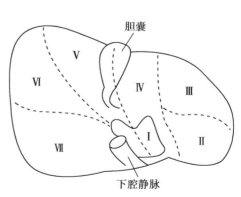

图 1-1-2　肝脏脏面观

第二节　肝脏超声扫查方法

目前采用的超声仪器有二维黑白及彩色多普勒，常用凸阵探头及线阵探头，频率3.5~5MHZ。超声导向穿刺组织学检查及超声造影对提高肝内病变的诊断符合率相当重要。

一般检查前需空腹，检查时需了解受检者有无做过超声检查及其结果，有无肝脏手术史，肿瘤病史，肝脏病史等。

开始检查通常均采用平卧位，然后根据要显示的管道结构、患者的体形、胃肠积气情况，或放射学检查提示的病变部位等改变体位，如左侧卧位，嘱患者深吸气后屏气等，使图像及要显示的组织结构更清晰。

肝脏体积较大，受探头声束宽度的限制，不能在单一切面上显示所有管道结构或病灶，因此，需熟悉肝脏断面解剖，在第一肝门显示门静脉、肝动脉、胆管、第二肝门显示肝静脉后再根据需要从多个部位，多个方向获取多个切面如纵切、斜切、横切等显示肝脏的每一部分，以减少漏诊，如不同部位纵切、肋下斜切、肋间斜切、横切等。超声造影检查技术目前已广泛应用于肝脏疾病的诊断。各超声仪器公司都已推出多种相对成熟的造影技术，国内采用的超声造影剂多为 SonoVue®，按说明书配制造影剂溶液，肝脏检查一般采用 2.4ml/ 次剂量，团注法经肘静脉注入，再以 5ml 生理盐水冲洗。注射用针头直径应在 20G 及以上，以避免造影剂微泡在团注时因机械冲击力而受损破裂。

第三节　正常肝脏声像图

正常人肝脏呈楔形，右叶厚而大，左叶薄而小，形态因人而异，通常将肝右叶斜径 <14cm，左叶上下径 <9cm，前后径 <6cm，门静脉主干 <1.3cm 作为正常参考值。

正常肝实质回声细密、均匀。肝内管道回声主要包括肝静脉、门静脉、肝内胆管，其回声各有特点。门静脉与胆管并行，管壁较厚，呈强回声。肝静脉走行与门静脉、胆管交叉，静脉壁回声薄而低。

肝脏常见切面结构见图 1-3-1~ 图 1-3-15。

正常肝脏超声造影表现：①动脉期：从注射造影剂至其后的 30 秒内，此期肝组织的增强主要来源于肝动脉血流内的微泡。表现为肝内呈树枝样高增强的动脉血管树。②静脉期：注射后 31 秒至 120 秒，增强主要来源于门静脉血流内的微泡。表现为肝实质整体高增强，分布均匀。③延迟期：注射后 121 秒至 6 分钟，增强来源于残留在门静脉以及肝窦内的微泡。表现为肝脏呈均匀分布低增强。

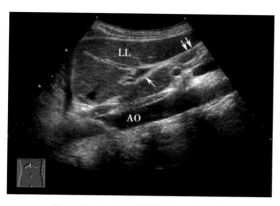 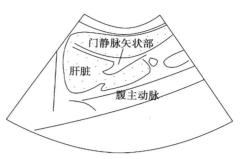

图 1-3-1　左半肝纵切面（通过腹主动脉矢状切面图），通常以该切面测量左叶
上下径（正常 <9cm）、前后径（正常 <6cm）

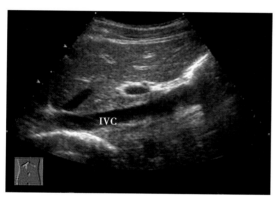 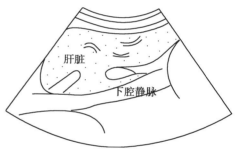

图 1-3-2　左半肝纵切面（通过下腔静脉矢状切面图），显示肝左外叶及其后方尾状叶

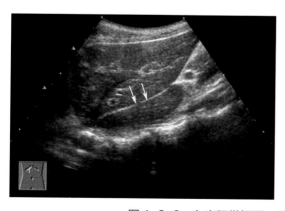 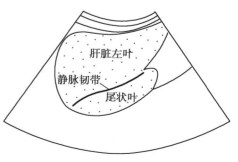

图 1-3-3　左半肝纵切面，显示尾状叶、静脉韧带

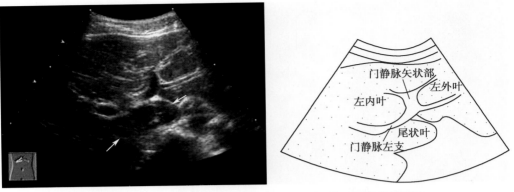

图 1-3-4 左半肝剑突下斜切面图，显示"工"字形门静脉属支

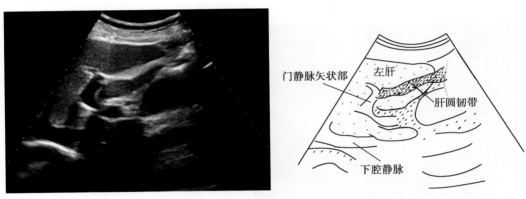

图 1-3-5 左肝斜切面图，显示肝圆韧带

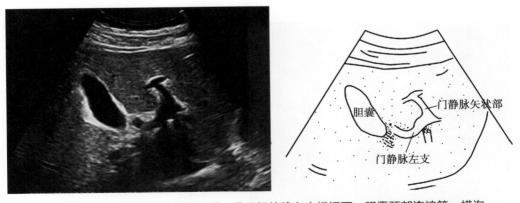

图 1-3-6 右肋缘下第一斜切面图，显示门静脉左支横切面、胆囊颈部连接第一横沟

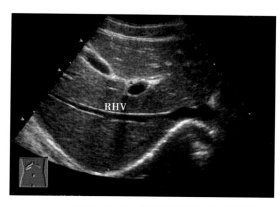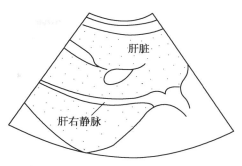

图 1-3-7　右肋缘下第二斜切面图，显示肝右静脉长轴，肝脏右前斜径
测量切面，正常 <12~14cm

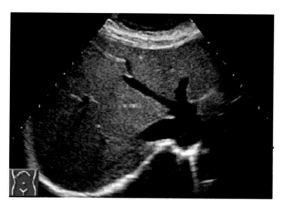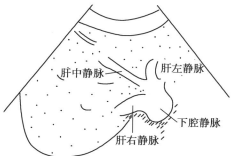

图 1-3-8　右肋缘下斜切面，显示左、中、右三支肝静脉

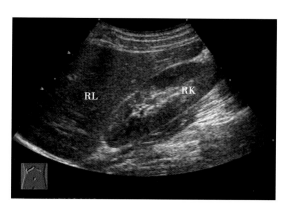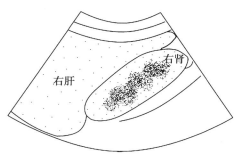

图 1-3-9　右肋间斜切面图，显示右肝及右肾

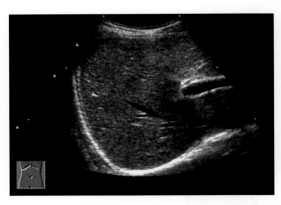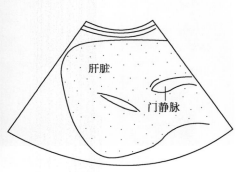

图 1-3-10　右肋下斜切显示肝右叶外缘

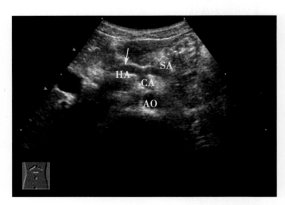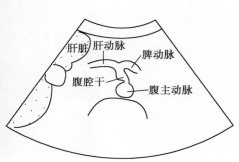

图 1-3-11　上腹横切显示肝动脉，脾动脉，腹腔动脉

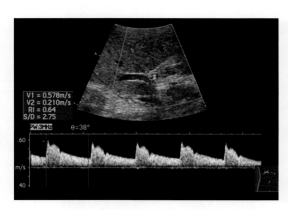

图 1-3-12　正常肝动脉频谱

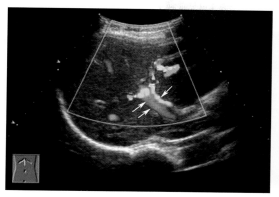

图 1-3-13 彩色多普勒检查单箭头指为肝动脉，双箭头指为门静脉

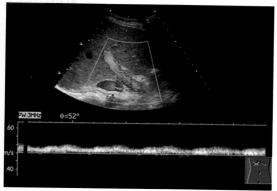

图 1-3-14 肋间斜切正常门静脉为向肝连续性频谱（设置血流朝向探头为红色，背离探头为蓝色）

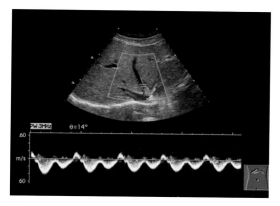

图 1-3-15 肋缘下斜切正常肝静脉三相频谱，A波为正向波，由右房收缩血液反流所致，S波为负向波表示心室收缩时心房舒张充盈，血液回流，D波为负向波表示心室舒张早期右房血液流向右室

第四节 肝脏占位性病变声像图表现

一、肝囊肿

【概述】肝囊肿多为先天性，随年龄增长发生率逐步增高，囊肿可单发、多发、大小不等，囊内为液体，有无症状取决于囊肿的大小，生长的部位及有无并发症。

【诊断依据】①肝内单个或多个大小不等，呈圆形、类圆形或不规则形无回声暗区（图 1-4-1~图 1-4-4）。②具有囊壁稍高回声，后方回声增强。③常伴侧方声影。④部分囊肿内伴分隔。

【鉴别诊断】当囊肿内出血或合并感染时要结合临床与肝脓肿鉴别。

肝囊肿声像图表现，见图 1-4-1~图 1-4-7。

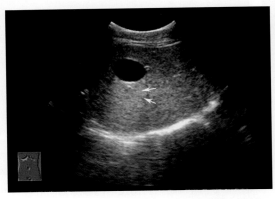 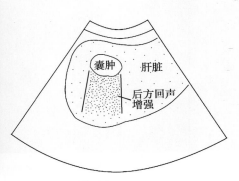

图 1-4-1 肝囊肿，边清，后方回声增强（箭头）

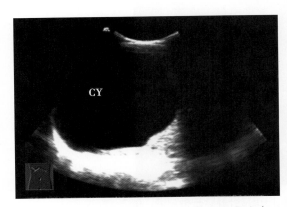 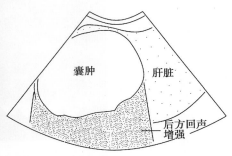

图 1-4-2 巨大肝囊肿（CV），后方回声明显增强

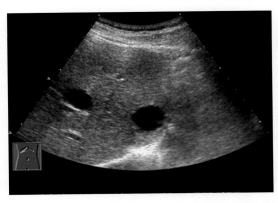 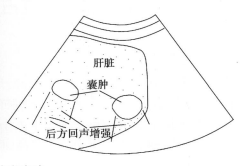

图 1-4-3 肝多发囊肿

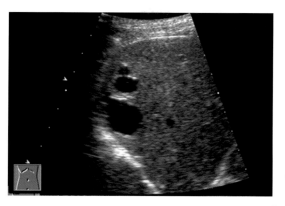
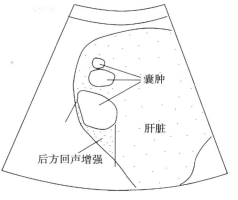

图 1-4-4 肝多房性囊肿

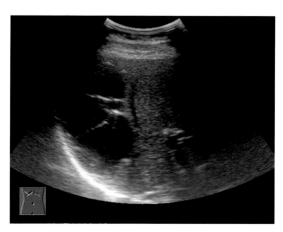
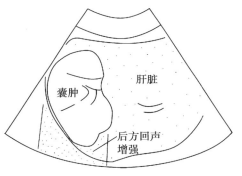

图 1-4-5 肝囊肿伴分隔内见多条状高回声

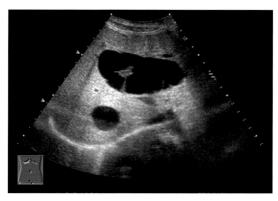
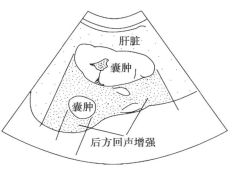

图 1-4-6 女性，54 岁，右上腹疼痛，肝内多发性囊肿，较大的内伴条状高回声，
合并出血行开窗引流术后

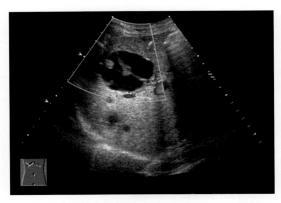

图 1-4-7 同上患者，肝囊肿出血，囊内高回声无血流信号

二、多囊肝

【概述】多囊肝是一种先天性肝内弥漫性病变，布满大小不等的无回声暗区，内为液体，常为遗传性，可合并多囊肾等。术后标本病理发现内呈蜂窝状结构。因肝脏常肿大，多数患者因右上腹腹痛、腹胀等就诊。

【诊断依据】①肝脏常弥漫性增大，形态失常；②肝实质内布满大小不等的无回声暗区，条状高回声分隔形成多房性无回声暗区，相互间不贯通，暗区间正常肝组织内可见彩色血流，严重者肝实质回声稀疏，肝内管道结构无法辨认。

【鉴别诊断】①肝内多发性囊肿：多数患者肝内无回声暗区呈散在分布，少数患者局部囊肿融合伴高回声分隔需与多囊肝鉴别；②肝内胆管囊状扩张症：肝内扩张的胆管多沿门静脉分布，当肝内胆管多发节段性、串珠状扩张时注意与多囊肝鉴别。

多囊肝的声像图表现，见图 1-4-8~ 图 1-4-9。

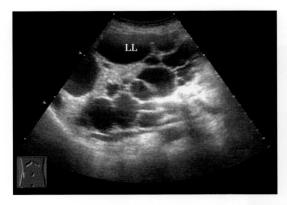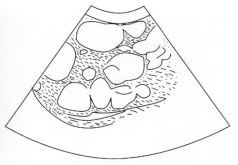

图 1-4-8 男性，31 岁，右上腹胀痛，多囊肝呈多房性无回声暗区

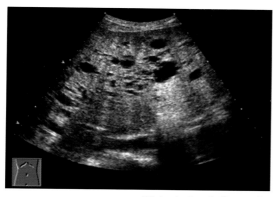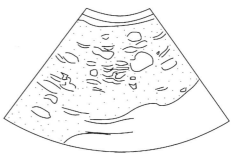

图 1-4-9　多囊肝呈大小不等的蜂窝状暗区

三、肝脓肿

【概述】肝脓肿常由化脓性细菌或肠阿米巴感染所致。临床伴发热、右上腹疼痛等。

【病理】致病菌经胆道或门静脉血流等途径进入肝脏导致肝脏组织发生炎性改变，因治疗延误等因素使炎症部位逐渐液化坏死形成脓肿。

【临床分型】①急性肝脓肿；②慢性肝脓肿（常因治疗延误所致）。

【诊断依据】①早期肝脓肿多表现边界不清的低回声灶，轮廓不规则，外周回声稍增强；②随病程进展脓肿形成，病灶液化坏死后出现不规则无回声暗区，内回声强弱不等，脓腔壁不光滑，外缘回声模糊，后方回声稍增强，病灶内血管可无移位；③偶可伴有门静脉及肝静脉栓子；④患者常伴有发热、右上腹疼痛等；⑤近膈顶的肝脓肿易漏诊，并易引起胸腔积液或脓肿破溃入胸腔；⑥慢性肝脓肿显示脓腔壁厚，或外缘不光，少数呈"蛋壳样钙化"，腔内回声强弱不等；⑦部分患者伴肝门淋巴结肿大；⑧超声造影：肝动脉期呈不均匀高增强，内部可见分隔状增强，分隔间可见无增强的坏死液化区，门静脉期及延迟期等增强或增强消退。特殊征象是部分病例在肝动脉早期可见周围肝实质区域性片状增强，多呈楔状。

【鉴别诊断】①肝癌液化坏死或合并感染：二维图像显示壁厚，或伴声晕，患者常有肿瘤病史，或 AFP 增高等，超声导向穿刺有助诊断；②肝囊肿出血伴感染：曾有肝脏囊肿史是诊断的重要线索；③在患有恶性肿瘤等疾病，行免疫抑制治疗时，发热伴肝内肿块要考虑到霉菌性肝脓肿的可能。

肝脓肿的声像图表现见图 1-4-10~ 图 1-4-18。

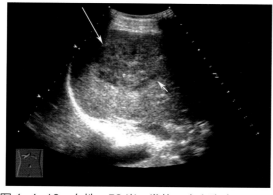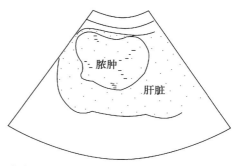

图 1-4-10　女性，52 岁，发热，右上腹痛 3 天，肝脓肿外周回声增强，内回声强弱不等（箭头）

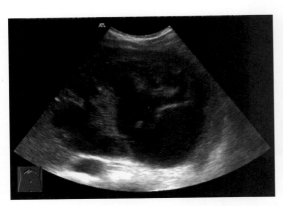
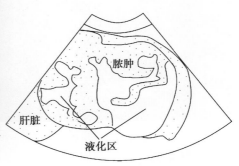

图 1-4-11 女性，45 岁，发热，上腹疼痛 5 天，左肝脓肿大部分液化坏死

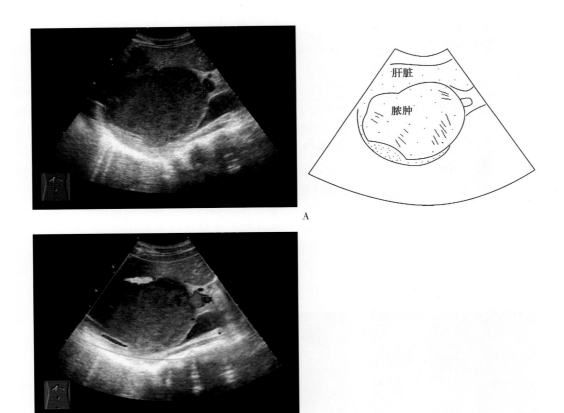

图 1-4-12

A. 男性，45 岁，发热，右上腹痛 1 周，右肝脓肿液化后呈细腻的高回声；B. 脓腔内无明显血流

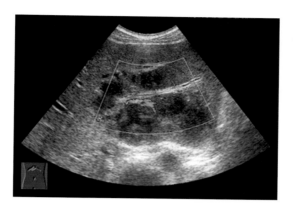

图 1-4-13 右肝脓肿坏死后中心血管无移位

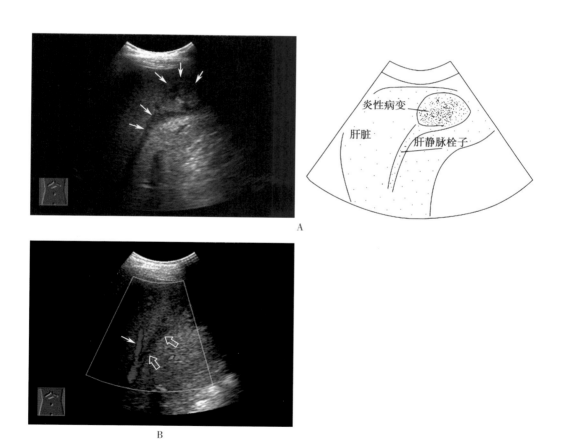

图 1-4-14
A. 右肝脓肿位于肝静脉旁致肝静脉栓子形成；B. 空心箭头指肝静脉栓子部位内无血流信号

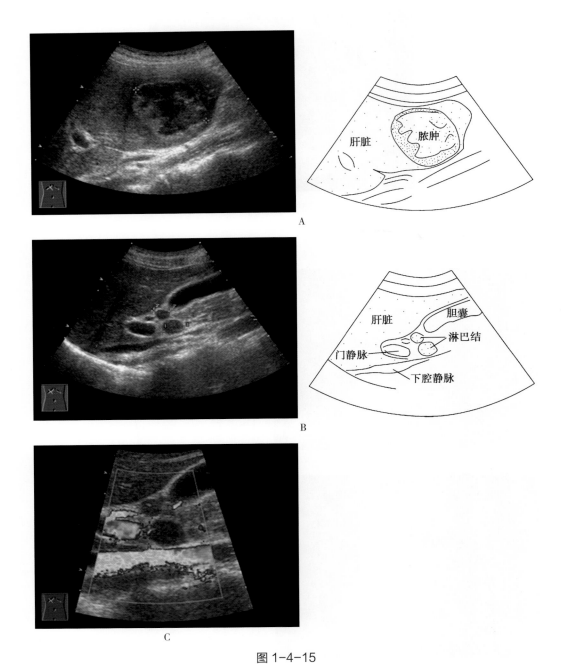

图 1-4-15

A. 男性，31 岁，低热伴上腹隐痛 2 个月，慢性肝脓肿，壁厚呈高回声，内回声不均；

B. 慢性肝脓肿伴肝门淋巴结肿大；C. 淋巴结内见少许血流

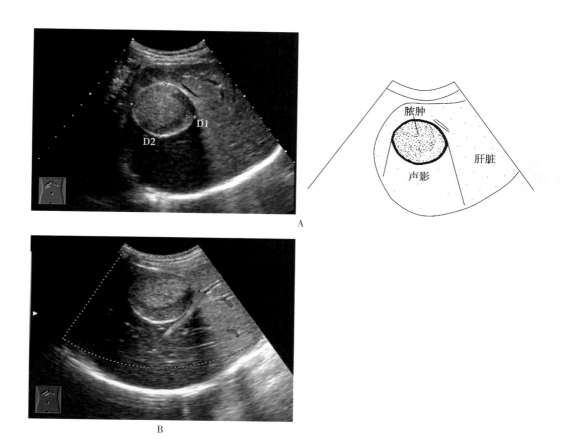

图 1-4-16
A. 男性，47 岁，3 年前患肝脓肿在当地医院治疗，慢性肝脓肿 "蛋壳样"
钙化呈环形高回声伴远场衰减；B. 彩色多普勒见脓肿内无血流信号

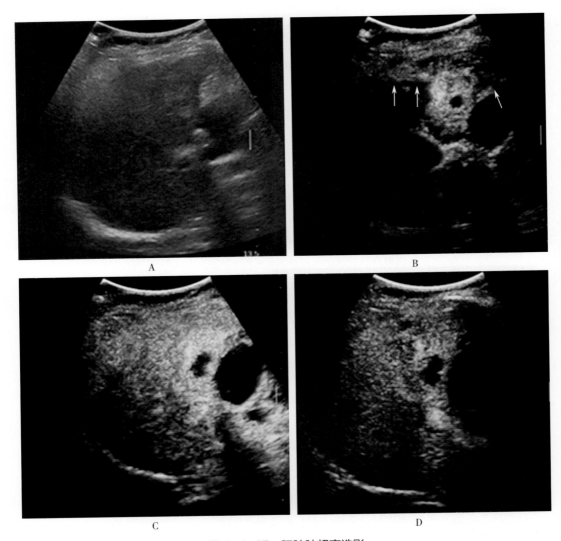

图 1-4-17 肝脓肿超声造影

A. 灰阶图像；B. 注射造影剂后 16s，病灶呈高增强，内见无增强区，箭头所示为病灶周边肝实质片状增强；
C. 注射造影剂后 40s，病灶仍呈高增强，内见无增强区；D. 注射造影剂后 130s，病灶呈等增强，内见无
增强区

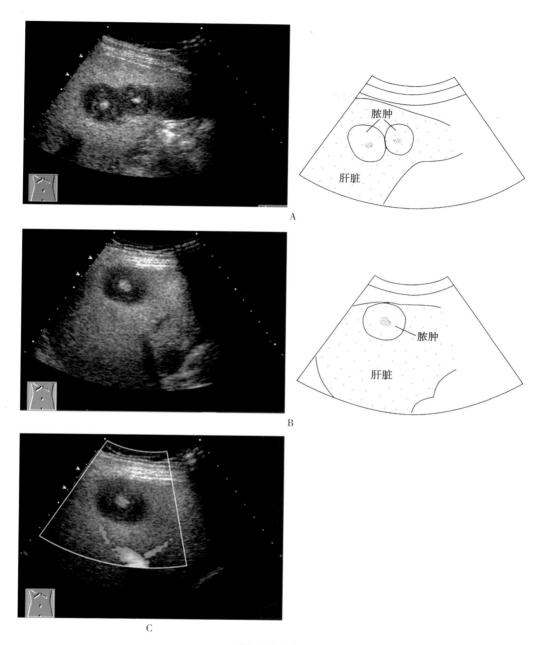

图 1-4-18

A.男性，患粒细胞性白血病，化疗后持续发热，肝内多个靶环样低回声，穿刺活检病理报告炎症，结合文献报道该声像图常见真菌感染；B.上图病灶融合，该病灶近肝包膜下，包膜无隆起；C.病灶内无明显血流信号

四、肝棘球蚴病

【概述】肝棘球蚴病（又称肝包虫病）是一种人畜共患的寄生虫病，主要发生在我国北方，随着人口流动性增加，散发患者也可发现。

【病理】当人误食细粒棘球绦虫卵后，六钩蚴脱壳逸出，经肠壁入血流到达门静脉系统，幼虫滞留在肝脏，在人体内生长、发育、繁殖，形成多种子代并损害组织。经血流或淋巴途径迁徙到其他器官时伴有相应的表现。

【临床分型】①肝囊性包虫病：肝大伴缓慢增大的囊肿对邻近器官产生压迫症状，或囊肿感染、破裂等产生复杂的表现。②肝泡型包虫病：泡球蚴增殖呈浸润性，肝内局部有质地坚硬表面不平的肿块，酷似恶性肿瘤。

【诊断依据】因寄生虫导致的病理改变不同，二维声像图表现多样，常见的表现类型①单囊型：囊肿边清、壁厚，呈高回声，内伴细小光点；②多囊型：边界与囊壁表现与单囊相似，囊内出现小囊肿、光点、光团或线状高回声分隔形成多房性或似蜂窝状改变；③实质型：呈现不规则高回声团，边界不清，内可伴斑点状、钙化状高回声及无回声暗区，回声不均；④混合型：因囊肿变性衰亡，坏死溶解，合并感染致病变内伴团块状高回声及大小不等、形态不规则的无回声暗区。

【鉴别诊断】当肝包虫病表现为多囊型与混合型时要与多囊肝、肝脓肿等鉴别，呈实质性肿块时要与肝癌鉴别，关键是询问疫区生活史，血清学检查对鉴别诊断相当重要。

肝棘球蚴病的声像图表现，见图1-4-19~图1-4-20。

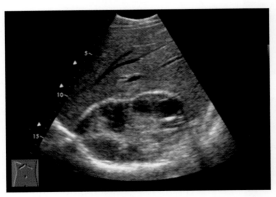
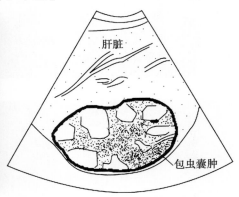

A

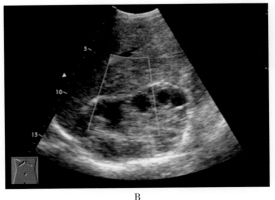

B

图 1-4-19

A.肝囊性包虫病囊内回声强弱不等，边缘囊壁表现高回声；B.彩色多普勒显示囊内无血流信号

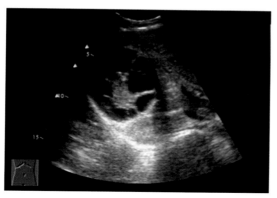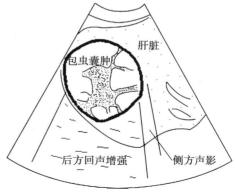

图 1-4-20　肝囊性包虫病呈多房性（上述照片由山东省高唐县人民医院 B 超室刘德泉提供）

五、肝血管瘤

【概述】肝脏血管瘤是最常见的良性肿瘤。通常认为是先天性血管发育异常导致血管海绵状扩张。

【病理】肝脏血管瘤大小不一。海绵状血管瘤标本切面呈蜂窝状，内血窦腔由纤维组织分隔，内有小血管，血窦腔内充满血细胞及机化的血栓，可发生钙化；毛细血管瘤以小血管腔狭窄，伴丰富的间隔纤维组织为主。

【临床分型】可分为三种类型，隐匿型（无症状，目前多由健康体检发现）、肿块型、内出血型。

【诊断依据】由于血管瘤内组织结构的不同，超声表现有不同的征象。①高回声型：此型最常见，肿块可从几毫米到几厘米不等，肿块边界清晰，内伴针尖样暗区，少数可伴有钙化，彩色多普勒见周边或内有点状血流，偶见小血管进入；②低回声型：此型少见，易和肝癌等混淆，肿块呈低回声，边缘伴有菲薄的高回声圈，肿块内可见多线状高回声；③等回声型：较少见，易漏诊；④混合型：肿块常稍大，轮廓不规则，边缘欠清晰，部分边缘见包膜样高回声，肿块内可见低回声或无回声暗区，称"血湖"，也可见网状改变或钙化灶；⑤血管瘤破裂后，肿瘤回声较低，局部边界不清，肝脏周围见片状低或无回声；⑥超声造影表现：典型表现为动脉期病灶增强早于或等于肝实质，周边结节状高增强，门静脉期和延迟期造影剂向心性填充，高或等增强，消退晚于肝实质。

【鉴别诊断】①低回声型血管瘤要与肝癌区别，要从肿块边缘回声、临床病史、AFP检查等综合分析；②多发性血管瘤要与转移性肝癌鉴别，注意有无患过恶性肿瘤及肿块边缘回声，结合超声造影等检查对鉴别有较大帮助。

肝血管瘤的声像图表现，见图 1-4-21~ 图 1-4-29。

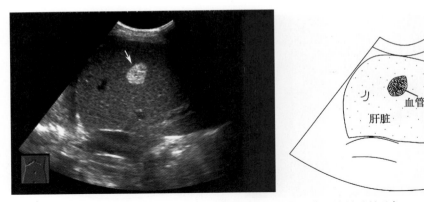

图 1-4-21　肝血管瘤呈类圆形高回声，边清（箭头）

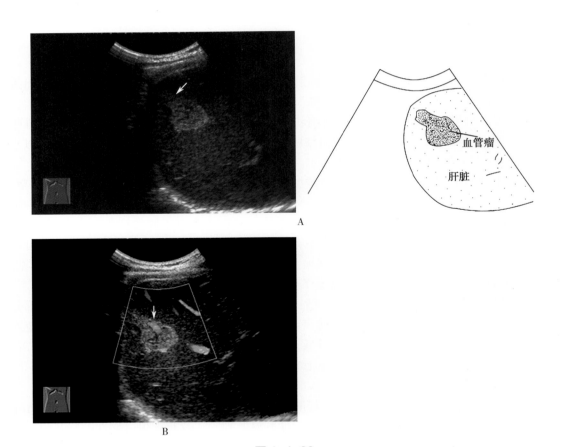

图 1-4-22

A. 肝血管瘤呈"葫芦型"，内见"针尖样"低回声；B. 彩色多普勒见血流丰富，以边缘为主

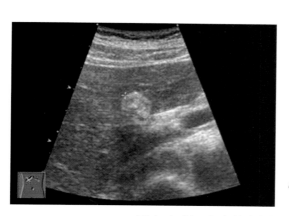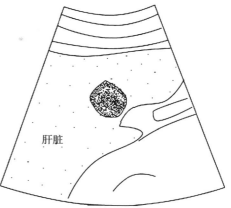

图 1-4-23 肝血管瘤内伴钙化样高回声，边清

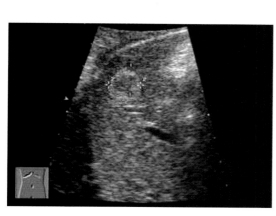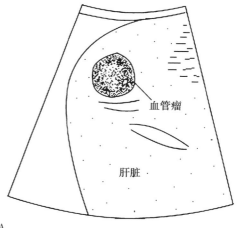

A

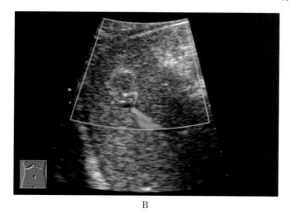

B

图 1-4-24

A.肝血管瘤边缘高回声呈"厚壁样"；B.彩色多普勒见血管穿入

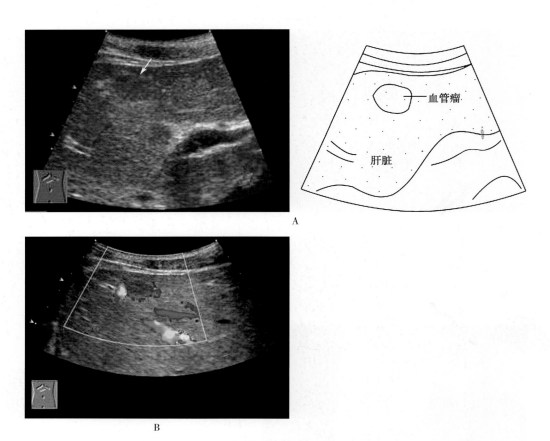

图 1-4-25
A.肝低回声型血管瘤，边缘高回声（箭头）；B.彩色多普勒见肿瘤边缘点状血流

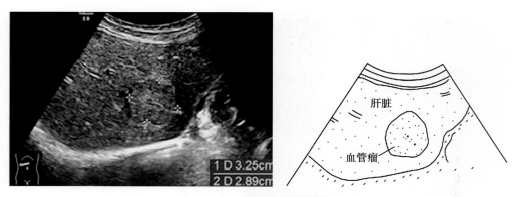

图 1-4-26 肝血管瘤呈等回声

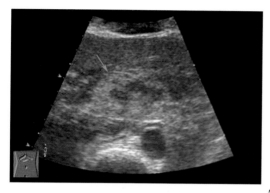
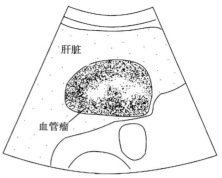

A

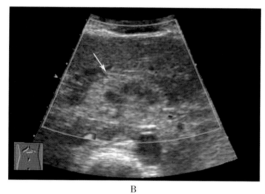

B

图 1-4-27
A. 肝左叶海绵状血管瘤，肿瘤内斑片状低回声，边界欠清（箭头）；B. 彩色多普勒显示内少血流（箭头）

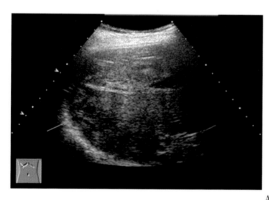
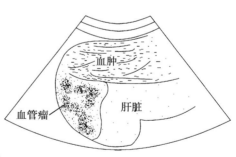

A

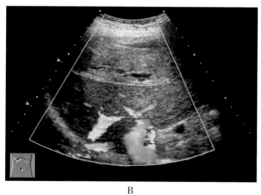

B

图 1-4-28
A. 男性，46 岁，右上腹剧痛，肝右叶边缘肿瘤模糊不清，肝前片状稍低不均回声，超声造影提示血管瘤破裂伴肝周血肿，CT 诊断肝癌破裂，手术证实肝血管瘤破裂；B. 彩色多普勒检查肝受压变小，肝前血肿回声强弱不均，内无血流信号

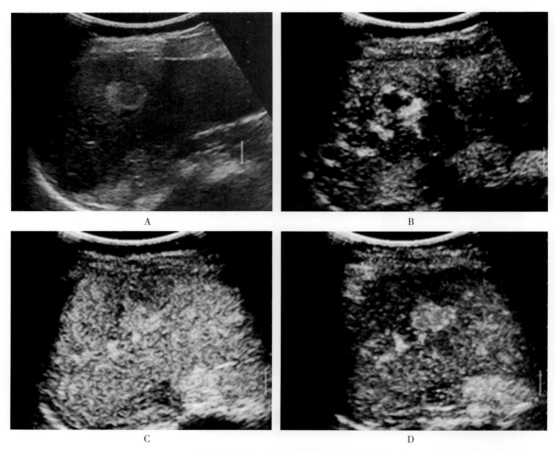

图 1-4-29 肝血管瘤超声造影
A.灰阶图像；B.注射造影剂后 20s，病灶周边呈高增强；C.注射造影剂后 56s，
病灶呈均匀增强；D.注射造影剂后 129s，病灶仍呈高增强

六、肝局灶性结节性增生

【概述】本病病因未明，可能是对脉管性肝损害的异常再生反应，本病无恶变倾向，预后较好。

【病理】镜下检查发现结节中央有一特征性的星芒状瘢痕和周围有细小的放线状分隔，结节无真正的包膜。结节由类似于正常的肝细胞小结节组成，缺乏中央静脉和汇管区，结节内和结节间有胆管增生，结节的血流供应来自中央动脉，血流呈离心性。

【诊断依据】①本病以年轻人多见；②超声显像结节多表现类圆形，呈等回声或稍高于正常肝组织，结节内回声一部分患者较均匀，伴有线状高回声，一部分患者内伴斑状及条状高回声，边缘欠清；③彩色多普勒检查：结节内血流丰富，可见增粗的动脉及结节中央血流向外周放射状分布；④超声造影：肿块动脉期快速增强，典型者造影剂从结节中央灌注后向外周放射状扩展，门静脉期及延时相造影剂排出缓慢，呈持续高或等增强，部分可见低或无增强的"中央瘢痕"。

【鉴别诊断】二维超声检查要与多血供的原发性肝癌、转移性肝癌等鉴别。了解临床病史、分析回声表现特点、结合超声造影延时期持续增强对诊断局灶性结节性增生有较大帮助。

肝局灶性结节性增生的声像图表现，见图 1-4-30~ 图 1-4-32。

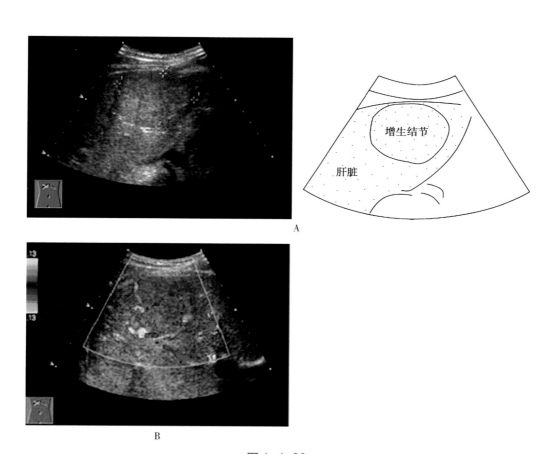

图 1-4-30

A. 男性，24 岁，军人，体检发现有肝肿块，AFP（-），超声显示结节回声稍高，尚均匀，术后病理诊断局灶性结节性增生；B. 彩色多普勒检查肿块血流丰富

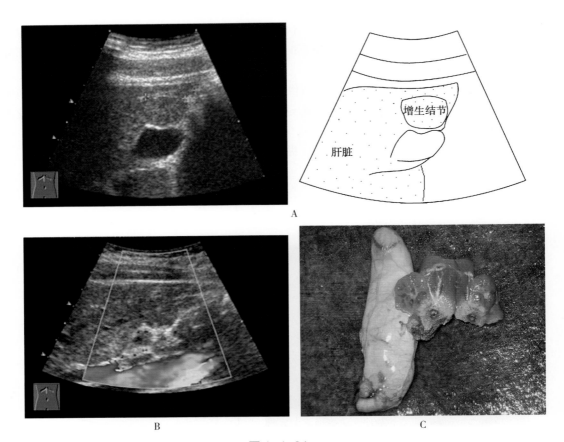

图 1-4-31

A. 女性，22 岁，护士，体检发现右肝肿块，AFP（−），结节内及边缘均呈稍高回声；
B. 彩色多普勒检查血流由中心向外呈放射状；C. 术后标本胆囊旁肿瘤破开内见瘢痕结节

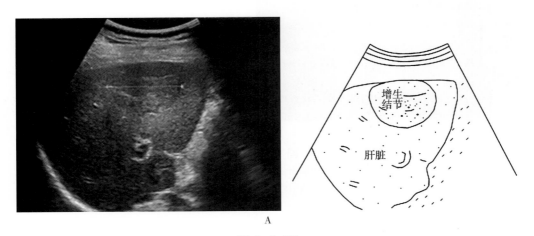

图 1-4-32

A. 肝脏局灶性增生结节，呈等回声

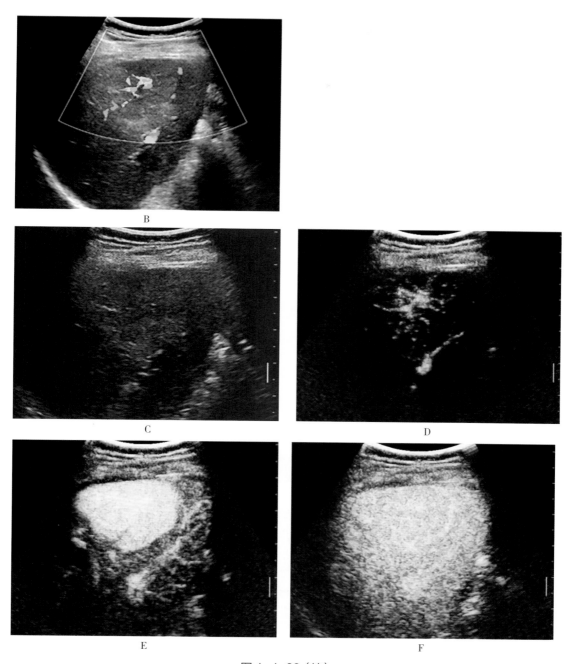

图 1-4-32（续）

B.肝脏局灶性增生结节，彩色多普勒检查血流由中心向外呈放射状；C~F.肝局灶性增生结节超声造影：C.注射造影剂前；D.注射造影剂后 10s，病灶中心开始呈放射状增强；E.注射造影剂后 15s，病灶呈均匀高增强；F.注射造影剂后 36s，病灶呈均匀等增强

七、肝脏炎性假瘤

【概述】本病并非独立的疾病，它是由多种因素引起肝脏对刺激的非特异性反应，包括寄生虫、细菌、化学物品等。

【病理】组织学发现炎性假瘤内伴有淋巴细胞、浆细胞、结缔组织及其他慢性炎症细胞，中心可有坏死灶，由于多为慢性增生性炎症而表现结节状或肿瘤样团块。

【诊断依据】炎性假瘤诊断有时较难，因为患者多数无临床症状，偶尔右上腹隐痛或体检发现：①病变可呈类圆形、虫形状、哑铃状或不规则形；②多数表现低回声，边界不清，边缘回声稍增强，病灶内回声不均，可见无回声小暗区或散在高回声灶；③彩色多普勒检查多无明显血流，少数见边缘少许血流；④超声造影：增强时间早于或等于肝实质，动脉期多呈高增强，分布均匀或不均匀，门静脉期或延迟期呈低或等增强，病灶内伴坏死时呈无增强区。

【鉴别诊断】炎性假瘤大多数病灶不大，主要与小肝癌鉴别，当不能排除肝恶性肿瘤时应穿刺活检或超声造影等检查。

肝脏炎性假瘤的声像图表现，见图1-4-33~图1-4-35。

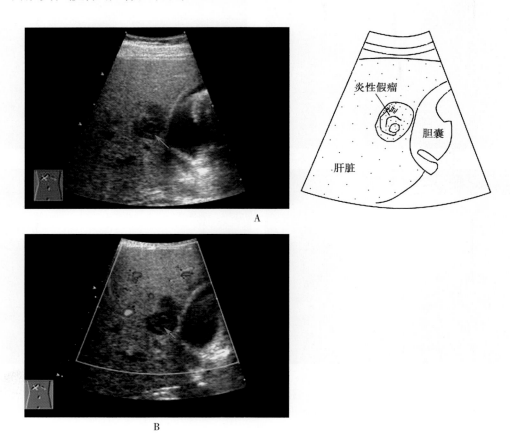

图 1-4-33

A. 女性，52岁，脂肪肝伴胆囊旁低回声团，因低回声内伴无回声小暗区（箭头），提示炎性假瘤后行穿刺，病理提示炎症；B. 彩色多普勒检查见边缘少许血流（箭头）

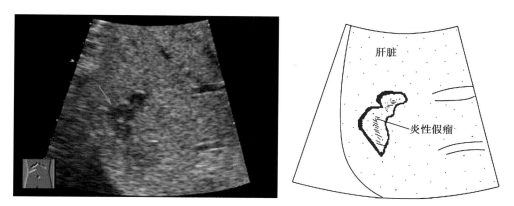

图 1-4-34　男性，38 岁，体检发现右肝结节，肝炎性假瘤呈不规则形，边缘回声增强（箭头）

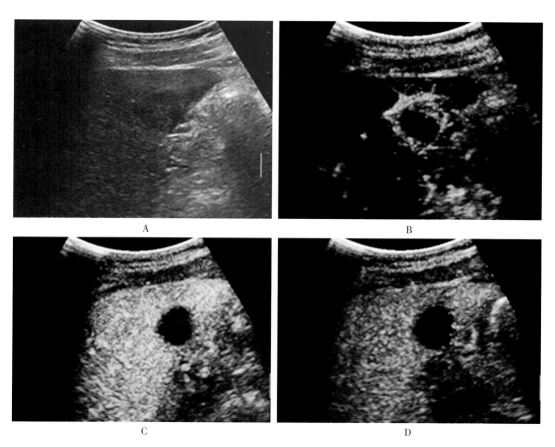

图 1-4-35　肝脏炎性假瘤超声造影
A. 注射造影剂前；B. 注射造影剂后 16s，病灶周边开始呈增强，中央无增强；C. 注射造影剂后 35s，病灶周边呈等增强，中央无增强；D. 注射造影剂后 147s，病灶周边呈等增强，中央无增强

八、原发性肝癌

【概述】原发性肝癌目前是较常见的肝脏恶性肿瘤，它与多种因素有关，最常见的是患有乙型肝炎，丙型肝炎或合并肝硬化，黄曲霉素等化学物质与某些寄生虫都认为与肝癌的发生有关。

【病理】原发性肝癌组织学类型有来自肝细胞的肝细胞型和来自胆管上皮细胞的胆管细胞型，以及混合细胞型，以肝细胞性肝癌最为常见。根据肝癌的形态和大小，国内将其分成4大型：①弥漫型：指癌组织或癌小结节，弥漫分布于左右肝叶；②块状型：肿块直径在5cm以上，>10cm称巨块型；③结节型：癌小结节最大直径不超过5cm，可表现单结节、多结节或相互融合；④小癌型：单个结节最大直径不超过3cm，相邻两个癌结节直径之和<3cm。肝癌分化程度可分为4级：Ⅰ级分化高，少见；Ⅱ~Ⅲ级为中等分化，最常见；Ⅳ级分化低，少见。

【诊断依据】肝癌临床症状在不同时期表现不一，中晚期就诊者可有腹痛、腹块、腹水、黄疸等，早期可无明显症状，近年随影像学的发展，尤其超声在健康体检中的应用，使早期小肝癌的检出不断增加。

　　1. 灰阶超声表现　由于就诊时间的迟早不同，肿瘤生长方式的不同，二维声像图显示病灶的形态表现均不一致，通常分为弥漫型、巨块型、结节型和小癌型。肿瘤的回声类型取决于肿瘤内部的组织学改变，如脂肪组织的含量及变性，结缔组织的含量，瘤内有无出血坏死，瘤体大小等。通常依回声表现分为4种类型：

　　（1）低回声型：常见于小肝癌，肿块内回声尚均匀，也可伴有片状稍高回声，多数表现为圆形，边界尚清。

　　（2）高回声型：肿块内回声强弱不等，以高回声为主，表现为球形或不规则形，常伴声晕。

　　（3）等回声型：较少见，易漏诊，因肿瘤回声强度与正常肝组织相似。

　　（4）混合型：通常肿块较大，形态不规则，内伴无回声暗区，回声极不均匀，周边可伴有部分声晕，边缘肝组织受压、血管移位。

　　原发性肝癌除了团块表现外，尚伴有多种对诊断与鉴别诊断有帮助的征象。①肿块周边低回声声晕是肝癌的重要特征；②肿块位于胆管旁引起局部或肝内胆管广泛扩张及胆管栓塞；③血管旁肿块使肝内血管抬高或压低；④肿瘤导致门静脉，肝静脉或下腔静脉内癌栓；⑤肿块形态不规则（小肝癌除外）内伴结节状改变或无回声暗区；⑥部分患者合并肝外转移性病灶；⑦尚有部分患者伴肝硬化、腹水；⑧肿块导致局部肝包膜隆起，肿块后方回声衰减等。

　　胆管细胞性肝癌起源于胆管上皮，声像图表现与肝细胞性肝癌有许多不同点：①胆管细胞性肝癌肿块通常形态不规则，边界不清，无声晕，常位于肝内胆管旁，内伴结石；②或表现为肝内胆管内充填低回声，管壁不清，内伴钙化，肿块轮廓不清；③肿块常呈低回声，分布均匀，较大者可有囊性变，边缘回声增强；④肿块常包裹或跨越肝内管道；⑤门静脉腔内常无癌栓；⑥患者常无肝硬化或慢性肝损害病史。

　　2. 彩色多普勒超声检查　由于肿瘤本身血供的复杂性，加上仪器对低速血流检出敏感性的差异，文献报道不一，通常表现为以动脉血供为主的多血供肿块、肿块周围血管增粗，多血供时血流速度增快，可达 1m/s，阻力指数 >0.6，但并非所有肝癌均可测得该值。小肝癌及乏血供肿瘤彩色多普勒检查均缺少丰富血流信号。胆管细胞性肝癌常呈少或乏血供型。

　　3. **超声造影**　典型表现为动脉期肿瘤呈高增强，门静脉期、延时期快速消退呈低增强，肿瘤较小者内增强分布均匀，较大者内分布不均。少数表现不典型。在不典型的患者超声导向穿刺组织病理学检查很有必要。胆管细胞性肝癌的超声造影表现类似于肝细胞性肝癌，但近一半的胆管细胞性肝癌超声造影可出现周边不规则带状增强，而此种征象很少出现于肝细胞性肝癌。

　　【鉴别诊断】超声在肝癌普查及诊断中深受临床医生及患者欢迎，但定性诊断仍需谨慎，低回声团块要注意与早期肝脓肿，炎性假瘤，局灶性结节增生鉴别，高回声团块注意与转移性肝癌，血管瘤，肝硬化增生结节，局灶性脂肪肝等鉴别，肿瘤液化坏死后要考虑到肝脓肿，转移性肿瘤等。弥漫性肝癌常因无明确边界，管道挤压在肿块之中，易误为肝硬化。

　　原发性肝癌的声像图表现，见图 1-4-36~ 图 1-4-55。

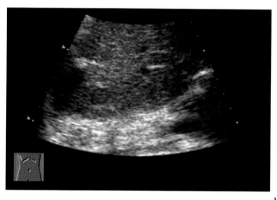
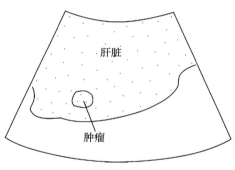

A

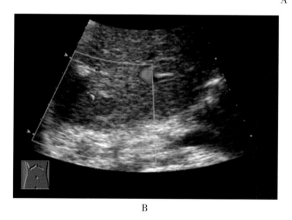

B

图 1-4-36　小肝癌

A. 男性，61 岁，右叶肝癌术后 1 年，超声发现 1cm 左右小肝癌，
呈低回声（箭头）；B. 彩色多普勒见病灶边缘滋养血管

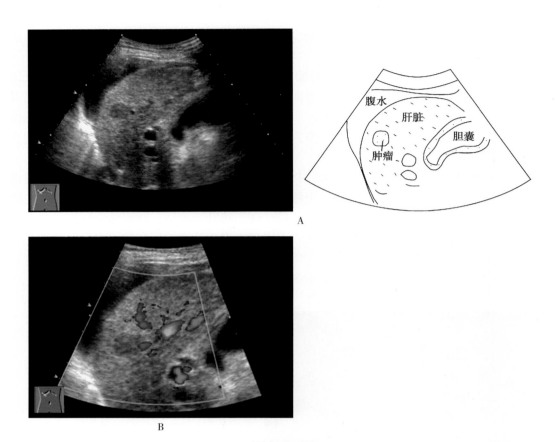

A

B

图 1-4-37
A.男性，61 岁，肝硬化伴腹水及 AFP 增高，超声发现右肝结节约 1cm，
符合肝硬化伴肝癌；B.彩色多普勒显示结节内少血流

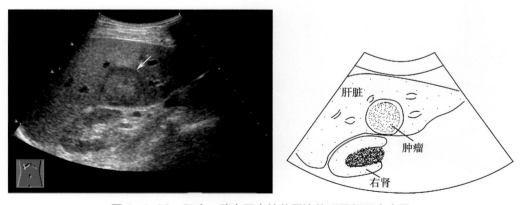

图 1-4-38 肝癌，稍高回声结节周边伴明显低回声声晕

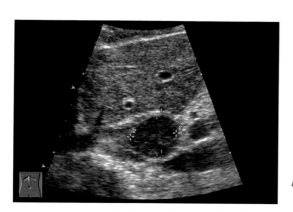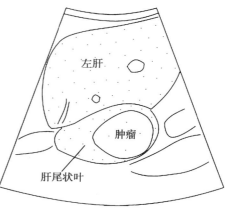

图 1-4- 39　肝尾状叶癌，呈低回声，后方下腔静脉受压

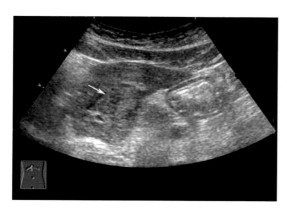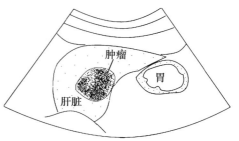

图 1-4-40　男性，36 岁，半年前右肝癌手术，2 周前复查发现左肝结节，
结节内回声强弱不等，边界不清，AFP 增高，提示肝癌术后复发

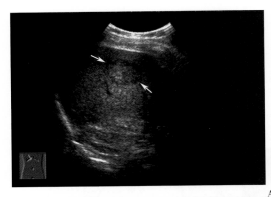

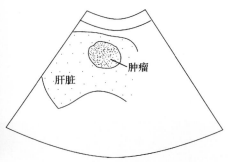

A

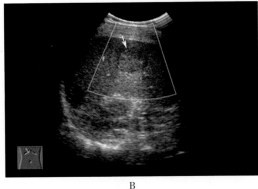

B

图 1-4-41

A. 临床检查 AFP 增高，超声发现右肝占位灶内回声强弱不均，周边声晕（箭头），提示肝癌；B. 彩色多普勒能量图显示结节内少许血流（箭头）

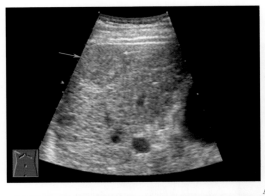

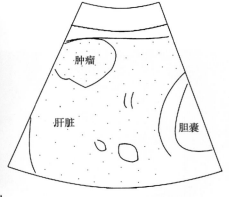

A

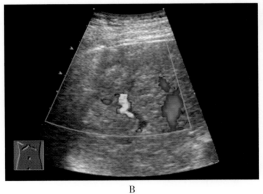

B

图 1-4-42

A. 右肝包膜下边缘肿瘤，表现高回声，边界不清（箭头）；B. 彩色多普勒显示肿块周边供血动脉增粗，内少血流信号

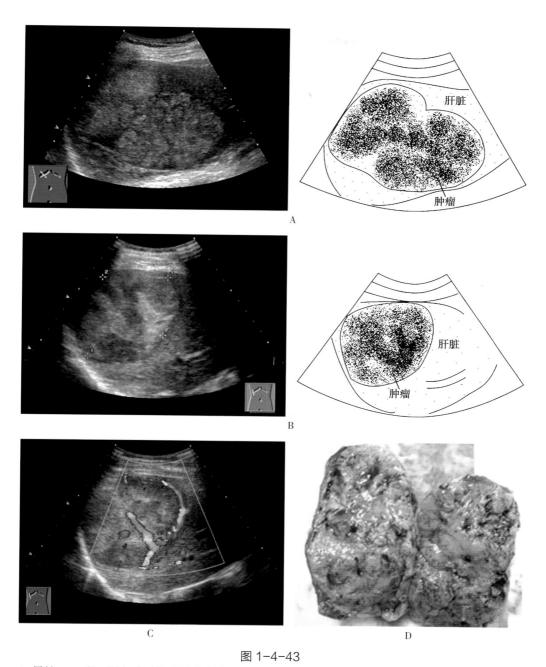

图 1-4-43

A. 男性，43 岁，肝右叶巨块型肝癌内表现多结节状；B. 肿块内回声不均伴片状高回声；C. 彩色
多普勒显示肿瘤边缘血管抬高，内血供丰富；D. 术后标本肉眼见呈多结节状，结节大小不等

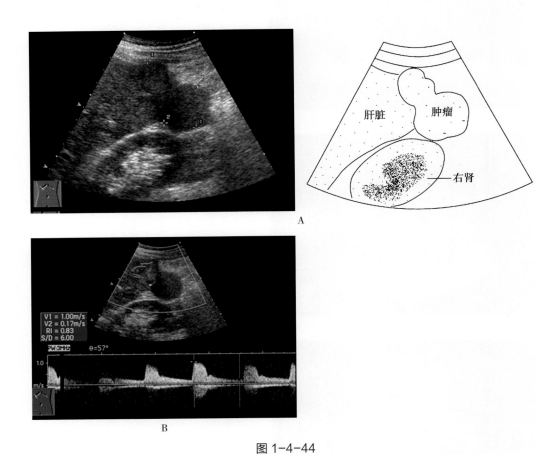

图 1-4-44

A. 女性，47 岁，CT 提示右上腹肿块，超声发现肝右结节向外生长，提示外生性肝癌，术后病理报告高分化胆管细胞癌；B. 频谱显示流速增快 1m/s，阻力指数增高 0.83

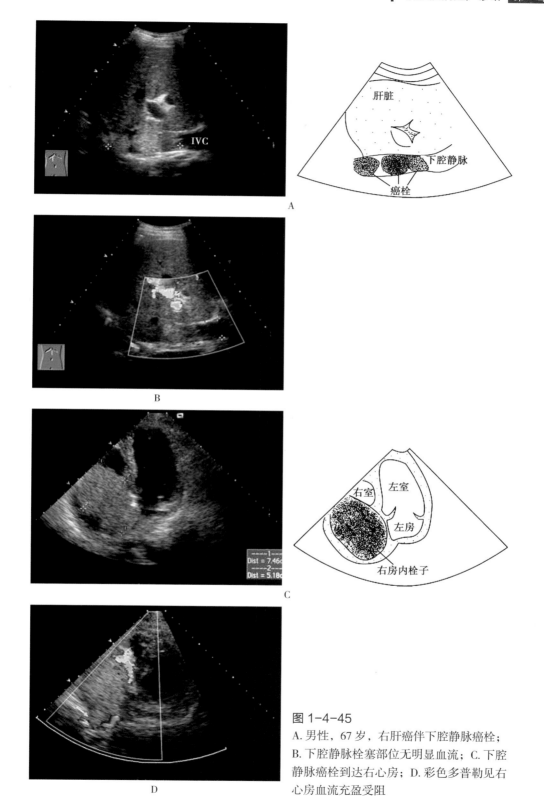

图 1-4-45

A. 男性，67 岁，右肝癌伴下腔静脉癌栓；
B. 下腔静脉栓塞部位无明显血流；C. 下腔静脉癌栓到达右心房；D. 彩色多普勒见右心房血流充盈受阻

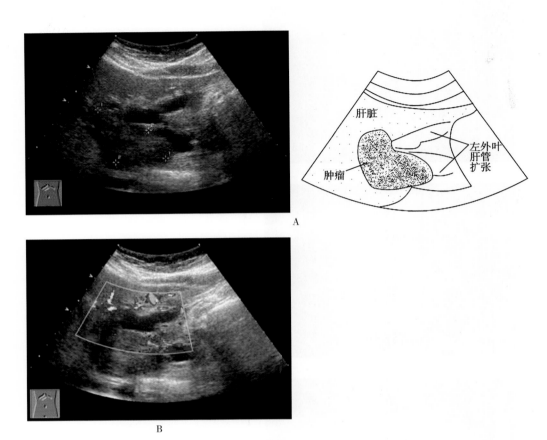

图 1-4-46
A. 左肝癌致左外叶胆管扩张；B. 彩色多普勒检查见扩张胆管内无血流

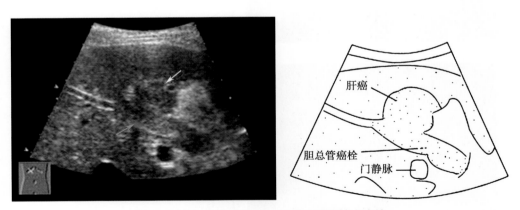

图 1-4-47 右肝癌浸润至胆管内伴胆管内癌栓

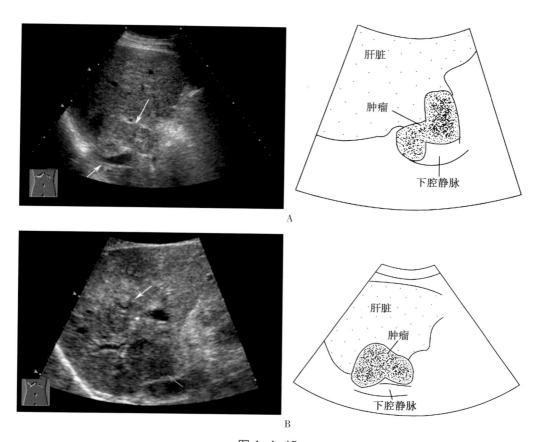

图 1-4-48
A.肝后缘包膜下尾状叶肝癌部分包绕下腔静脉；B.尾状叶肝癌向后致下腔静脉受压

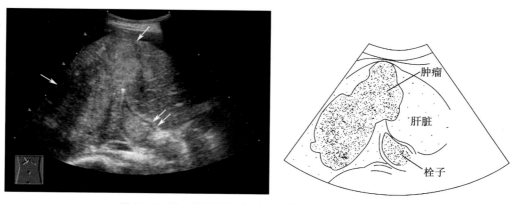

图 1-4-49　肝硬化伴右叶弥漫性肝癌，门静脉癌栓

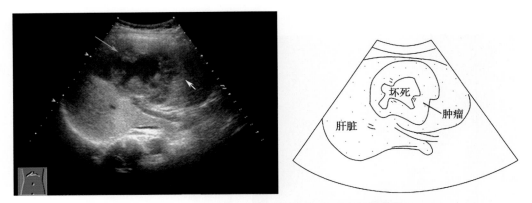

图 1-4-50　肝癌肿块不规则液化坏死后内呈结节状

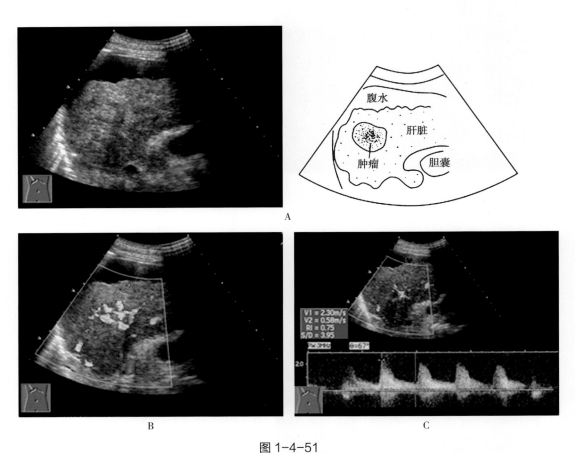

图 1-4-51

A. 男性，43 岁，肝硬化伴肝癌射频治疗后复发，结节边界模糊不清；B、C. 彩色频谱显示肿瘤血供丰富，多普勒频谱测流速增快 2.3m/s，阻力指数增高 0.75

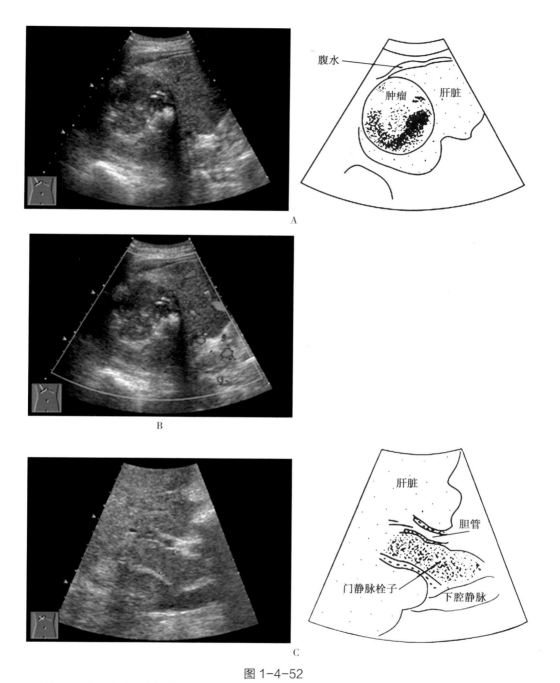

图 1-4-52

A. 男性，62 岁，右叶肝癌插管化疗后肿块内回声不均；B. 彩色多普勒检查肿块内未见明显血流；
C. 肝内门静脉广泛栓塞，门静脉右支栓塞后增宽，内被低回声充填

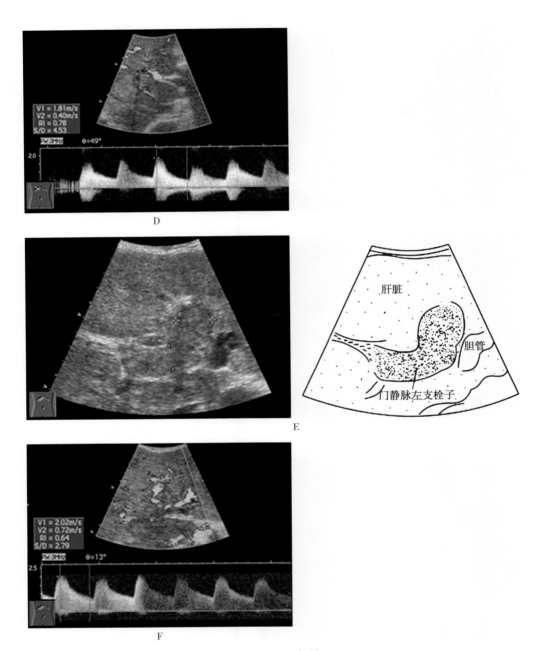

图 1-4-52（续）

D. 门静脉栓塞后，肝动脉流速增快 1.81m/s，阻力指数增高 0.78；E. 门静脉左支及矢状部栓塞后腔内低回声充填，回声不均，门静脉壁不清；F. 门静脉矢状部栓子内见点状彩色血流，周围动脉增粗，流速增快

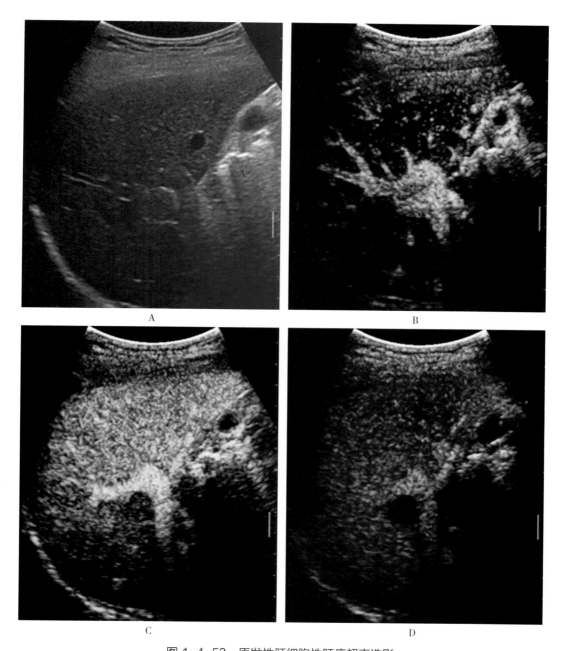

A

B

C

D

图 1-4-53　原发性肝细胞性肝癌超声造影
A. 注射造影剂前，病灶呈稍高回声；B. 注射造影剂后 14s，病灶周边开始增强；C. 注射
造影剂后 35s，病灶内造影剂消退呈低增强；D. 注射造影剂后 130s，病灶呈低增强

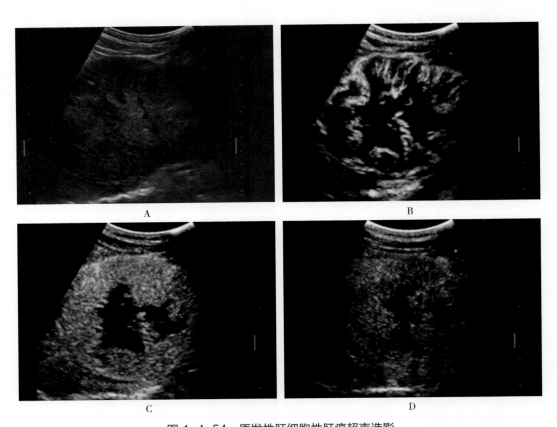

图 1-4-54 原发性肝细胞性肝癌超声造影

A. 注射造影剂前；B. 注射造影剂后 14s，病灶开始呈增强，内可见无增强区；C. 注射造影剂后 41s，病灶呈等增强，内可见无增强区；D. 注射造影剂后 122s，病灶呈等增强，内可见无增强区

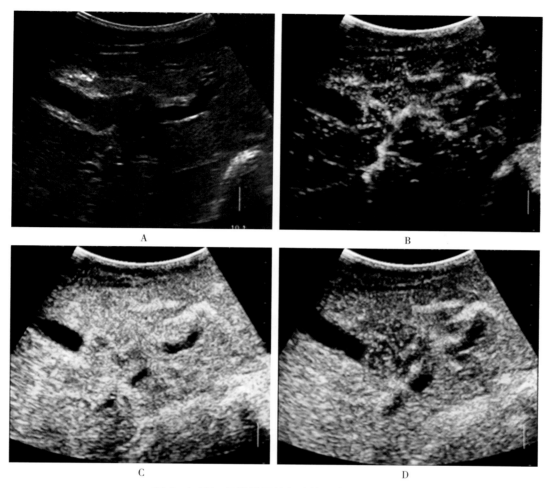

图 1-4-55　原发性胆管细胞性肝癌超声造影
A. 注射造影剂前；B. 注射造影剂后 17s，病灶周边增强，中央见血管穿行；C. 注射造影剂后 36s，病灶周边呈等增强，分布不均，扩张胆管无增强；D. 注射造影剂后 122s，病灶周边呈稍低增强

九、转移性肝癌

【概述】肝脏是多数恶性肿瘤转移的常见部位，由于不同来源的恶性肿瘤声像图表现相似，从声像图明确区分有时较难，少数转移性肿瘤有一定的特点。

【诊断依据】①询问有无恶性肿瘤手术或药物治疗史及正患有恶性肿瘤；②肝内转移性肿瘤常见多发性病灶，大小不等，散在分布；③部分胃肠道肿瘤转移至肝脏呈典型"牛眼征"；④部分转移性肿瘤呈厚壁性液化坏死；⑤肿瘤回声类型有低回声、高回声及混合型，没有特征性，少数转移性肿瘤伴钙化；⑥转移性肿瘤彩色多普勒检查少数表现为动脉供血，多数以低速及静脉血流为主；⑦超声造影可发现微小转移病灶，由于来源肿瘤不同，肿块增强表现多样性，有表现动脉期快速灌注，也有在门静脉期出现灌注，呈均匀或不均匀高增强，或见周边厚环状增强。肝转移癌大部分消退较快，可在门静脉期甚至肝动脉晚期即开始消退，延迟期持续消退。

肝转移癌声像图见图 1-4-56~ 图 1-4-64。

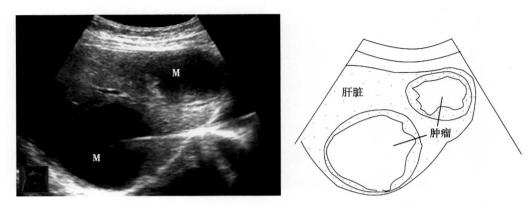

图 1-4-56 女性，45 岁，3 个月前发现肝脏实质性肿块，1 个月后肿块出现无回声暗区，暗区逐渐增大，病灶增多，肝肿瘤坏死囊性变，手术证实胰腺癌转移

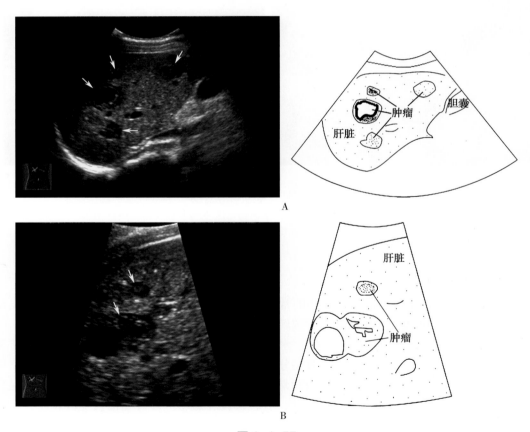

图 1-4-57

A. 女性，42 岁，盆腔肿块手术，术中发现肿瘤来自小肠，病理诊断小肠间质瘤，术后超声检查肝转移瘤坏死呈厚壁表现；B. 肿瘤部分坏死囊性变，部分呈靶环样

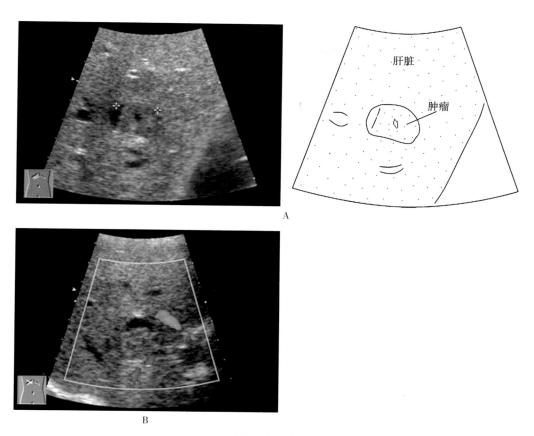

图 1-4-58
A.男性，43岁，黑色素瘤术后肝转移，中心坏死后表现无回声小暗区；
B.彩色多普勒检查见少血供

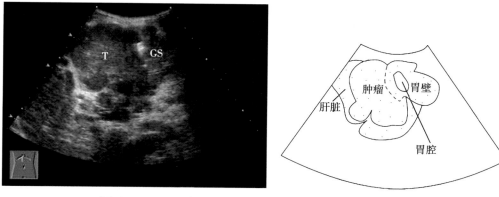

图 1-4-59　胃癌术后 1 年复发伴肝转移，肿块边界不清，
残胃肿块与肝脏肿块融和成一团

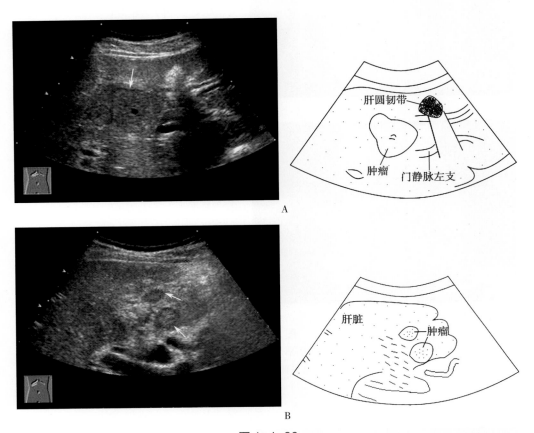

图 1-4-60
A. 胆囊癌术后肝转移，肿块周边声晕，中心坏死；B. 胆囊癌肝内多发性转移呈低回声

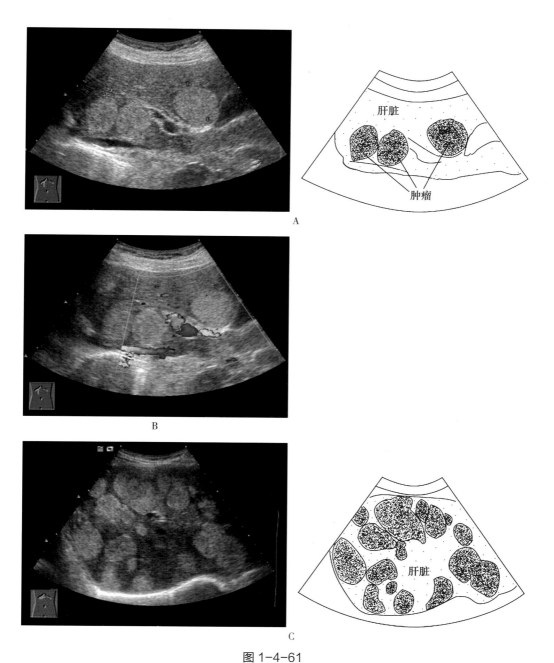

图 1-4-61

A. 男性，58 岁，恶性胰岛细胞瘤术后 1 年，肝转移呈高回声团；B. 彩色多普勒检查
肿瘤内少血供；C. 4 年间随访中恶性胰岛细胞瘤肝转移病灶增多，布满肝脏

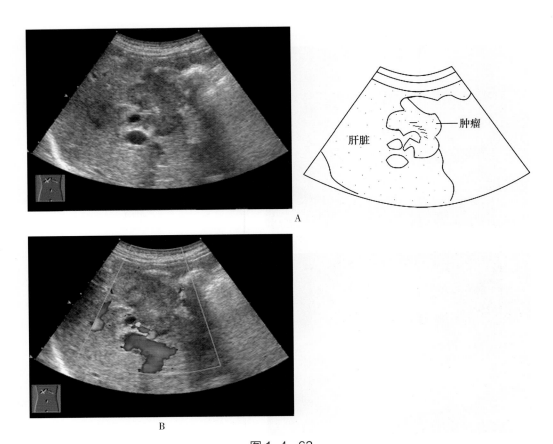

A

B

图 1-4- 62
A. 十二指肠肿瘤术后肝转移，低回声块形态不规则；B. 十二指肠肿瘤术后肝转移，肿块内少血供

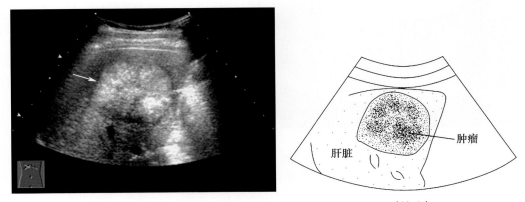

图 1-4-63 结肠癌术后 1 年余，肝转移灶呈高回声团（箭头）

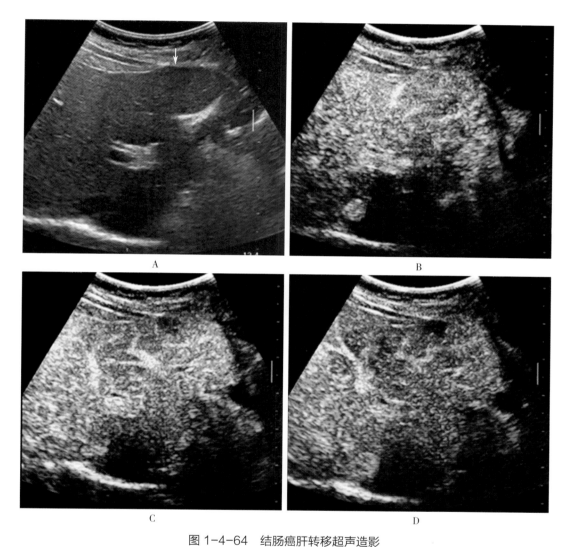

图 1-4-64　结肠癌肝转移超声造影

A. 注射造影剂前，病灶呈等回声（箭头）；B. 注射造影剂后 19s，病灶呈等增强；C. 注射造影剂后 90s，
病灶内造影剂消退呈低增强；D. 注射造影剂后 135s，病灶呈低增强

第五节 不常见肝脏恶性肿瘤

肝脏少见肿瘤有肝母细胞瘤、肉瘤、囊腺癌等，血管肉瘤认为与接触砷、胶质二氧化钍有关，肝母细胞瘤常发生在儿童伴 AFP 增高，因本节病变较少见，诊断时多以排除诊断来分析，共性的特点是肿瘤易出血囊性变，此节仅以个案图片说明介绍（图 1-5-1~图 1-5-6）。

一、肝母细胞瘤

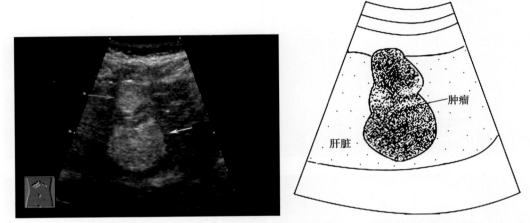

图 1-5-1 男性，11岁，体检发现 AFP 增高，超声检查发现左肝不规则高回声团（箭头），手术病理报告肝母细胞瘤。术后短期又复发，文献报道肝母细胞瘤也可呈囊实性表现

二、肝脏囊腺癌

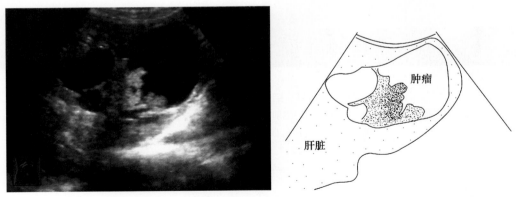

图 1-5-2 男性，52岁，体检超声发现左肝囊性肿块内伴乳头状高回声，形态不规则，边界尚清，手术病理报告囊腺癌，囊腺癌也可由囊腺瘤恶变而来

三、原发性肝肉瘤

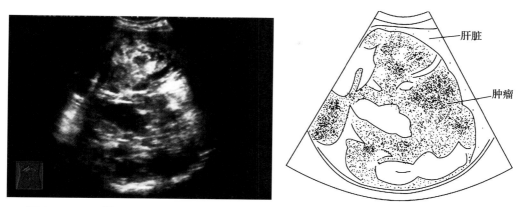

图 1-5-3 男性，16 岁，右肝囊实性肿块，边界不清，手术病理证实恶性组织细胞肉瘤

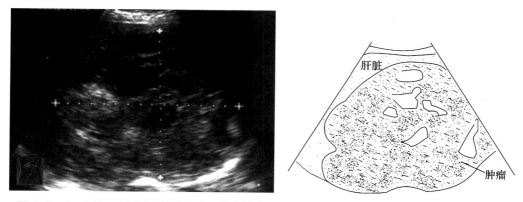

图 1-5-4 女性，45 岁，低热伴右肝蜂窝状囊实性肿块，边界不清，手术病理证实纤维肉瘤

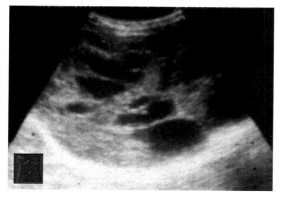
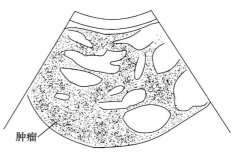

图 1-5-5 男性，26 岁，肝右叶前下缘多房性囊实性肿块，手术病理证实恶性间皮肉瘤，
术后 2 个月再次复发

四、肝恶性淋巴瘤

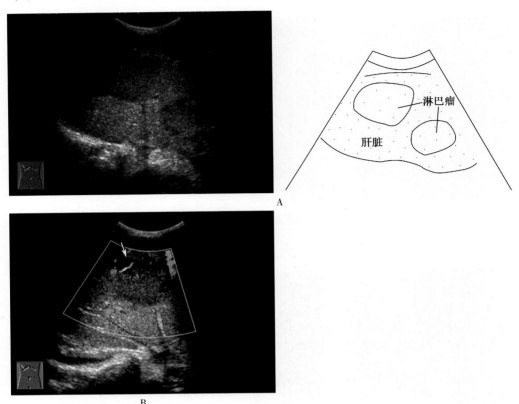

图 1-5-6

A. 男性，37 岁，淋巴瘤化疗前检查肝多发低回声块，结合临床已确诊淋巴瘤，考虑
肝内肿块为其病灶之一；B. 彩色多普勒见肿块血流丰富（箭头）

第六节　肝脏血管病变

一、门静脉海绵样变及栓塞

【概述】门静脉海绵样变多数认为由门静脉栓塞后，栓子机化，再通伴侧支循环形成所致。引起栓子的因素较多，如肝硬化伴门静脉高压、肝脓肿、血吸虫病等引起门静脉内膜炎，肿瘤癌栓等。结果引起门静脉系统血液回流受阻。

【诊断依据】①二维超声显示肝门部门静脉正常形态丧失，呈多线状高回声分隔的无回声暗区，不同切面上呈迂曲的管状及蜂窝状，部分肝内门静脉壁及周围回声增强；②肝外门静脉属支及腹膜后交通支迂曲扩张，可伴有脾大；③彩色多普勒显示迂曲的管状暗区内五彩血流充填，脉冲频谱呈方向、流速不一致的静脉血流，诊断不难；④当门静脉内伴有低或高回声充填时都有可能是癌栓或血栓存在。

门静脉海绵样变及栓塞声像图表现见图 1-6-1~ 图 1-6-4。

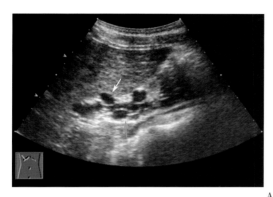

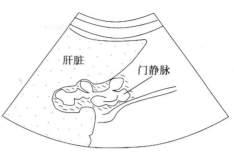

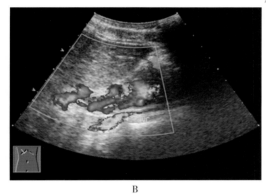

图 1-6-1

A.男性，38 岁，体检发现肝门部门静脉呈不规则囊状暗区（箭头），患过血吸虫病；

B.彩色多普勒显示暗区内静脉血流充填

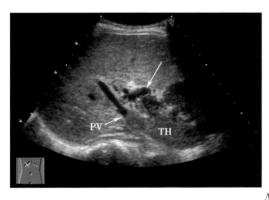

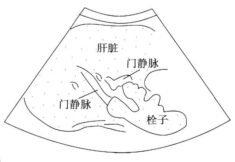

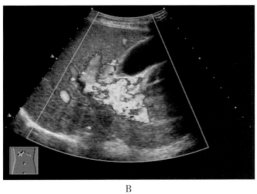

图 1-6-2

A.患者男性，胃癌手术后半年，超声发现门静脉内充填低回声，局部管壁回声不清，边缘伴管状暗区；B.彩色多普勒见门静脉呈五彩血流，外缘不规则

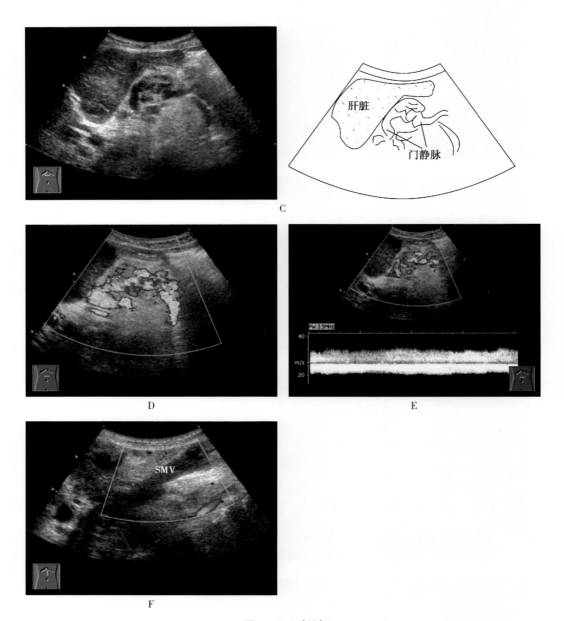

图 1-6-2（续）

C.门静脉海绵样变伴腹膜后侧支循环形成，表现一团蜂窝状低回声；D.彩色多普勒表现低回声团充填五彩血流；E.静脉频谱呈双向；F.因血液回流受阻致肠系膜上静脉栓塞形成，内无明显血流信号

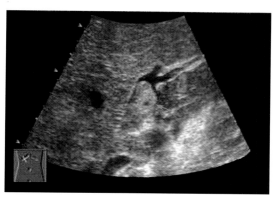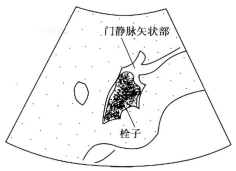

图 1-6-3 肝硬化脾切除 3 个月后，门静脉矢状部陈旧性血栓（箭头）表现不均匀性高回声

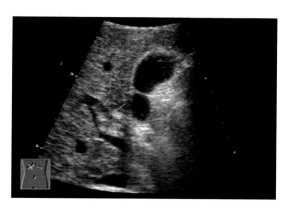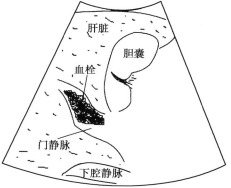

图 1-6-4 外伤性脾切除术后 2 个月，门静脉血栓（箭头）形成呈不均匀性高回声

二、巴德 – 吉亚利综合征

【概述】巴德 – 吉亚利综合征 (Budd-Chiari syndrome) 是肝静脉引流受阻，有原发性和继发性，原发性常由先天性肝静脉膜性狭窄或闭塞所致，继发性常由肝段下腔静脉血栓或瘤栓及静脉受压，导致静脉回流受阻所致。

【诊断依据】由于病因不同，受损血管的部位及范围不一，以及病程的影响，超声表现不一。①肝脏肿大伴回声稍增强；②肝静脉至下腔静脉入口部狭窄、肝后段下腔静脉内常伴有栓子，局部血管受压，或血管内线状高回声；③肝内三支肝静脉不同程度扩张，或某支肝静脉回声增强，内径变窄；④彩色多普勒见局部血流中断，血流信号消失，或局部血流加速呈五彩状，脉冲频谱显示三相波形态失去正常呈门静脉样血流频谱，流速取决于病变狭窄的程度；⑤多伴有腹水；⑥病程较长者可有门静脉高压的声像图表现。

巴德 – 吉亚利综合征声像图表现见图 1-6-5~ 图 1-6-10。

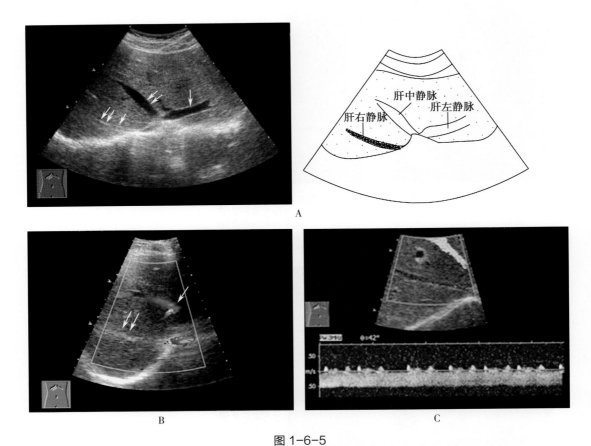

图 1-6-5

A.女性，45 岁，乏力伴右上腹胀，超声显示肝静脉右支闭塞呈高回声，中支、左支扩张；

B.彩色多普勒肝静脉右支内无血流信号；C.肝静脉三相频谱消失

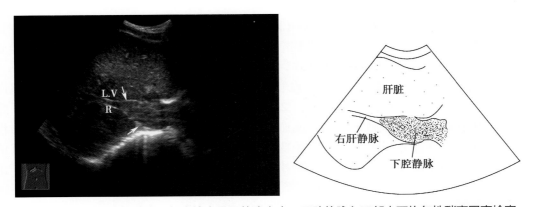

图 1-6-6 患有恶性肿瘤，超声检查见肝静脉右支、下腔静脉入口部由不均匀性稍高回声栓塞

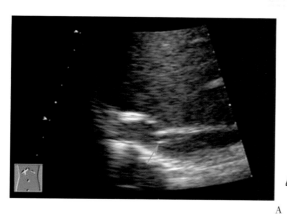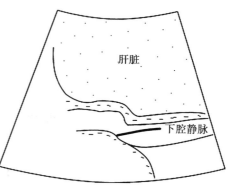

A

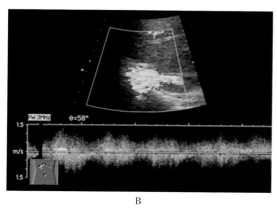

B

图 1-6-7
A.患者因肝大伴腹水入院，超声检查肝后段下腔静脉内线状高回声；B.彩色多普勒
显示狭窄处五彩血流，频谱显示局部流速增快，典型血管狭窄频谱

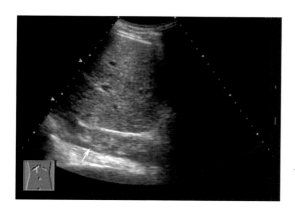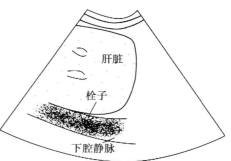

图 1-6-8 肝脏肿大，肝后段下腔静脉内栓子上端堵塞肝静脉至下腔静脉入口处

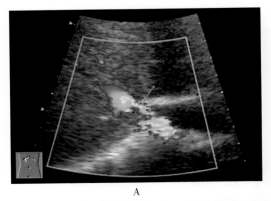

A

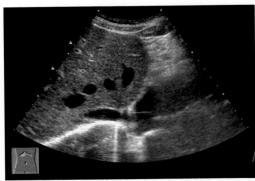

B

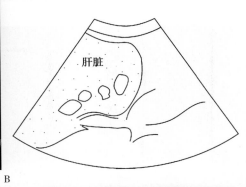

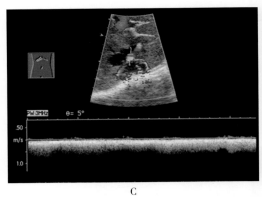

C

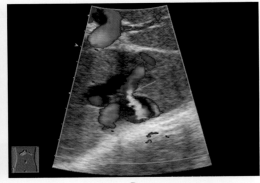

D

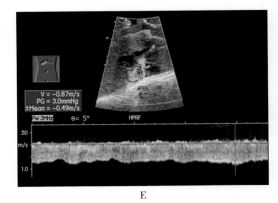

E

图 1-6-9
A. 肝区胀痛入院，超声检查：肝静脉下腔静脉
入口处狭窄；B. 肝内肝静脉明显扩张；C. 肝静
脉狭窄下方血流呈门静脉样频谱；D. 肝静脉下
腔静脉入口狭窄呈五彩血流；E. 狭窄口上方流
速增快

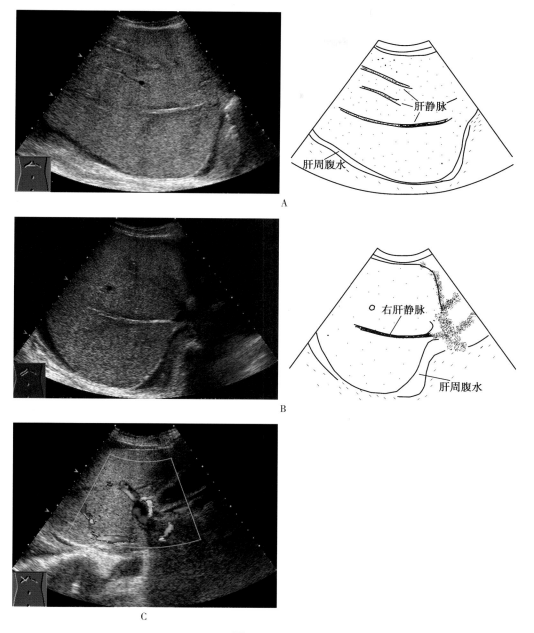

图 1-6-10
A~C.肝静脉闭塞，肝周腹水

三、肝内血管异常

肝内血管异常可见于先天性或后天性如肝硬化或肝外伤后引起。常见的有门静脉与肝静脉分流、门静脉瘤样扩张、动静脉瘘、肝动脉瘤等。肝内血管异常声像图表现见图 1-6-11~ 图 1-6-14。

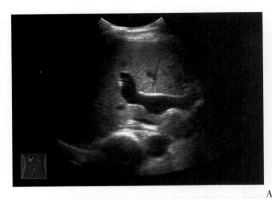

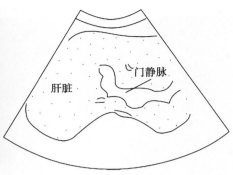

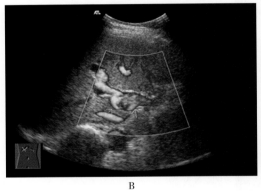

图 1-6-11
A.门静脉瘤：表现为局部血管扩张；B.门静脉瘤内能量多普勒显示

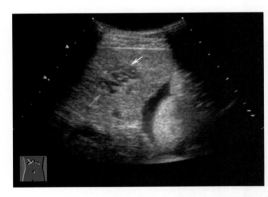

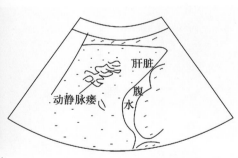

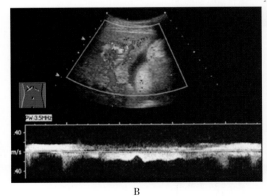

图 1-6-12
A.肝门－体静脉分流，肝硬化，肝实质内见一团不规则低回声区呈"蜂窝状"；B.彩色显示局部血流混叠，多普勒显示双相及带搏动性混合频谱

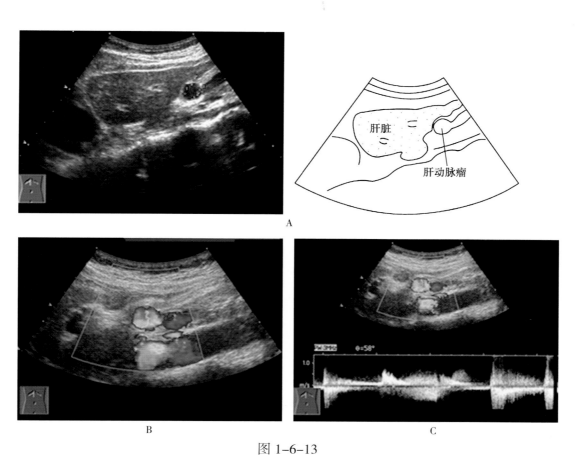

图 1-6-13
A.上腹纵切肝左叶后下见圆形暗区,斜切时呈长管状与肝动脉相连;B.彩色多普勒见暗区被彩色血流充填;C.脉冲多普勒显示血流频谱紊乱

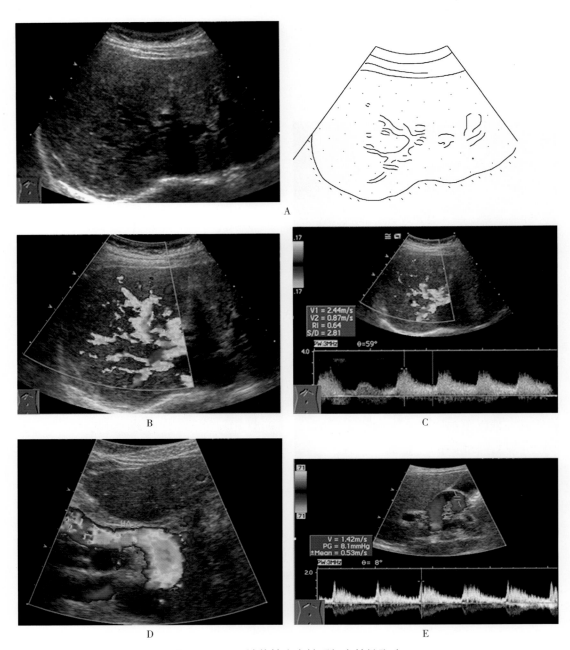

图 1-6-14 遗传性出血性毛细血管扩张症

女性，57 岁，外院多次超声检查均诊断为肝内胆管囊状扩张症。A.灰阶超声显示肝内迂曲扩张管状暗区，需与肝内胆管囊状扩张症鉴别；B.彩色多普勒显示暗区内血流五彩镶嵌；C.脉冲多普勒显示血流速增快；D.彩色多普勒显示增宽的肝动脉；E.脉冲多普勒显示肝动脉内血流速增快

第七节　肝实质弥漫性损害

一、肝硬化

【概述】肝硬化是由于多种致病因素引起的肝脏慢性进行性、弥漫性病变，最常见由乙型肝炎引起。是肝细胞广泛变性、坏死后产生肝纤维组织弥漫性增生、并形成再生结节和假小叶，导致结构和血管解剖的破坏，晚期出现门静脉高压、肝功能不全等并发症。

【病理生理】病理上通常分为大结节性肝硬化与小结节性肝硬化。肝硬化导致肝小叶结构破坏、肝窦毛细血管化、纤维组织弥漫性增生、再生结节形成、纤维隔血管交通吻合支产生发生异常吻合，甚至门静脉与肝动脉之间也有短路形成。上述因素促使门静脉高压形成。肝脏是人体重要的代谢与解毒器官之一，当肝细胞受损后，白蛋白及某些凝血因子等合成减少，激素的分解作用减退等会产生人体各系统功能损害后的多样表现。

【临床分型】由于病因不同，病程及肝细胞受损程度不一，其临床表现不一致，一般分为代偿期肝硬化与失代偿期肝硬化。

【操作要点】代偿期肝硬化大多数患者肝脏体积及形态无明显改变或稍增大，检查方法同一般患者。失代偿期肝硬化一般肝脏都缩小，加上胃肠淤血后积气明显，肋下扫查通常难以显示清晰的肝脏轮廓，采取肋间斜切及左侧卧位后右肋间斜切较理想，深吸气后屏气对检查肝明显缩小的患者更有帮助（并非所有的肝硬化患者肝左叶均增大），目的是减少占位灶的漏诊。由于气体干扰有时门静脉主干内显示透声较差，彩色多普勒检查对区别有无合并血栓有一定帮助。

【诊断依据】代偿期肝硬化超声表现多样，肝脏体积正常或稍增大，包膜光滑，实质回声稍增强，分布不均，门静脉、肝静脉多无异常表现。此时诊断困难，常需要肝穿刺活检病理诊断。此期也可肝实质回声改变明显，见多个大小不等的低回声灶连成一片，形成"鱼鳞斑"状改变，或大小不等散在分布的高回声结节，似高回声型"血管瘤"，但边界不清（图1-7-1，图1-7-2），也有表现肝内布满多细线状高回声与肝纤维化，慢性血吸虫病样改变（由于肝功能检查多数正常，将其归于代偿期）。

失代偿期肝硬化：①肝脏体积缩小，部分患者左叶增大；②肝包膜表面高低不平，呈"锯齿状"；③实质回声"光点"粗大伴高回声或低回声结节；④肝内门静脉、肝静脉小分支走行不规则、变细；⑤门静脉主干增宽（>1.3cm），脾大；⑥附脐静脉、食管胃底静脉、脾肾等侧支循环开放；⑦常伴腹水、胆囊壁增厚呈"双层"；⑧少数患者并发肝癌；⑨多普勒检查，失代偿期肝硬化时，门静脉血流速度减低（<20cm/s），肝动脉流速增快，肝静脉搏动性频谱消失呈门静脉样血流频谱。迂曲扩张的门静脉侧支循环显示方向和流速不一致的静脉频谱。

【鉴别诊断】早期肝硬化表现肝大时超声诊断较难，由于引起肝大的原因较多，肝细胞损害后均可产生回声增强，分布不均，需结合临床病史，如心衰肝淤血。肝硬化增生结节与肝癌，弥漫性肝癌与肝硬化的鉴别都需要结合有关检查综合分析。

肝硬化的声像图表现，见图1-7-1~图1-7-9。

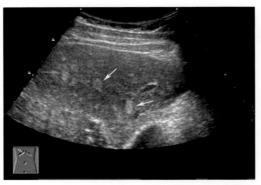
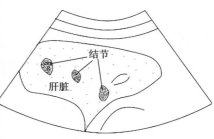

图 1-7-1 肝硬化伴结节状高回声

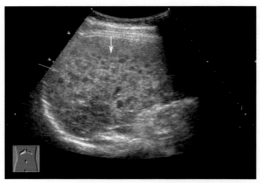
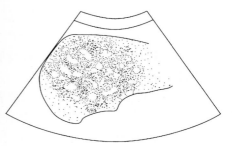

图 1-7-2 肝硬化呈"鱼鳞斑"状低回声

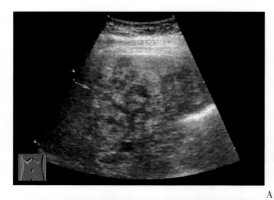
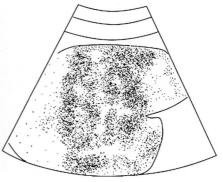

A

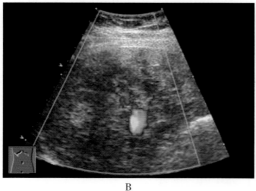

B

图 1-7-3
A.肝硬化局部呈团块"鱼鳞斑"状低回声及高回声;B.彩色多普勒显示"鱼鳞斑"状低回声内少血流信号

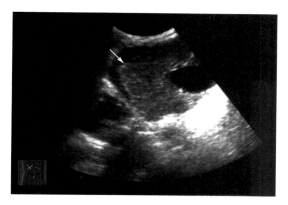
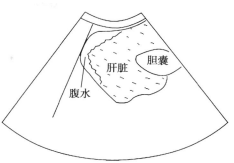

图 1-7- 4 典型肝硬化伴腹水（箭头）

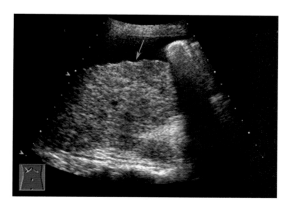
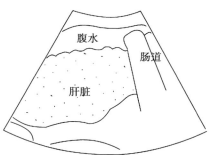

图 1-7- 5 典型肝硬化伴腹水，肝包膜呈锯齿状（箭头）

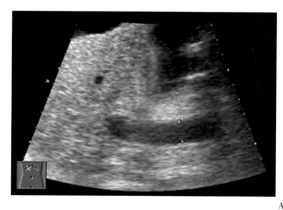
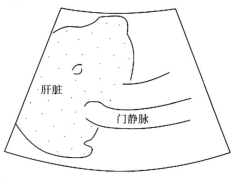

A

图 1-7- 6
A. 门静脉高压时，门静脉增宽达 1.6cm

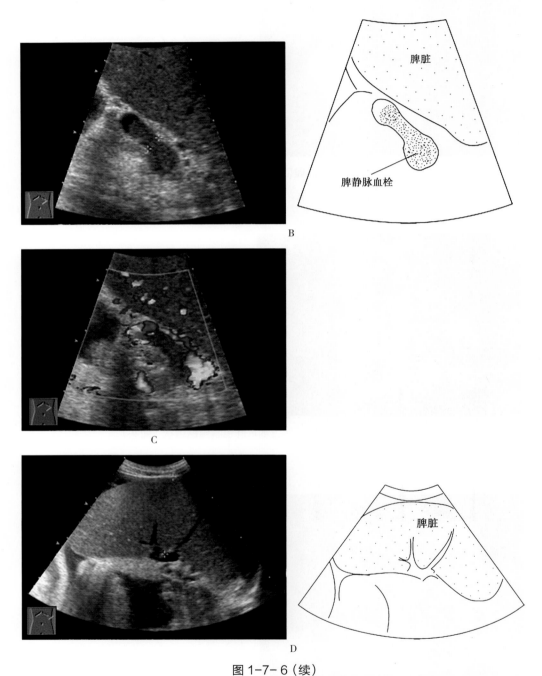

图 1-7-6（续）

B. 脾静脉达 1.2cm，内伴血栓；C. 彩色多普勒显示脾静脉部分血流通过；D. 脾大厚约 8cm

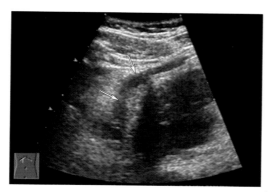
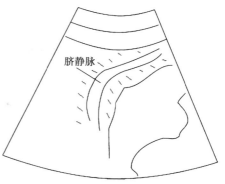

A

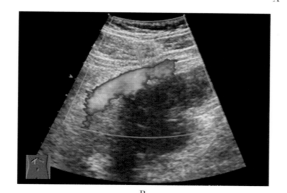

B

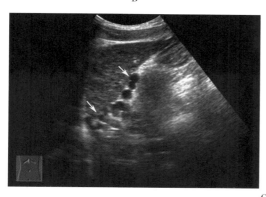
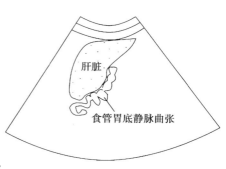

C

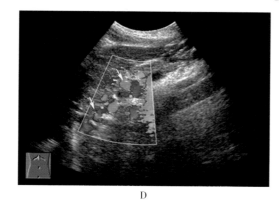

D

图 1-7-7
A. 肝硬化门静脉高压致附脐静脉开放；
B. 附脐静脉彩色血流显示向腹壁方向延续；C. 食管胃底静脉曲张表现为串珠状暗区；D. 扩张的食管胃底静脉 彩色多普勒表现

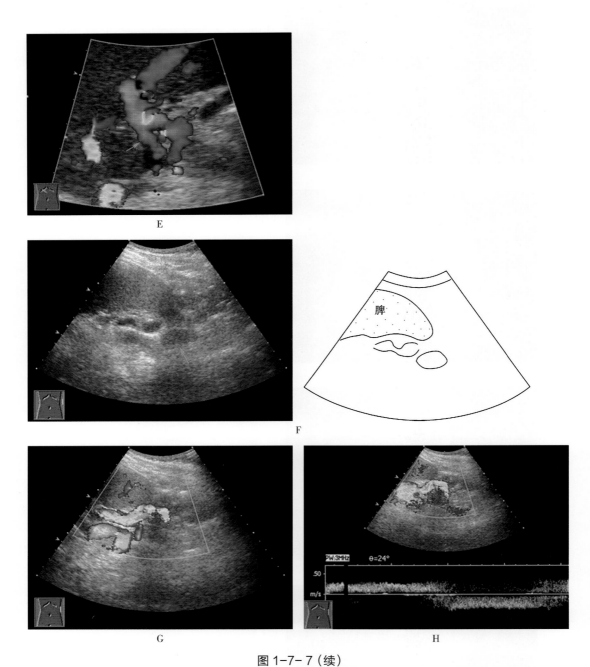

图 1-7-7（续）

E.肝硬化伴门静脉海绵样变；F.脾肾侧支循环开放，脾门及内下方串珠状暗区；G.侧支内显示彩色血流；
H.频谱显示静脉血流

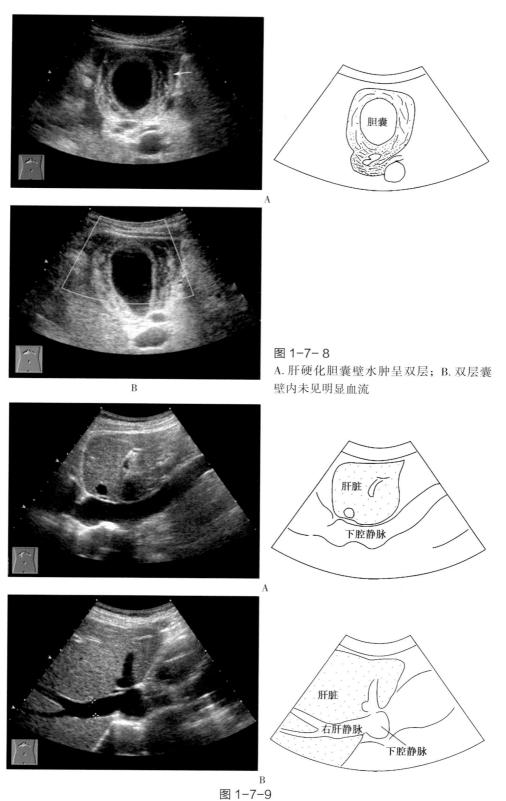

图 1-7-8
A.肝硬化胆囊壁水肿呈双层；B.双层囊壁内未见明显血流

图 1-7-9
A.心衰致肝大，下腔静脉明显增宽；B.心衰肝淤血，肝静脉增宽达 1.3cm

二、慢性血吸虫性肝病

【概述】血吸虫病广泛流行于亚洲等国，我国主要流行在长江流域，钉螺是其唯一的中间宿主。本节主要介绍慢性期导致的肝脏损害。

【病理】当人接触漂浮水面的尾蚴后，尾蚴钻入皮肤随血流至肝脏，由虫卵及成虫所产生的免疫反应导致静脉内膜炎、血管壁增厚、嗜酸性脓肿和肉芽肿等。晚期环绕门静脉分布的纤维组织使进入肝窦的门静脉血流受阻不畅，导致门静脉高压。

【临床分型】根据感染的轻重，机体的免疫情况，虫卵沉着的部位等通常分为急性、慢性及晚期血吸虫病。

【诊断依据】①患者来自流行区域或有疫水接触史；②多数患者肝左叶增大；③肝实质回声不均匀性增强，尤其在门静脉周围；④肝实质内见细线状高回声交错形成网状改变；⑤感染严重及晚期患者可伴有门静脉高压的表现，如门静脉增宽、脾大、腹水等失代偿期肝硬化一样的所有表现，肝静脉变细，多普勒频谱如同门静脉频谱。慢性血吸虫性肝病声像图见图 1-7-10~ 图 1-7-12。

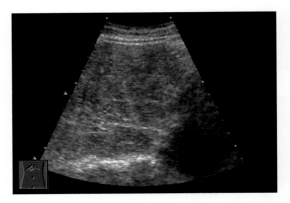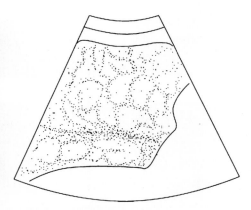

图 1-7-10　慢性血吸虫性肝病见网状高回声

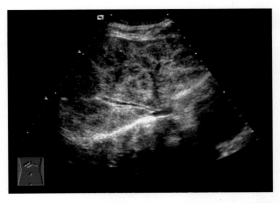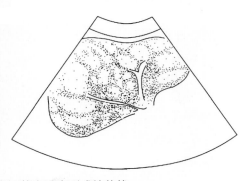

图 1-7-11　慢性血吸虫性肝病见网状高回声形成结节状

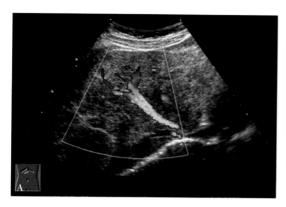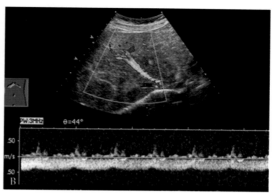

图 1-7-12

A.彩色多普勒见血管网不清；B.肝静脉三相频谱消失

【鉴别诊断】当肝内网状改变形成网眼状低回声时易误认为肿瘤，改变切面形态可变，无明确边界可资鉴别，血吸虫性肉芽肿表现无特征性，需导向穿刺组织病理学检查。

三、脂肪肝

【概述】脂肪肝系肝细胞中脂质沉着、蓄积，多数患者体胖，血脂增高，长期过量饮酒等。

【病理特点】病理组织学发现脂肪变性，分布在中央静脉、门静脉区，肝细胞肿大，出现类脂空泡，严重者可发生局灶性炎症反应及坏死。

【诊断依据】因病变程度不等，脂质沉积的部位不一致，可有多种声像图表现。①轻度脂肪肝：肝脏无肿大，肝内回声增强，致密细腻，分布均匀，血管尚清，远场无衰减；②典型脂肪肝：肝脏体积增大，肝内回声增强，致密细腻，部分光点稍增粗，血管模糊，似云雾状遮盖，远场明显衰减；③非均匀性脂肪肝：肝脏体积常增大，肝内回声强弱不均，以致密高回声为主，伴有多种形态的低回声区，可呈圆形、不规则形、甚至两肝叶形成明显分界，血管模糊，低回声灶周边无血管移位；④局灶脂肪肝：通常位于门静脉左右支或肝圆韧带周围，呈高回声团块，圆形或类椭圆形，边界欠清，回声均匀，改变切面形态可变，对周围血管无压迫征象。脂肪肝声像图表现见图1-7-13~图1-7-16。

【鉴别诊断】在非均匀性脂肪肝中的低回声灶及局灶性脂肪肝的高回声团易和肿瘤混淆，超声造影是有效的方法，病灶无动脉期灌注，门静脉期与延时期与正常肝实质同步灌注增强。

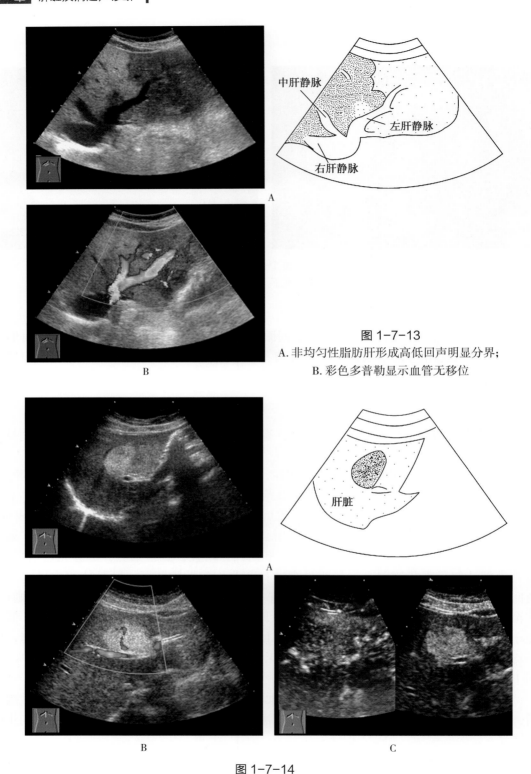

图 1-7-13
A. 非均匀性脂肪肝形成高低回声明显分界；
B. 彩色多普勒显示血管无移位

图 1-7-14
A. 局灶性脂肪肝高回声团似实质性肿瘤；B. 彩色显示血管无移位，正常血管窜入；
C. 超声造影左图动脉期未见灌注，右图基波图像仍然表现为高回声团

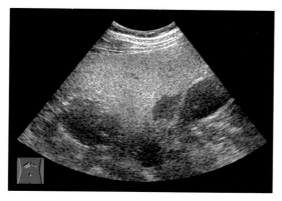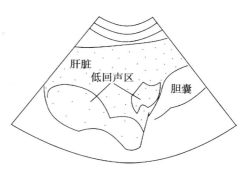

图 1-7-15　非均匀性脂肪肝呈局灶性低回声

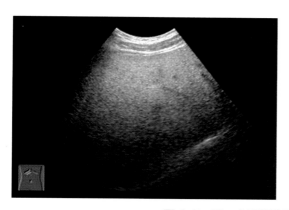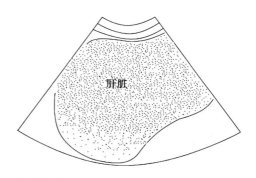

图 1-7-16　典型脂肪肝，远场衰减明显

（洪玉蓉　刘学明　罗志艳）

第八节　肝胆介入性超声的应用简介

【概述】自 A 型超声问世以来，超声导向穿刺就应用于临床，随着二维超声的应用及穿刺探头、穿刺架等附件的研究开发应用，目前超声导向穿刺在诊断与治疗中已发挥重要作用。

超声导向介入诊断与治疗是现代医学中诊断与治疗的重要组成部分，以实时监控、精确定位、微创、无放射性、效果确切，简便易行等优点已成为其必不可少的手段之一。其主要特点是在超声引导实时监控下，进行介入性诊断操作如超声引导下穿刺细胞学检查、组织活检、经皮肝穿胆道造影、抽吸液体培养涂片等，尤其介入性治疗如超声引导 PTCD、囊肿硬化治疗、脓肿抽吸与置管引流、各种热消融治疗（如射频消融、微波消融等）和化学消融治疗（如乙醇消融、醋酸消融等）、门静脉穿刺等，为临床提供了较大的帮助。国内有多位作者的专著介绍超声介入性诊断与治疗，本节简要介绍超声导向介入性诊断与治疗在肝胆疾病中的应用。

【适应证】

1. 肝内占位灶诊断不明确。

2. 肝内胆管扩张，需造影明确原因及梗阻部位，或肠道手术后无法施行逆行胰胆管造影（ERCP）者。

3. 胆道梗阻需要术前减压或做姑息性胆道内外引流。化脓性胆管炎须紧急胆道减压者。

4. 需要介入治疗的肝囊肿、肝脓肿。

5. 肝癌注射药物治疗，如小肝癌酒精瘤体内注射等。

6. 引导射频、微波消融或高能超声聚焦治疗。

7. 需行肝内门静脉或肝静脉血管穿刺的患者。

8. 急性化脓性胆囊炎须做外引流者等。

【操作方法】以组织活检、脓肿置管引流、肝肿瘤射频消融术为例简要介绍超声介入治疗的操作方法。

1. 组织活检　以肝脏活检为例，简述自动活检枪操作如下。在无菌条件下，将活检针装入自动活检枪上，相继两次拉紧弹簧，检查取样长度后置于保险状态。探头在腹壁扫查，校准穿刺引导线瞄准活检病灶，确认腹壁进针点，局麻后将穿刺针刺入皮肤，嘱患者屏气，迅速将活检针刺向病灶，在显示屏上见针尖到达病灶前缘后停针，打开保险，按动扳机，见穿刺针刺入病灶后迅速退针（图1-8-1，图1-8-2），即取材完毕。推出针芯，将细条组织标本放入10%甲醛溶液固定液中，送病理检查。

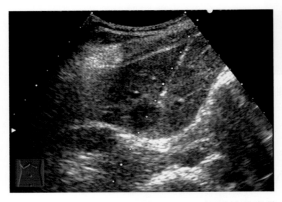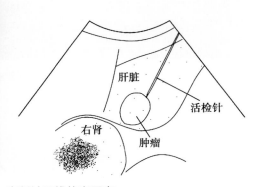

图 1-8-1　活检枪激发前，穿刺针呈线状高回声

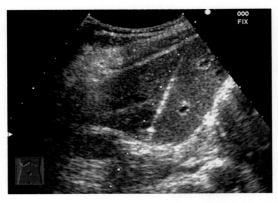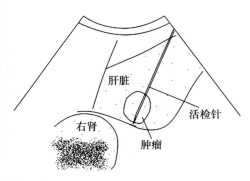

图 1-8-2　活检枪激发后

2. 脓肿置管引流

（1）导管针经皮置管法（一步法）：无菌条件下将导管套在穿刺粗针上，消毒皮肤，经超声检查确定穿刺点，局麻后，用刀尖将皮肤切开小口，经超声引导将导管针直接穿刺脓肿，显示屏上见针尖进入脓腔中央后，拔出针芯，在抽出脓液后，边推进导管，同时缓缓退出穿刺针，导管前端则自行弯曲于脓腔内（猪尾管），使导管前端侧孔均置于脓腔内，将导管固定于皮肤，末端连接于引流袋。

（2）Seldinger 经皮穿刺置管法（两步法）：消毒皮肤，经超声检查确定穿刺点，局麻后，用刀尖将皮肤切开小口，沿引导方向将细穿刺针刺入脓腔中央，拔出针芯，若脓液可抽出，不宜抽脓过多，以免脓腔缩小后针尖脱出，随即将导丝沿穿刺针腔插入脓腔后拔出穿刺针，沿导丝插入扩张管，扩张通道后沿导丝置入引流管，使导管前端侧孔均置于脓腔内，再退出导丝，脓液经导管抽出后，将导管固定于皮肤，末端连接于引流袋（图 1-8-3~图 1-8-5）。

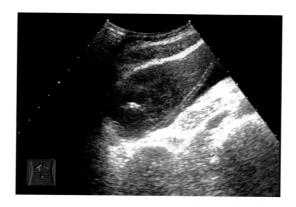
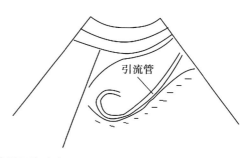

图 1-8-3 引流管放置于腹腔内

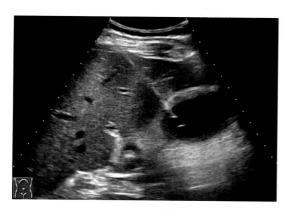
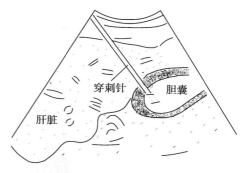

图 1-8-4 胆囊造瘘，穿刺针进入胆囊内

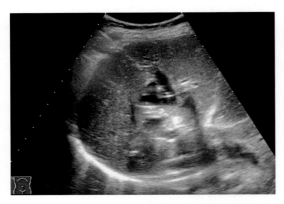
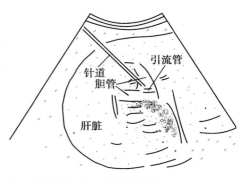

图 1-8-5 经皮肝内胆管引流术，显示针道，引流管已进入扩张胆管内

3. 肝肿瘤射频消融术 以冷循环射频消融治疗为例介绍。应用功率在 80~200W 之间的射频电源，标准的钢丝网负极板置于患者大腿部，连接的电极为 18G 灌注射频针，通过置于患者大腿部的负极板建立回路，蠕动泵通过灌注冷纯净水（2~5℃）来使射频针尖端维持冷却。射频针包括单束针和集束针两种，单束针长度介于 15~20cm，前射频发生裸露端长度为 2~3cm，集束针长 20cm，裸露端为 2.5cm。根据病灶大小选择相应长度的裸露电极尖端，对于肿瘤小于 3cm 采用单束针，大于 3cm 的原则上使用集束针，如果穿刺通道肋间隙窄小则改用单束针多次消融。术前常规 B 超、CT 检查，确定肿瘤位置和大小，术前禁食一餐并肌内注射哌替啶和阿托品。皮肤局麻后将射频针在超声引导下插入病灶，突破肿瘤后界 0.5~1cm，消融的同时开启冷循环泵，使冰纯净水在针体内流动，电极尖端的温度计连续监测温度，保持针尖温度在 15~25℃，自动射频消融 12 分钟，时间到后关闭冷循环，加热针道至 90℃以上，毁损针道后拔针（图 1-8-6~ 图 1-8-8）。

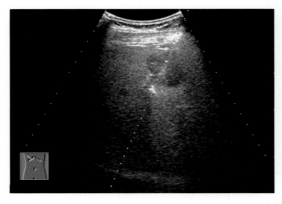
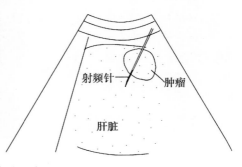

图 1-8-6 射频消融开始

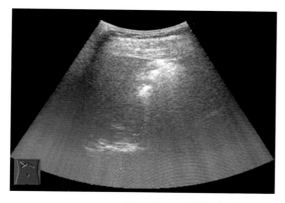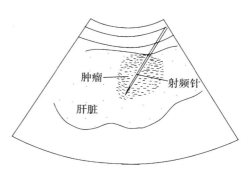

图 1-8-7 射频消融后肿瘤被气化覆盖，呈团状高回声

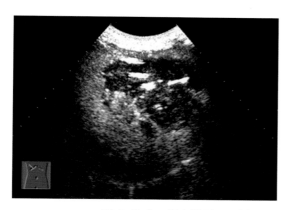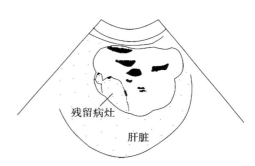

图 1-8-8 超声造影显示射频消融后残留肿瘤，动脉期快速灌注

【注意】

1. 有严重出血倾向的患者暂不宜做介入治疗。

2. 组织活检应对有价值区活检，避开液化坏死区。

3. 对于完全裸露在肝实质外的外生性肿瘤，射频消融、微波消融等需谨慎，严防肿瘤破裂出血；胆道周围肿瘤的消融应注意避免损伤大胆管。

4. 热消融时一般一次消融不多于 4 个病灶，或一次消融不超过 4 针。

5. 对同一病灶反复热消融可引发脓肿形成。

6. 消融的范围应局限于肝实质内，勿超过肝包膜，为及时了解消融效果可进行即时超声造影（图 1-8-6）。

7. 脓肿引流不宜选择过细或过粗的引流管。

8. 肿瘤的活检或抽取细胞学检查在一次操作完成后必须用酒精擦拭穿刺针 2 次以防针道种植。

9. 不同组织的取材应置于不同容器内并编号，应与病检申请单保持一致，采取的标本应尽快置放于盛有固定液（4% 中性甲醛，即 10% 中性福尔马林）的容器内，固定液至少为标本体积的 5 倍，对于需作特殊项目检查（如微生物、电镜、免疫组织化学、分子生物学等）的标本，应按相关的技术要求进行固定或预处理。

10. 膈下脓肿作穿刺引流时要注意避免损伤肺组织。

11. 置管引流不能贯穿任何空腔脏器。

12. 胆囊积脓外引流须经过部分肝实质。

13. 经皮经肝胆道置管引流（PTCD）中穿刺置管应避开肝裂。

（许俊　刘学明）

第九节　肝脏外伤与肝脏术后的声像图表现

一、肝外伤

肝外伤可分为开放性损伤和闭合性损伤，前者多见，常由车祸、高处垂落等钝性撞击、挤压所致，开放性损伤常由刀剪等锐器或弹片等引起，与腹壁皮肤贯通。超声对肝脏闭合性损伤诊断具有重要意义，肝外伤较常见以下三种类型：①肝挫伤，损伤较轻或损伤早期，损伤局部组织破坏，血液渗出，瘀斑形成；②肝血肿，肝包膜完整，肝内血管破裂形成血肿，可伴胆道出血及局部肝组织坏死，根据部位不同可分为肝包膜下血肿及肝内血肿；③肝破裂，肝包膜及肝实质裂伤，常伴有肝周及腹腔积血。根据肝损伤类型及程度不同，临床表现不一，肝挫伤或肝血肿一般仅有右上腹疼痛和压痛，无明显内出血及腹膜刺激征；肝破裂伴腹腔积血时常有明显腹痛及腹膜刺激征，腹部移动性浊音阳性，腹腔穿刺可见不凝固血，内出血严重时可出现休克症状。

【诊断依据】

1. **肝挫伤**　在肝包膜下或肝实质内出现不规则片状回声增强区域，无明确边界，短期内随访回声增强区域内可出现小片低回声或无回声区，彩色多普勒检查病变区未见明显血流信号（图 1-9-1）。

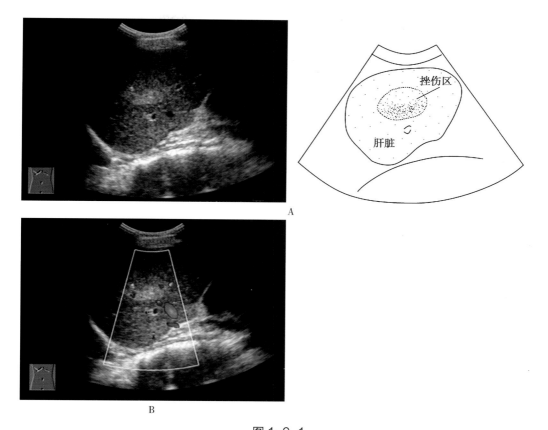

图 1-9-1

A.男，41 岁，车祸 2 小时，肝挫伤，肝实质内不规则片状回声增强区域；

B.肝挫伤，彩色多普勒检查病变区无异常血流信号

2. 肝血肿　肝包膜下血肿，肝包膜与肝实质之间出现边界清晰梭形或半月形无回声区，肝包膜膨隆，肝实质可出现局部凹陷现象，无回声后方回声增强，内部可见细小光点，陈旧性血肿内部可见条状或团状低回声；肝内血肿，在肝实质内出现边界欠清不规则低回声或混合性团块，团块内可见小片状无回声区及条索状低回声带，彩色多普勒检查团块内未见明显血流信号（图 1-9-2）。

3. 肝破裂　肝包膜回声中断或显示不清，局部可见不规则无回声或低回声区，向肝内外延伸，常伴有肝内血肿，内出血量少时，仅在肝肾隐窝处出现积血产生不规则无回声区（图 1-9-3），出血量大时，积血无回声暗区可延伸至整个腹腔甚至盆腔。

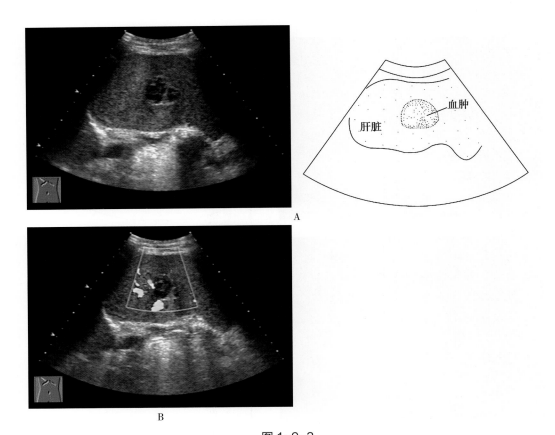

图 1-9-2
A. 男，35 岁，车祸 4 小时，肝内血肿，肝实质内低回声或混合性团块；
B. 肝内血肿，彩色多普勒检查团块内未见明显血流信号

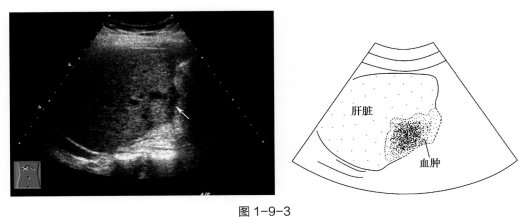

图 1-9-3
女，33 岁，车祸 1 小时，肝破裂，肝内血肿伴肝周积血（箭头）

二、肝脏术后

肝脏为双重血供，血流丰富，术后创面易渗出，创面可发生一系列病理变化，从而引起声像图表现多样，手术方式、切除范围大小及残腔处填塞物不同更使声像图表现复杂多样。刮吸电刀刮吸术后，病灶部位未经填塞，其周边表现不规则高回声，内呈无回声区，可有点状、条状高回声，为液体渗出伴少许血液所致，易误诊为血肿，若不了解病史，时间久后误诊为肝脓肿，病灶在第Ⅴ肝段时还会误诊为胆囊炎；术后不同时期可表现出不同的声像图改变，术后肝脏残腔创面由于肉芽组织增生、纤维化或钙化，使残腔壁逐渐增厚，回声增强，残腔内可溶性填塞物融解及部分渗出液的重吸收而表现为实质性的低回声或等回声病灶；填塞物不同表现为不同的声像图，残腔内为明胶海绵或可吸收的止血纱布填塞，在相当一段时间均表现为形态不规则的团状强回声；残腔内为肝周脂肪或网膜组织填塞，表现为回声稍均匀的局部团状高回声；在部分肝脏边缘病灶局部楔形切除后呈斑片状强回声；另外残腔周边及某些填塞物可出现彩色多普勒闪烁伪像，此伪像是指在无血管结构区域内出现与仪器彩色增益和外界干扰频率无关的彩色信号，此伪像可能与术后局部表面不光滑、纤维化和钙盐沉积等产生该种现象，肝脏术后局部残腔除需与肝内脓肿、血肿相鉴别，当局部高回声或等回声、低回声灶同时出现彩色多普勒闪烁伪像时不可误为血流，需与肿瘤复发鉴别。

【肝术后声像图表现】

1. **部分肝叶或肝段缺损** 表现为肝叶或肝段切除术后相应部位肝叶、肝段缺损。

2. **肝内或肝缘局限性无回声区** 手术残腔处未行填塞，表现为手术残腔处局限性囊样无回声暗区或内伴点状回声，壁厚薄不等，边缘呈毛刺状，无回声区内部可伴带状强回声及密集细点状回声，随时间推移囊壁不规则增厚及回声增强（图1-9-4）。

3. **肝内或肝缘混合性无回声区** 手术残腔处为明胶海绵或止血纱布填塞表现为手术残腔处局限性混合性暗区，内见不规则形絮状或团块状强回声（图1-9-5，图1-9-6）。

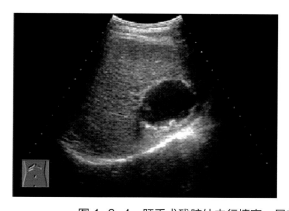
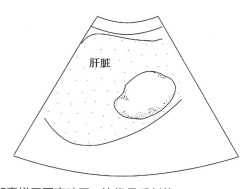

图1-9-4 肝手术残腔处未行填塞，局部囊样无回声暗区，边缘呈毛刺状

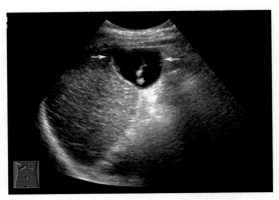
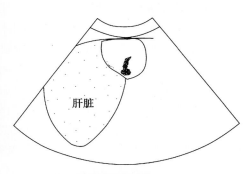

图 1-9-5 手术残腔处止血纱布填塞，内见不规则形絮状强回声

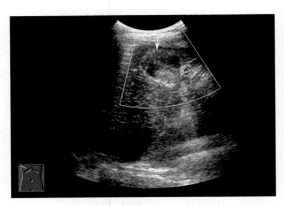

图 1-9-6 手术残腔处明胶海绵填塞，内见不规则形团块状强回声

4. 肝内或肝缘团状高回声 手术残腔处采用肝周脂肪组织或大网膜填塞，表现为手术残腔处团块状高回声，边缘欠规则，内部回声欠均匀。肝脏边缘小肿瘤行局部楔形切除后表现局部斑片状强回声（图 1-9-7）。

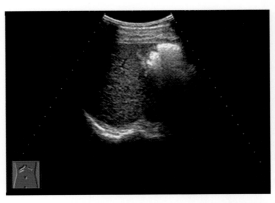
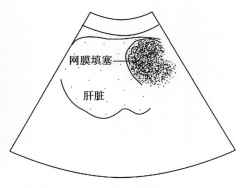

图 1-9-7 手术残腔处大网膜填塞，局部团块状高回声，边缘欠规则

5. 彩色多普勒检查 部分病灶周边及内部可出现彩色多普勒闪烁伪像，表现在强回声处出现形态多变、红蓝相间的彩色信号，脉冲多普勒频谱为连续垂直无顶部对称分布与基线两侧的宽带频谱（图1-9-8）。

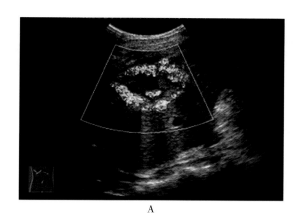 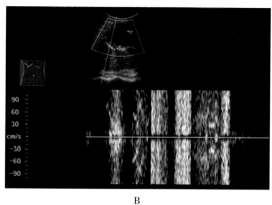

A   B

图 1-9-8

A. 手术残腔周边及内部彩色多普勒闪烁伪像；B. 彩色多普勒闪烁伪像脉冲多普勒频谱图

（莫国强　刘学明）

第二章 胆道疾病超声诊断

自20世纪70年代二维超声显像用于检查胆道系统疾病以来，国内外学者积累了丰富的经验。目前因超声显像诊断胆道系统疾病的可靠性，使其完全取代了传统的口服和经静脉X线胆道造影，成为临床医生首选的检查方法。

第一节　胆道系统解剖概要

胆道系统包括胆管和胆囊，胆管由肝内毛细胆管起始，逐渐延伸形成小叶间胆管，以后汇合而成左右肝管，位于第一肝门形成肝总管，在肝总管与胆囊管汇合后称胆总管。肝细胞分泌的胆汁经胆管流入胆囊及肠道。胆总管向下行走在十二指肠上段，然后进入十二指肠后段，穿越胰头部后方，进入十二指肠降部内侧，开口于十二指肠乳头，长度7~9cm（不同作者报道稍有相差），直径0.6~0.8cm。胆囊位于右上腹，肝右叶脏面下方。胆囊呈梨形或茄子状，分为底部、体和颈部，长7~10cm，宽3~4cm。由于胆囊底部是游离的，位置易变，异位胆囊也有报道（图2-1-1）。

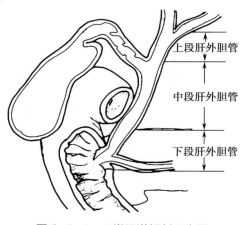

图2-1-1　正常胆道解剖示意图

第二节　胆道系统正常声像图与超声检查方法

为了保证胆囊及胆管内充盈胆汁利于超声检查，一般需禁食8小时以上，停用促使胆囊收缩和胆汁排泄的药物。

通常采用仰卧位，然后根据患者体型及鉴别诊断的需要取右前斜位，胸膝卧位及坐位等。左侧卧位肋间扫查显示胆囊长轴断面后，沿长轴旋转显示胆囊横断面，连续移动探头显示全貌（图2-2-1，图2-2-2）。右肋缘下斜切显示第一肝门，并在此切面发现门静脉与肝总管横断面，此后顺时针旋转探头，沿胆总管长轴追踪扫查，向下追踪至胰头后下方（图 2-2-3，图 2-2-4）。肝内胆管能显示的部分多伴行于门静脉右支、左支及矢状部周围，扫查时跟踪肝内门静脉的走行来确定胆管。

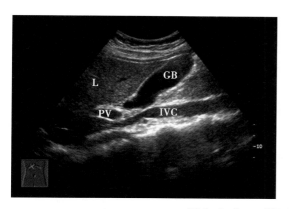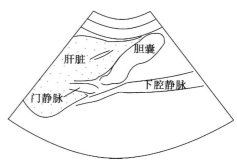

图 2-2-1　正常胆囊长轴切面

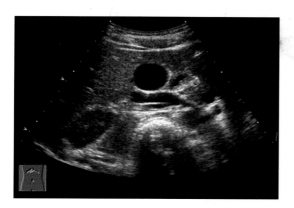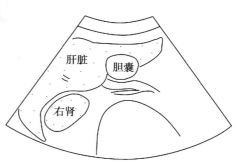

图 2-2-2　正常胆囊横切面

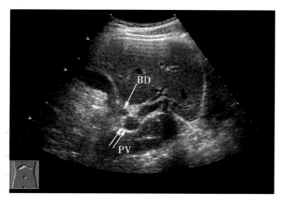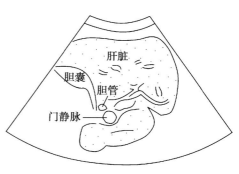

图 2-2-3　正常肝门部胆管横切面

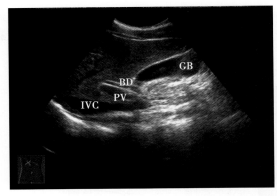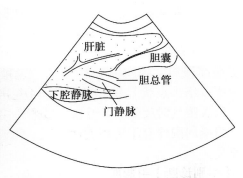

图 2-2-4　正常肝门部胆管长轴切面

正常胆囊二维声像图形态表现个体差异较大。在轮廓显示清晰时，囊壁光滑，内无异常回声，长径一般不超过 8cm，前后径不超过 3cm，囊壁厚度不超过 3mm（图 2-2-1，图 2-2-2）。在部分患者胆囊内显示单处或多处皱褶形成的短线状高回声，但改变切面其形态可变。

正常情况下肝内细小胆管难以显示，目前高分辨率实时超声成像可发现与门静脉左右支伴行的肝内胆管其内径通常小于 2mm，肝外胆管近段部分易于显示，与门静脉主干伴行，内径为 4~5mm 左右（图 2-2-3，图 2-2-4），远段穿越胰头逐渐变细，有时受腹内胃肠气体干扰远段部分显示模糊时可探头加压，饮温开水后改变体位可提高显示率。胆管内透声佳，偶可有噪音形成的雾状回声。当胆道阻塞时肝外、肝内胆管扩张，内径近似门静脉，称为"并行管征"或"双筒猎枪征"。若肝外胆管内径大于 6mm 时，通常认为胆管扩张，但要与胆道阻塞相区别。因胆囊切除后、慢性胆囊炎、胆囊结石、年长者等肝外胆管内径可稍增粗，一般均小于 1cm，且肝内胆管多伴无扩张。

注入超声造影剂后，正常胆囊壁在增强早期（30 秒前）呈快速明显的高增强，较肝实质增强时间早，囊壁呈均匀的亮线状增强，囊壁厚薄抑制，连续完整，与周围肝实质分界清晰，至增强晚期（31 秒后）消退为等或低增强，囊腔内胆汁表现为持续的无增强。

第三节　胆道疾病声像图表现

一、急性胆囊炎

【概述】因细菌感染或结石嵌顿梗阻于胆囊颈部等引起胆囊炎症致右上腹剧痛。

【病理生理】急性胆囊炎时，由于细菌感染或胆囊结石致胆汁排泄受阻，可产生胆囊壁充血水肿、增厚、炎症细胞浸润，如结石进入胆总管后导致胆管阻塞可引起急性化脓性胆管炎或胆石性胰腺炎等严重并发症。

【临床分型】根据病理变化一般有三种类型。①急性单纯性胆囊炎：主要是胆囊壁充血水肿，上皮细胞变性、坏死，脱落，黏膜腺体分泌亢进；②急性化脓性胆囊炎：胆囊壁除了充血水肿，各层均有白细胞浸润，并有斑点状坏死及脓性渗出物；③急性坏疽性胆囊炎：胆囊积脓后极度膨胀，胆囊壁因血液循环障碍造成缺血坏死，甚至发生胆囊穿孔。

【诊断依据】①胆囊增大，胆囊轮廓缘模糊；②胆囊壁增厚，呈双层或多层（即内外层呈高回声，中间夹有低回声），也被称为"双边征"；③胆囊内伴有结石产生的强回声团或细小点状及片状高回声；④超声"墨菲征"阳性，即探头压迫胆囊区时触痛明显，患者吸气时突然屏住呼吸；⑤彩色多普勒显示胆囊壁血流明显；⑥当并发胆囊穿孔时，胆囊周围伴有不规则液性暗区，积液多时胆囊腔受压缩小，囊壁模糊不清，彩色血流散乱。

【鉴别诊断】引起胆囊壁增厚呈双层的原因较多，当患者无右上腹剧痛及发热时要注意与肝硬化，尤其是急性肝炎等引起的胆囊壁增厚相区别，结合病史及超声图像的其他发现鉴别不难。

急性胆囊炎的声像图表现，见图 2-3-1~ 图 2-3-5。

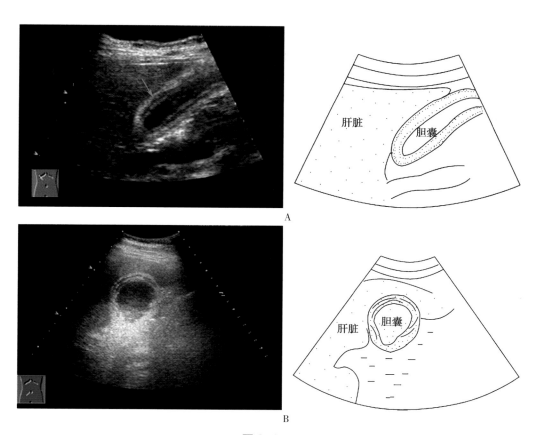

图 2-3-1
A.急性胆囊炎长轴切面，囊壁增厚呈双层，内伴点状回声；
B.急性胆囊炎横断面，壁呈双层，内透声差

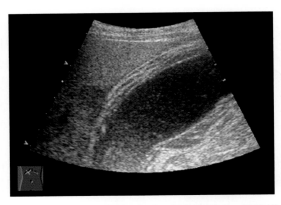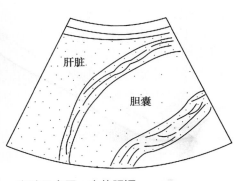

图 2-3-2　急性胆囊炎，胆囊增大，囊壁呈多层，内伴胆泥

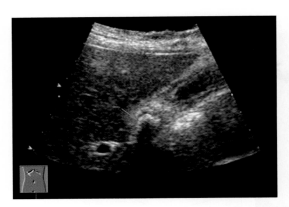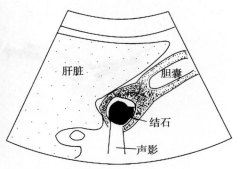

图 2-3-3　急性胆囊炎伴胆囊颈部结石（箭头所指）

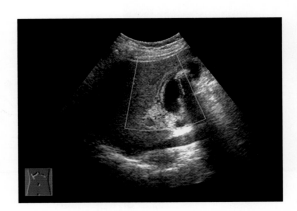

图 2-3-4　急性胆囊炎胆囊结石，囊壁血流丰富，结石后方条状闪烁伪像

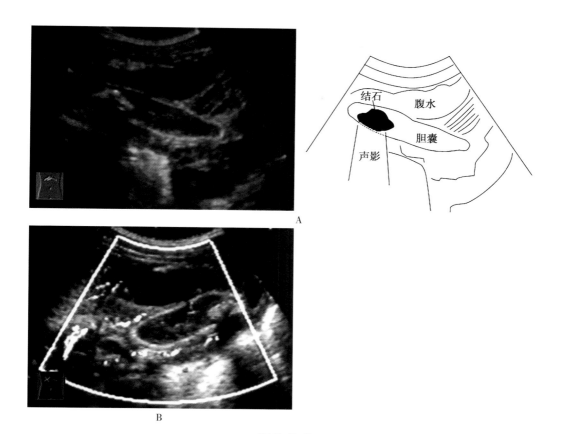

图 2-3-5
A.急性胆囊炎胆囊结石、穿孔后伴周围积液；B.胆囊壁血流丰富

二、慢性胆囊炎

【定义】慢性胆囊炎可由急性胆囊炎多次发作或原发的慢性胆囊炎症。

【病理生理】多数患者伴有胆囊结石，由于结石长期压迫胆囊壁造成黏膜溃疡，囊壁纤维性增生、增厚，也可萎缩变小与周围组织粘连，患者常伴消化不良症状及右上腹隐痛。

【诊断依据】①胆囊壁增厚，厚度不等，外缘不光滑，回声增强；②胆囊内透声差可伴有结石或细小强回声；③胆囊大小不一定，可萎缩变小，也可呈一团强回声后方伴声影；④囊壁欠清，囊内表现实质样稍高回声；⑤部分患者伴有肝外胆管轻度扩张；⑥临床症状明显，声像图表现不典型者，胆囊大小正常时可做脂餐试验多数表现胆囊收缩功能差。

【鉴别诊断】引起胆囊壁增厚的原因较多，如慢性肝脏疾病、全身感染性疾病、某些免疫性疾病等，有些尚有"假性增厚"，因此诊断慢性胆囊炎要谨慎。左侧卧位肋间扫查，以肝脏做声窗，对判断囊壁增厚更可靠。局部囊壁增厚及实体样胆囊要注意与胆囊癌鉴别，彩色多普勒检查，低机械指数超声造影对鉴别有较大帮助。胆囊腺肌症虽表现胆囊壁增厚，但增厚的囊壁内常伴有无回声小暗区及胆固醇结晶盐沉着。

慢性胆囊炎的声像图表现，见图2-3-6~图2-3-9。

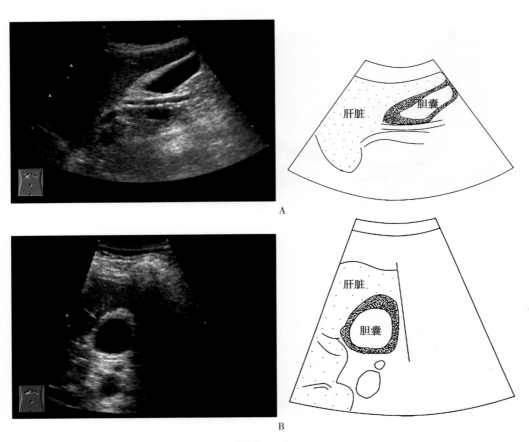

图2-3-6

A.慢性胆囊炎，局部囊壁增厚；B.胆囊横断面显示囊壁外缘不光

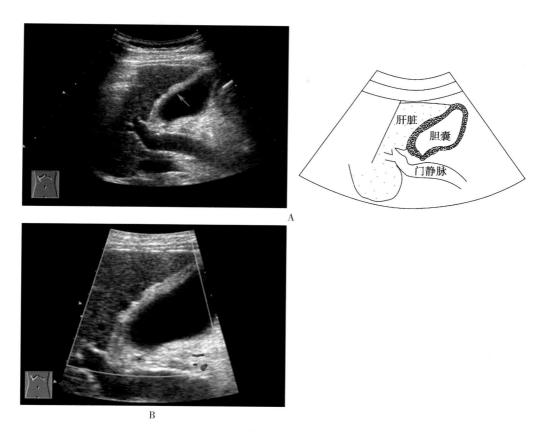

图 2-3-7
A.胆囊长轴显示囊壁不均匀性增厚（箭头）；B.彩色多普勒显示点状血流

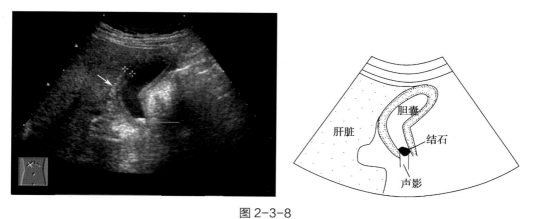

图 2-3-8
女性，50 岁，反复右上腹痛 3 年，加剧 2 天，慢性胆囊炎急性发作，
囊壁呈双层（白箭头）伴胆囊结石（绿箭头）

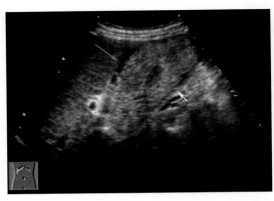 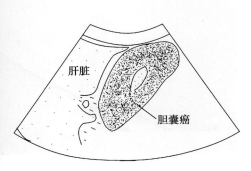

图 2-3-9

女性，56 岁，反复右上腹疼痛，超声检查胆囊实体样改变，手术证实慢性胆囊炎伴胆固醇结晶沉着

三、胆囊结石

【概述】胆系结石是由多种因素导致胆固醇结晶盐、胆红素钙盐沉积在胆囊，可引起右上腹剧烈绞痛。

【病理生理】胆囊结石是一常见病，结石经病理化学分析其成分有胆固醇性、胆色素性及混合性，它的发生与许多因素有关，如胆道系统的炎症，脂质代谢紊乱，雌激素水平等。在国内发现胆道系统寄生虫感染后，虫体残骸及虫卵成为结石的形成核心占有一定比例。胆囊结石可导致胆囊功能及炎症改变，当结石嵌顿于颈部时可引起剧烈疼痛。

【诊断依据】典型胆囊结石表现：①胆囊内单个或多个强回声团，形态多样；②后方伴有清晰声影；③改变体位强回声团可移动。

胆囊结石可因结石的量，结石的成分，以及病程不同出现多种表现类型：①胆囊内液性暗区消失，呈半月形、弧形等强回声，后方伴声影；②胆囊轮廓模糊，一堆强回声边缘不清晰，但声影较明显；③胆囊壁与结石间存在少量胆汁形成的暗区，结石后方声影明显（即 WES 征）；④回声稍强的细小结石形成一排，后方无明显声影或弱声影；⑤结石嵌顿在颈部致胆囊增大，囊内伴胆泥所形成的片状细小光点；⑥在体型偏瘦者位于胆囊底部的结石易漏诊，需要高频探头扫查；⑦在慢性胆囊炎合并结石，超声检查发现胆囊壁增厚，轮廓模糊，囊内回声杂乱，或伴点状气体回声时需考虑胆囊胃肠内瘘。

【鉴别诊断】在胆囊内充满结石或伴有低回声，囊壁模糊不清时要注意合并胆囊癌，低机械指数超声造影有较大帮助，彩色多普勒检查也有一定价值，但要注意结石引起的彩色多普勒闪烁伪像，不可误诊为彩色血流。由于小结石通常后方无声影，易误认为息肉样病变，改变体位观察其有无移动相当重要。胆囊内结气产生的强回声形态可变，后方伴闪烁。

胆囊结石的声像图表现，见图 2-3-10~ 图 2-3-19。

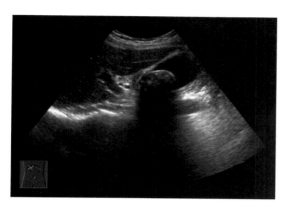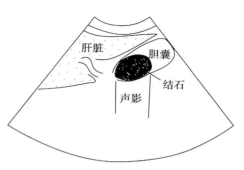

图 2-3-10　胆囊内单个结石，清晰声影

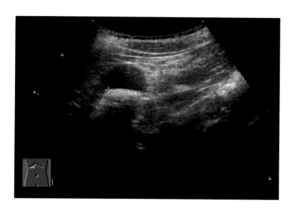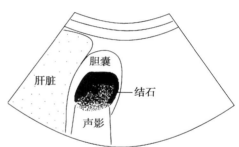

图 2-3-11　横断面显示结石形态与声影不如长轴清晰

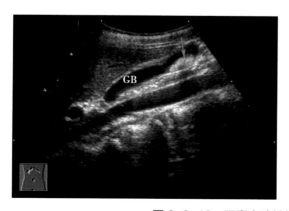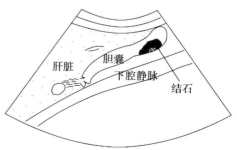

图 2-3-12　胆囊内疏松结石，声影欠清晰

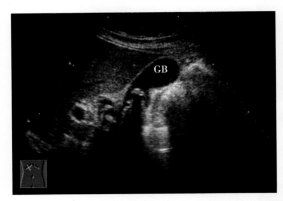
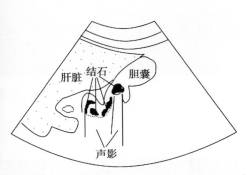

图 2-3-13　胆囊多发性结石部分结石表现弱声影

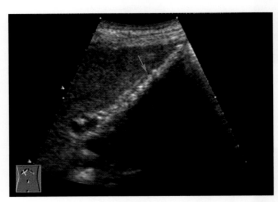
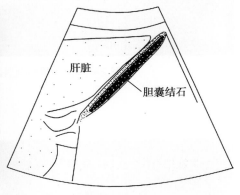

图 2-3-14　胆囊充满结石，条状强回声后方片状声影

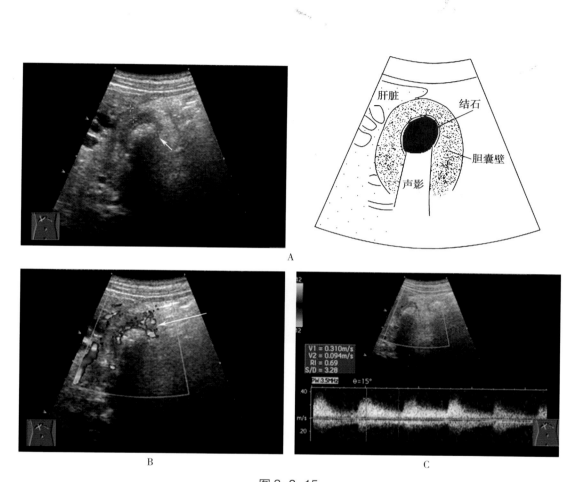

图 2-3-15

A. 胆囊结石伴胆囊癌致囊壁增厚，境界不清；B. 彩色多普勒显示增厚囊壁内血流丰富；
C. 频谱测量阻力指数增高

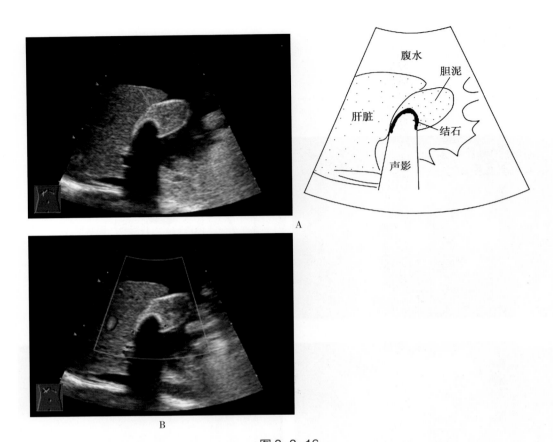

图 2-3-16

A.腹水，胆囊结石伴胆泥淤积呈实体样表现（箭头）；B.实体胆囊内无彩色血流，囊壁清晰

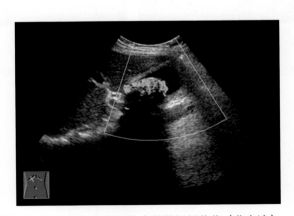

图 2-3-17　结石产生彩色多普勒闪烁伪像（非血流）

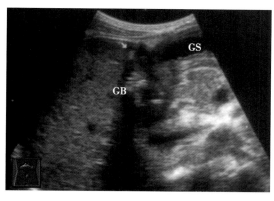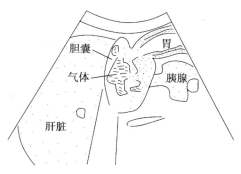

图 2-3-18

女性，62 岁，间隙性右上腹痛 10 余年，超声发现胆囊内高回声，回声不均，囊壁不清，与十二指肠粘连，提示胆囊胃肠内瘘，手术证实与十二指肠球部形成内瘘

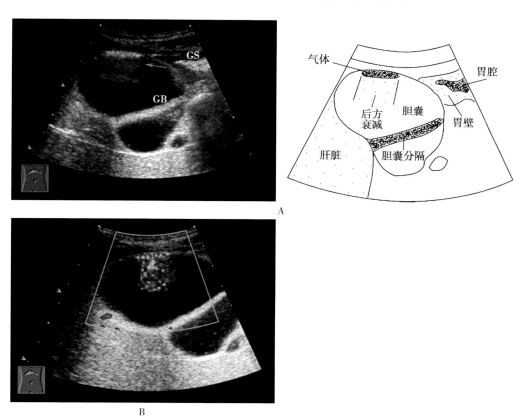

图 2-3-19

A. 女性，51 岁，发热，腹痛，超声见胆囊内积气（箭头），局部强回声伴多次反射；
B. 胆囊内气体产生多普勒闪烁伪像

四、胆管结石

【概述】胆管结石即结石位于肝外胆管或肝内胆管，位于肝外胆管可有原发性与继发性，继发性多由肝内或胆囊内结石降落所致，肝胆管结石是指位于左、右肝管接合部以上的胆管内结石。

【病理生理】肝外胆管梗阻最常见由结石引起，其他有蛔虫、肿瘤、硬化性胆管炎等，无论是内部不畅或周围压迫造成胆管机械性梗阻都引起胆汁排泄不畅。在肝外胆管结石引起胆管完全梗阻时，胆道压力增高，阻塞以上胆管及毛细胆管扩张，肝组织也发生一系列变化，胆汁酸、胆红素代谢等均发生改变，内毒素血症也会随之产生。肝胆管结石同样因胆管阻塞而引起多种变化，严重者肝内胆管扩张，合并感染后导致局部肝纤维化，肝萎缩。

【诊断依据】肝外胆管结石表现：①左右肝内胆管广泛扩张；②肝外胆管结石时肝总管及胆总管同时扩张；③胆囊增大，内伴细小强光点（肝总管以上部位阻塞胆囊可无增大）；④肝外胆管内强回声团，后方伴明显声影，壶腹部结石有时声影欠清晰。肝内胆管结石表现：①左肝内或右肝内胆管局部扩张伴胆管内可见多个或单个强回声团，后方伴声影；②部分患者局部肝组织回声强弱不等，伴体积缩小，包膜欠光（即合并炎症和肝纤维化），以左外叶常见；③当合并团块时需注意合并胆管细胞性肝癌或炎症；④肝内单个或多个强回声，后方明显声影，不伴有周围胆管扩张。

【鉴别诊断】①胆管阻塞超声诊断较易，阻塞的原因有时较难，尤其是在鉴别胆管末端的肿瘤与结石，必要时建议ERCP检查；②在肝实质内强光点不伴局部胆管扩张时诊断为肝内胆管结石或钙化存在混淆，在鉴别时可根据病史综合分析，有无引起钙化的病因。其次从强光点的形态和部位考虑，肝外周的强光点，应以钙化常见；条状或迂曲状，且形态可变，回声强度也不一致的钙化，是以蛔虫在肝内移行死亡的残骸常见；在某切面上呈强光点，改变切面呈"="状也有可能为某些原因引起肝内管道壁局部纤维化所致，此种表现无论提示的结果正确与否对患者的治疗不会产生影响。钙化或胆盐产生的强光点后方可出现彩色多普勒闪烁伪像不要误为血流；③肝内胆管积气由于也呈强回声，有时会误认为结石，询问病史患者有胆道手术史，短期内ERCP检查史，若合并胆道感染时需考虑产气杆菌感染，沿胆管长轴扫查时或改变切面呈线条状，伴闪烁及后方多次反射可资鉴别。

胆管结石的声像图表现，见图2-3-20~图2-3-31。

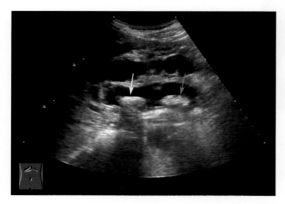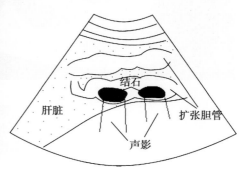

图2-3-20 左肝内胆管多发性结石伴胆管扩张

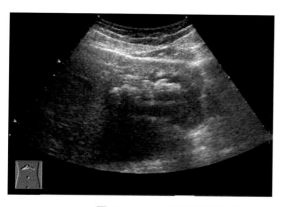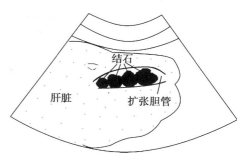

图 2-3-21 左肝内胆管结石合并感染后左肝外叶纤维化伴萎缩

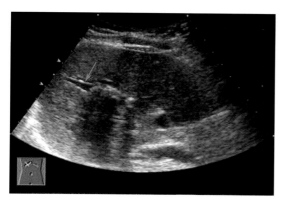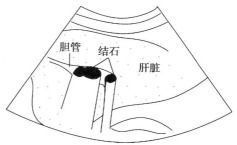

图 2-3-22 右肝内胆管结石伴局部胆管扩张

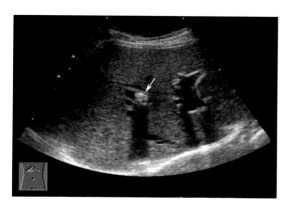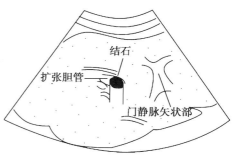

图 2-3-23 右肝胆管结石伴明显声影，胆管扩张

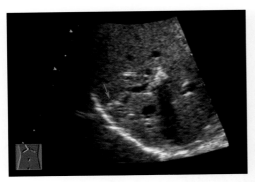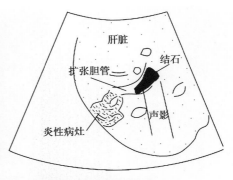

图 2-3-24 右肝内胆管结石致局部胆管扩张伴肝组织炎症性改变

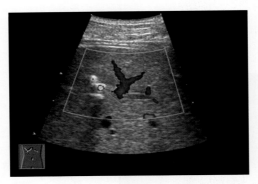

图 2-3-25 肝内胆管结石后方点状彩色多普勒闪烁伪像，无胆管扩张

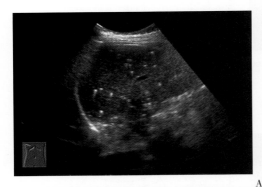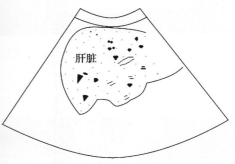

A

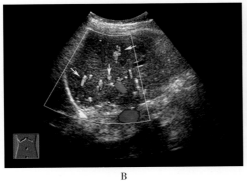

图 2-3-26
A. 右肝内星状分布强光点，伴彗尾征，提示胆固醇结晶沉着；B. 星状分布强光点后方伴彩色多普勒闪烁伪像

B

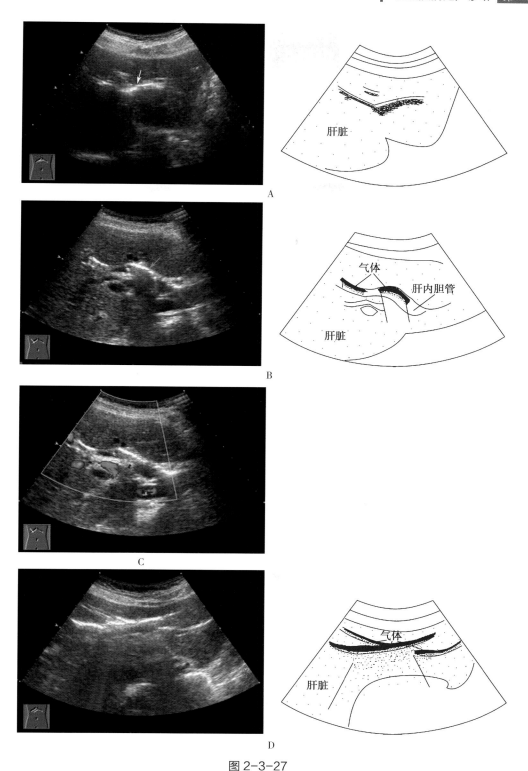

图 2-3-27

A. 男性，47 岁，3 年前胆道手术行胆管肠道吻合术，左肝内胆管积气呈线状高回声；B. 右肝内胆管积气；

C. 彩色多普勒显示胆管积气伴扩张位于门静脉前方；D. 肋下斜切显示左右肝内胆管广泛积气

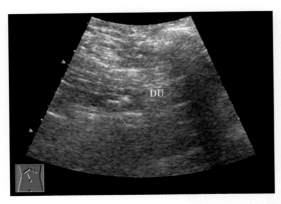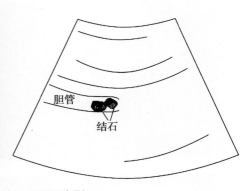

图 2-3-28 胆管末端结石无明显声影

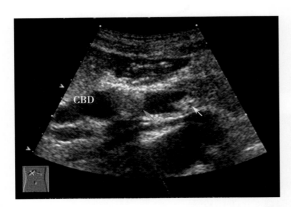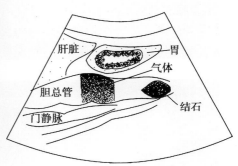

图 2-3-29 肝外胆管多发性结石伴弱声影

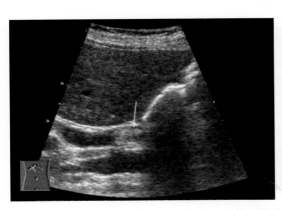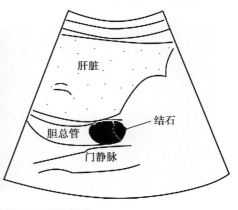

图 2-3-30 肝外胆管疏松结石无明显声影

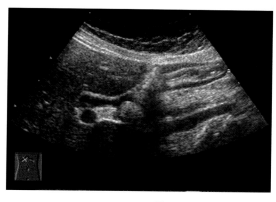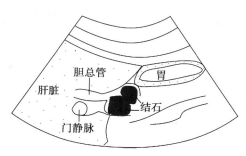

图 2-3-31　肝外胆管上段结石伴弱声影

五、胆囊癌

【概述】胆囊癌是胆道系统常见的恶性肿瘤，文献报道胆囊结石使胆囊癌的发病率增多，胆囊腺瘤及腺瘤型息肉被认为是癌前病变。

【病理生理】按病理学形态结构的特点分为硬化癌、胶质癌、鳞状细胞癌、乳头状癌。组织学类型中以腺癌最常见。早期多无症状，或右上腹痛，似慢性胆囊炎、胆囊结石样表现。

【诊断依据】在超声显像用于常规体检及日常门诊后，胆囊癌的早期诊断已成为可能，受胃肠气体及体型影响，胆囊底部肿块易漏诊。由于肿瘤的生长方式不同，声像图表现类型多样，多数表现为三种类型：①蕈伞型：胆囊内肿块呈稍高回声，形态似乳头状或蘑菇状凸向腔内，基底较宽，表面不光，肿块不移动，后方无声影，回声不均，彩色多普勒检查可显示点状及短线状彩色血流；②厚壁型：以局限性囊壁增厚为特征，增厚的囊壁外缘不光滑，向外浸润及向腔内凸出，表面不规则，囊壁解剖层次的连续性丧失；③实体型：胆囊液性暗区部分或完全消失，囊内充填低回声、稍高回声或结石强回声伴外周稍低回声，胆囊黏膜面不清，浆膜面清晰与否取决于肿瘤有无向外浸润，合并结石时后方伴声影，彩色多普勒可显示实体胆囊内多散在血流。晚期患者可同时发现肝脏、肝门部转移灶及胆管受浸润阻塞后扩张。

绝大多数胆囊癌超声造影在增强早期呈快速高增强，较周围肝实质早，并迅速减退为低增强，减退时间在 20~40 秒，早于胆囊良性病变。超声造影能清晰地显示病灶边界及浸润范围，较常规超声诊断胆囊良恶性疾病更为准确。

【鉴别诊断】①早期结节状蕈伞形胆囊癌与良性肿瘤或胆囊出血的凝血块鉴别会有混淆，短期随访、改变体位、彩色多普勒检查、超声造影或许对鉴别诊断有一定帮助；②呈实体型表现的胆囊癌要注意与急性肝炎、胆道阻塞及静脉高营养、长期禁食后胆泥淤积相鉴别，彩色多普勒检查及超声造影是有效的方法。

胆囊癌的声像图表现，见图 2-3-32~ 图 2-3-40。

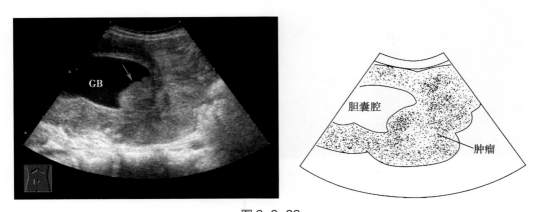

图 2-3-32

女性，72 岁，右上腹疼痛半年，超声显示胆囊底部癌向囊内凸进和向外浸润

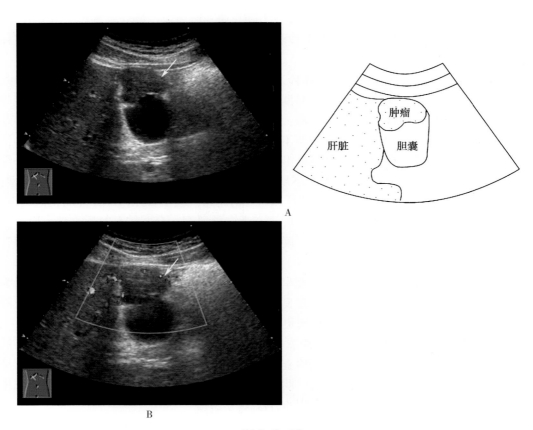

图 2-3-33

A. 胆囊底部癌呈团块状；B. 彩色多普勒检查肿块内见少许血流

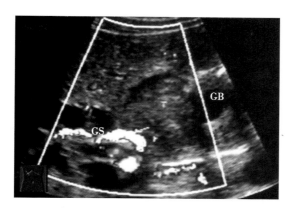

图 2-3-34 胆囊癌向外浸润肝脏压迫肝门部胆管，肝内胆管扩张

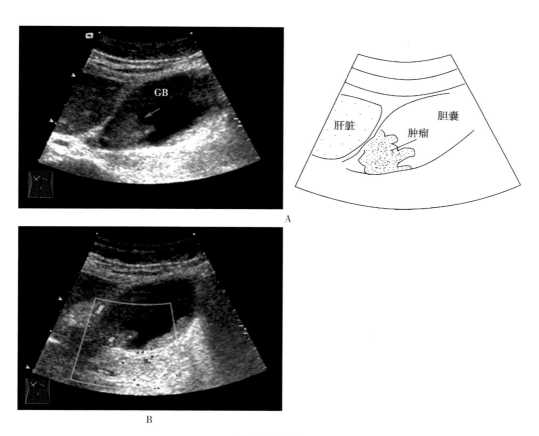

图 2-3-35
A. 胆囊颈部癌呈蕈伞型；B. 彩色多普勒检查肿块内血流丰富

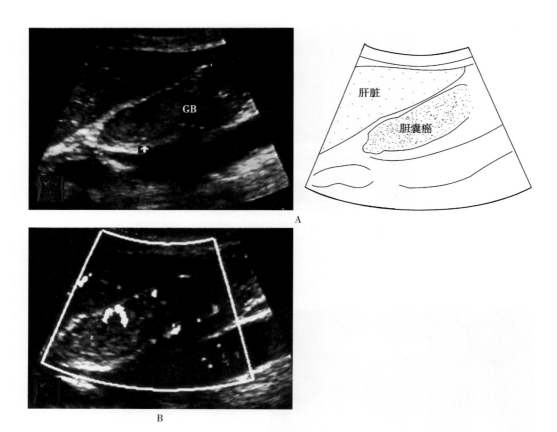

图 2-3-36

A.患者男性，62 岁，胆囊呈实体型，囊壁尚清晰，因血流丰富而手术，诊断胆囊癌；
B.彩色多普勒检查血流丰富

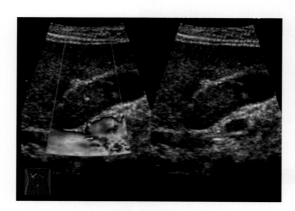

图 2-3-37　胆囊癌，彩图显示肿块内点状血流

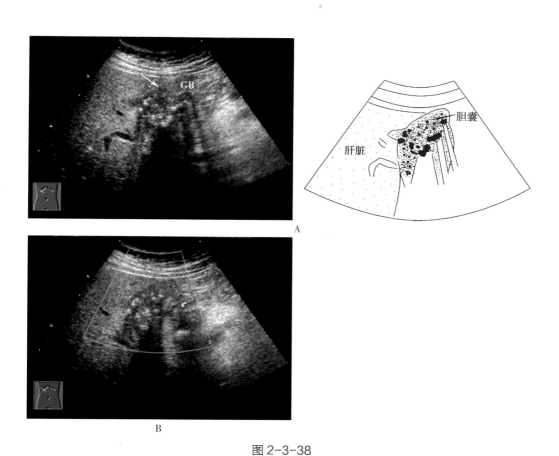

图 2-3-38

A.反复右上腹痛 4 年，超声显示实体胆囊，部分囊壁连续中断，低回声结节向外突起，提示慢性胆囊炎、
胆囊结石伴胆囊癌；B.彩色多普勒检查周边少许血流

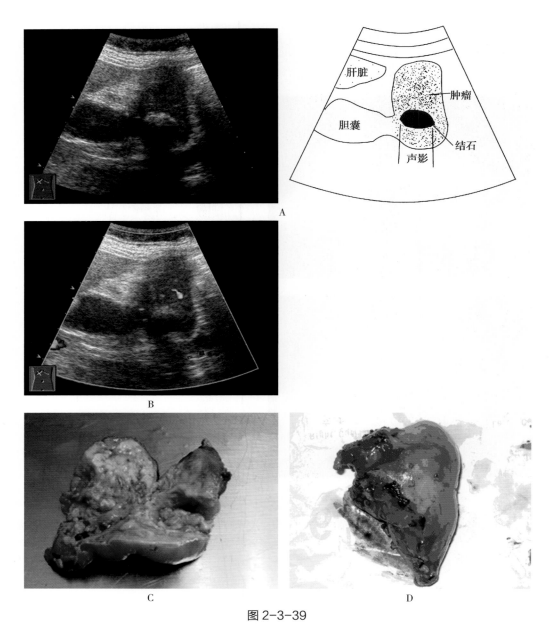

图 2-3-39

A. 女性，54 岁，因胆囊结石超声复查发现结石伴胆囊底部癌；B. 底部囊壁不清，低回声肿块内显示少许
血流信号；C、D. 术后标本剖开见囊内实质性组织伴腐烂状

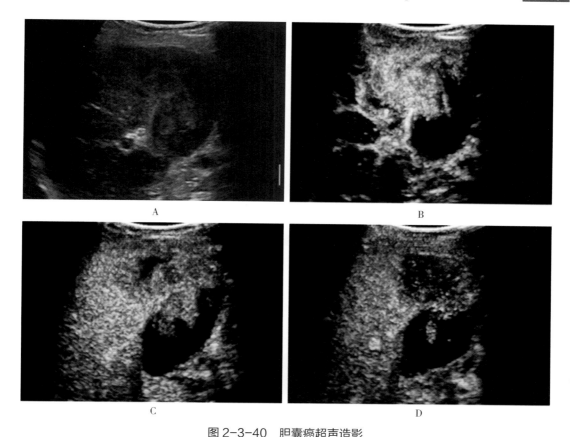

图 2-3-40　胆囊癌超声造影

A. 灰阶图像，胆囊呈实性样变，侵及肝脏；B. 注入造影剂后第 15s，病灶呈快速高增强；C. 注入造影剂后第 40s，病灶快速消退呈低增强；D. 注入造影剂后第 135s，病灶呈低增强

六、胆囊息肉样病变

【概述】胆囊息肉样病变是包含良性病变与恶性肿瘤，且有时无法明确区别的赘生物。

【病理生理】该病变包括有胆固醇性息肉、炎症性息肉、腺瘤、腺瘤型息肉、早期胆囊癌以及转移性肿瘤等。手术后对照发现病灶＞10mm，恶性比例较高。

【诊断依据】①胆固醇性息肉和炎症性息肉通常都可多发或单发，呈泪滴形及点状无声影的高回声，胆固醇性息肉回声稍强，胆固醇性结晶后方常伴彗尾征和彩色多普勒闪烁伪像，彩色多普勒难以发现胆固醇性息肉内血流信号，但超声造影发现胆固醇性息肉有造影剂灌注，炎性息肉常伴慢性胆囊炎。改变体位时均不会移动。②腺瘤型息肉或腺瘤多伴有蒂，呈类圆形，回声强度类似正常肝组织，边界清晰，常为单个病灶，后方无声影，改变体位时均不会移动，彩色多普勒检查腺瘤可检出少许血流。③超声造影表现：病灶与胆囊壁同步增强，早于肝实质，呈快速均匀高或等增强，消退快于肝实质，一般在造影剂注射 50s 后变为均匀低增强。

【鉴别诊断】主要和胆囊内不伴声影的小结石相鉴别，关键是改变体位（或胸膝卧位）观察有无移动。对大于 10mm 息肉样病灶附着局部胆囊壁增厚，表面不光滑要考虑恶性病变。

胆囊息肉样病变的声像图表现，见图 2-3-41~ 图 2-3-48。

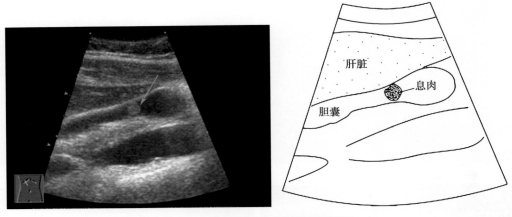

图 2-3-41　胆囊息肉样病变呈圆形

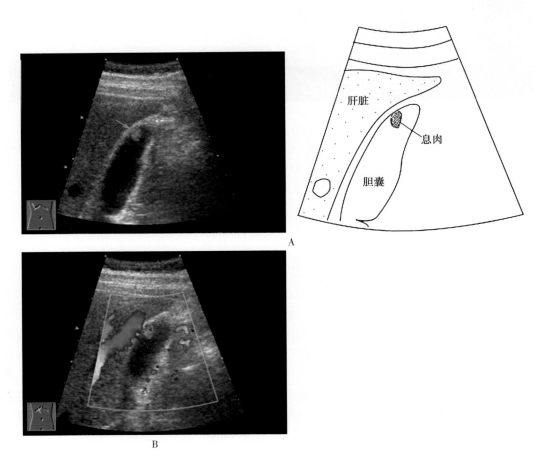

图 2-3-42
A. 胆囊息肉样病变呈泪滴型；B. 胆囊息肉样病变见少许血流

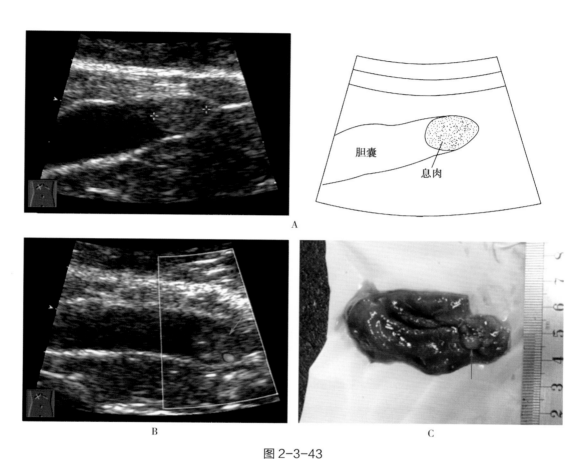

胆囊

息肉

A

B

C

图 2-3-43
A. 女性，27 岁，体检发现胆囊底部约 8mm 结节；B. 彩色多普勒见基底部少许血流；
C. 术后病理诊断胆固醇性息肉

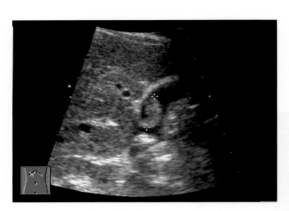
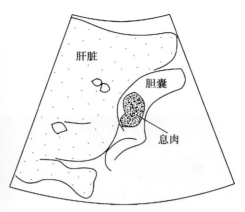

图 2-3-44 胆囊腺瘤型息肉

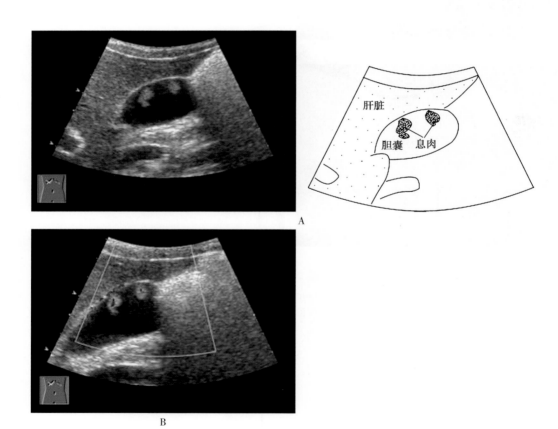

图 2-3-45
A. 胆囊多发性息肉样病变；B. 息肉内点状血流

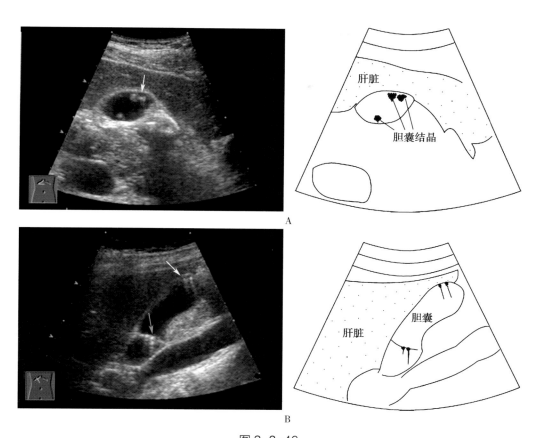

图 2-3-46

A. 胆囊横断面显示多个点状高回声，伴彗尾，提示胆固醇结晶；

B. 胆囊长轴显示胆固醇结晶后方明显彗尾征

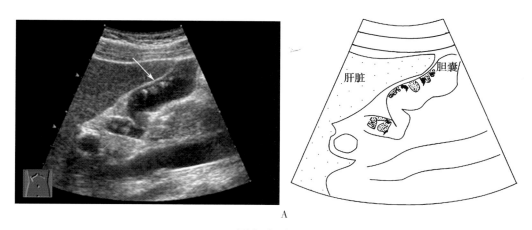

图 2-3-47

A. 胆囊内多个点状高回声及稍低回声，提示多发性胆固醇性息肉伴结晶

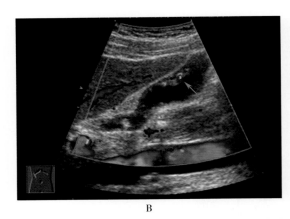

B

图 2-3-47（续）

B. 胆囊多发性息肉，胆固醇结晶后方伴彩色多普勒闪烁伪像

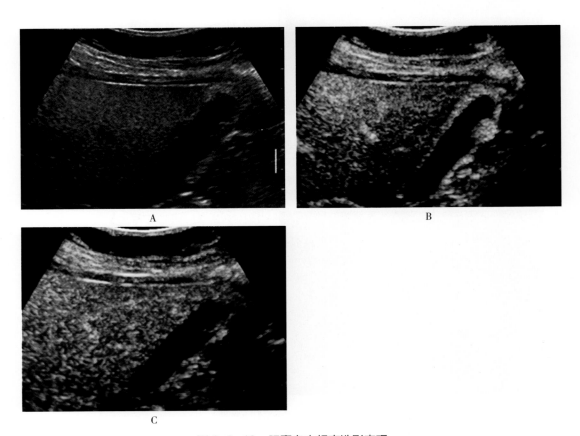

A

B

C

图 2-3-48 胆囊息肉超声造影表现

A 灰阶图像；B 注入造影剂后第 21s，病灶呈均匀高增强；C 注入造影剂后第 51s，病灶增强消退

七、胆囊腺肌增生症

【概述】又称腺肌病，是胆囊壁局部或弥漫性增厚。

【病理生理】胆囊腺肌症病因不明，是囊壁平滑肌增生伴有壁内囊状腔隙，一般无临床症状，通常认为不会癌变。

【诊断依据】①胆囊壁局部增厚，节段性增厚或弥漫性增厚，增厚部位囊腔变狭窄；②增厚的囊壁外缘清晰，黏膜面不光滑；③增厚的囊壁内伴有粒状强光点，后方伴慧尾征；④增厚的囊壁内可见大小不等的低回声或无回声小暗区；⑤位于胆囊底部时可采用高频探头扫查使病灶更清晰。

【鉴别诊断】局部增厚型主要注意与赘生物鉴别如早期胆囊癌、腺瘤等。与慢性胆囊炎囊壁增厚的鉴别，主要观察囊壁内有无无回声小暗区及强光点。

胆囊腺肌增生症的超声表现，见图 2-3-49 及图 2-3-50。

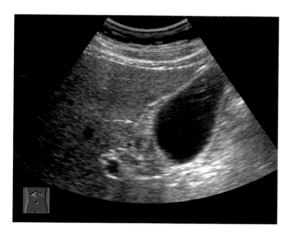
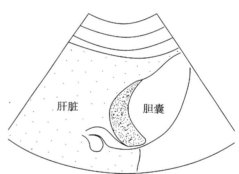

图 2-3-49　胆囊颈部局部增厚型腺肌增生症

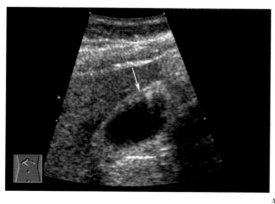
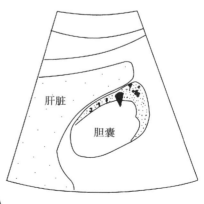

A

图 2-3-50
A.胆囊底部节段型增厚腺肌症，内伴胆固醇结晶沉着

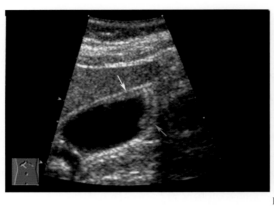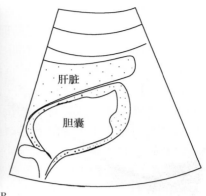

B

图2-3-50（续）

B.胆囊底部呈节段性增厚，外缘光滑

八、胆管癌

【概述】通常指位于肝外胆管内、可引起胆管阻塞的胆管癌。

【病理生理】引起胆管癌的相关因素较多，如胆汁中某些化学物质，胆道慢性炎症，甚至寄生虫感染，胆管结石等都与胆管癌的发生相关。胆管癌病理学发现以腺癌为主，少数是鳞状上皮癌，胆管癌生长部位有远段胆管与近段胆管，发生在近段胆管若位于肝门部胆管分叉处又称Klatskin瘤。

【诊断依据】肝门部胆管癌（近段胆管）超声表现：①左右肝内胆管广泛扩张；②肝门部可见形态不规则，边界不清的低回声块；③肝门部胆管壁不清，追踪扫查改变切面可见肿块部分边缘伸至扩张的胆管内；④肝外胆管远段不扩张，胆囊无增大或不充盈表现为小片高回声；⑤胆管癌彩色多普勒检查通常均表现少血供。远段胆管癌超声表现：①肝外、肝内胆管扩张；②胆囊增大，内伴细小高回声光点，或呈实体样改变；③胆管壁局部增厚或呈结节状团块，边缘不光，局部胆管狭窄或截断；④胆管内结节状低回声团后方无声影；⑤部分患者可伴有肝内或肝门部转移性病灶；⑥壶腹部肿块尚可伴有胰管扩张；⑦在胆管扩张寻找病因与定位时，横切胆管然后顺时钟扫查有很大帮助。

【鉴别诊断】①胰头癌同样可引起肝外胆管阻塞扩张，并可压迫或浸润胆管，胰头癌声像图表现有胰头增大伴不规则低回声团块等表现；②胆总管末段结石：当结石位于壶腹及十二指肠乳头部时，受肠道气体干扰，结石形态欠清晰，后方声影也不明显时，易与肿瘤混淆，必要时建议患者ERCP检查，见图2-3-51~图2-3-56。

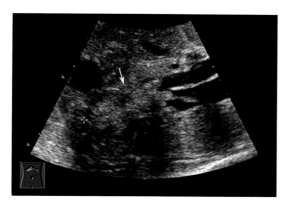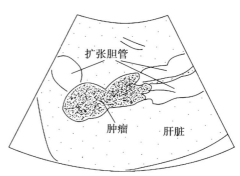

图 2-3-51　肝门部胆管癌致肝内胆管扩张，肿块边界不清

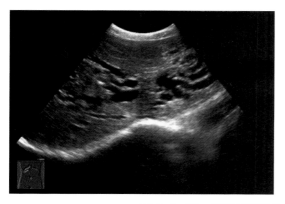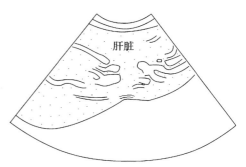

图 2-3-52　肝门部胆管癌致肝内胆管广泛扩张

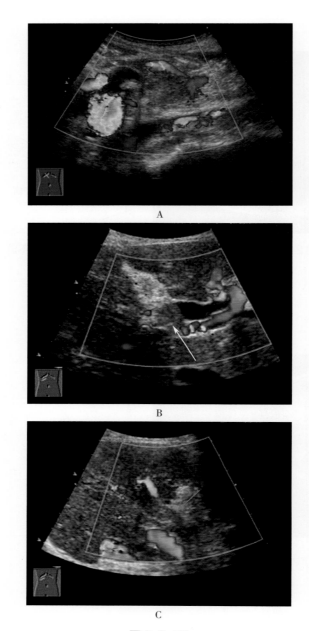

图 2-3-53

A.肝门部胆管癌内少血供；B.肋缘下斜切见肿瘤呈低回声延伸至左肝管致胆管扩张，胆囊呈片状高回声；
C.肿瘤延伸至右肝管内使胆管与肝组织回声相近，完全被癌组织栓塞

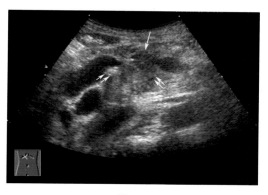
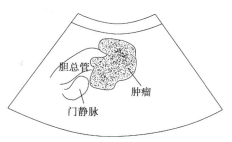

图 2-3-54　近胰头部胆管癌向外浸润，胆管中断

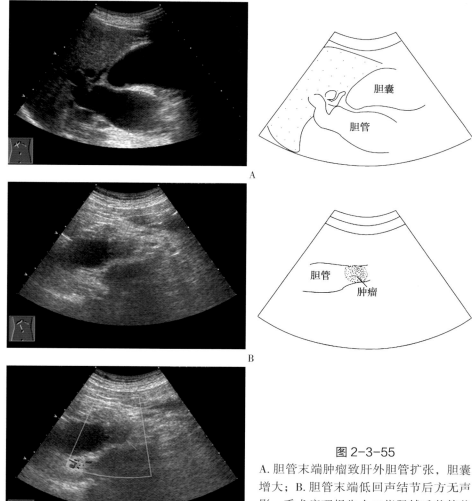

图 2-3-55
A. 胆管末端肿瘤致肝外胆管扩张，胆囊增大；B. 胆管末端低回声结节后方无声影，手术病理报告十二指肠绒毛状管状腺瘤伴上皮中重度异型增生；C. 胆管结节内无明显血流

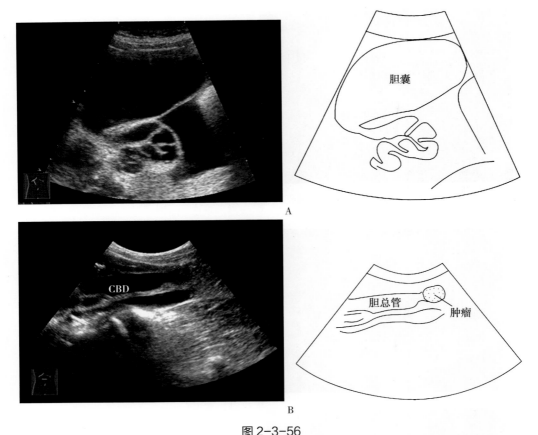

图 2-3-56

A.胆管末端肿瘤阻塞后胆囊增大，颈部结构显示清晰；B.显示较清晰的胆总管末端肿瘤

九、胆道蛔虫症

【概述】在某些因素影响下导致肠道蛔虫钻入胆道内引起的急腹症。

【病理生理】当蛔虫钻入胆管后刺激胆道平滑肌痉挛产生剧烈绞痛，由于蛔虫常带入细菌进入胆管引起胆道感染，甚至并发肝脓肿、急性胰腺炎等。

【诊断依据】①初期肝内胆管无扩张，肝外胆管轻度扩张；②胆管内可见"双线样"高回声，急性期蛔虫位于末端胆管时在重加压后蛔虫可退出胆管，患者症状消失，双线样结构也随之消失；③当蛔虫钻入胆囊内时，可见迂曲的线状结构并蠕动；④蛔虫死亡后停留在肝外胆管内、胆囊内、肝内时呈僵硬的条索状高回声，部分节段呈"="状，部分钙化后伴声影；⑤病程长久后在肝外胆管内形成结石可产生胆管阻塞的相应表现。

【鉴别诊断】①当沿肝外胆管长轴扫查时，肝动脉壁会重叠在肝外胆管内误认为胆道蛔虫，彩色多普勒对鉴别诊断有重大帮助。②当胆道感染时炎性沉积物也会误认为蛔虫残骸，需结合病史分析。

胆道蛔虫症的声像图表现，见图 2-3-57~ 图 2-3-59。

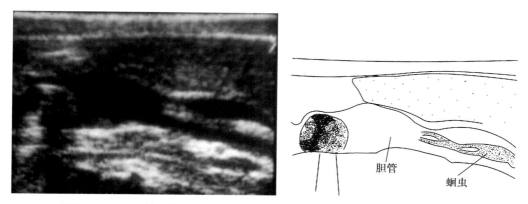

图 2-3-57　肝外胆管蛔虫机化后呈条索状高回声，部分形成结石后方伴声影

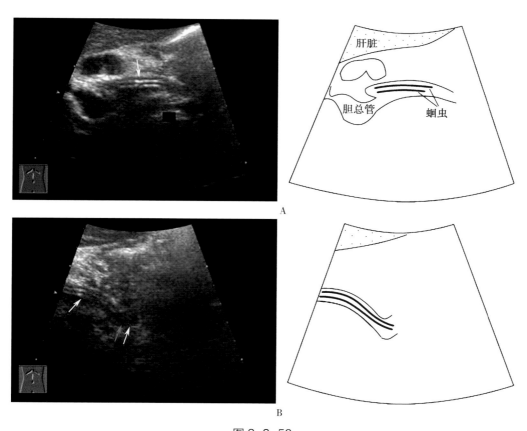

图 2-3-58
A. 肝外胆管内蛔虫呈双线样结构；B. 移动探头显示大部分虫体

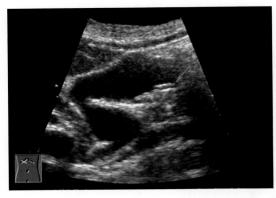
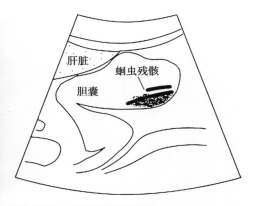

图 2-3-59 胆囊内蛔虫残骸呈"层状"表现，后方无明显声影

十、先天性胆管囊状扩张症

【定义】本病又称胆管囊肿，是一种先天性疾病。

【病理生理】通常认为是胆管壁薄弱，囊肿壁由非常致密的结缔组织与平滑肌束交织形成，典型的胆管黏膜组织消失。随着病史的增长，可伴有不同程度的炎症、结石甚至癌变。

【诊断依据】胆管囊状扩张有 5 种病理分型，超声常见有下列 3 种表现类型：①肝外胆管囊状扩张，表现肝外胆管局部呈类圆形或梭形扩张，合并感染时内可伴有点状高回声，肝内胆管无扩张；②肝内外胆管囊状扩张，表现肝外胆管扩张形态不一致，一直延伸至肝内胆管，内径粗细不一，远段胆管无阻塞征象；③肝内胆管囊状扩张，表现在肝内门静脉周围大小不一的囊状暗区，形成"串珠状"，该类型中少数患者伴有肝大，肝内回声增强以门静脉周围明显，门静脉增宽等门静脉高压的超声表现，称先天性肝内胆管囊状扩张伴先天性肝纤维化。

【鉴别诊断】①要与后天性胆道阻塞引起的胆管扩张相区别；②对胆管囊肿内伴有高回声团时要注意胆管囊肿癌变与胆泥沉积的区别，对做过手术如囊肿肠道吻合术后更要重视。

先天性胆管囊状扩张症的声像图表现，见图 2-3-60~ 图 2-3-65。

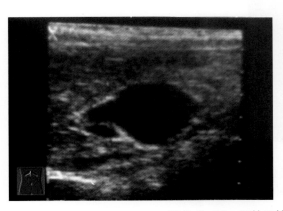
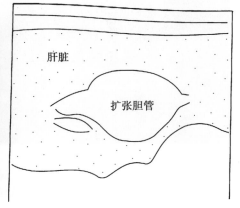

图 2-3-60 肝外胆管局部囊状扩张

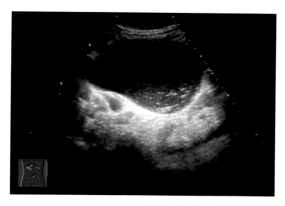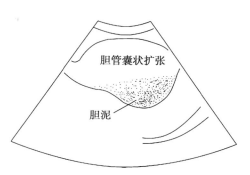

图 2-3-61 肝外胆管囊状扩张内伴胆泥沉积

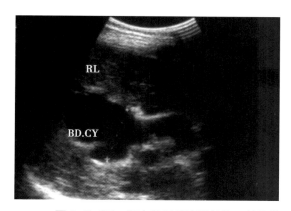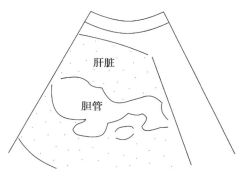

图 2-3-62 肝内外胆管囊状扩张，扩张的胆管由肝外延伸至肝内，内径大小不一

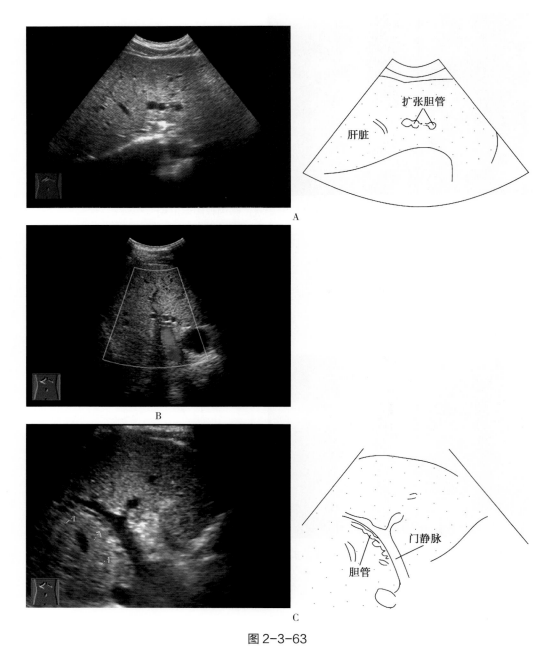

图 2-3-63

A.肝内胆管囊状扩张（卡路里病），左肝内胆管呈"串珠状"；B.彩色多普勒显示右肝内门静脉旁"串珠状"无回声暗区；C.门静脉右支旁胆管壁增厚伴不规则胆管扩张

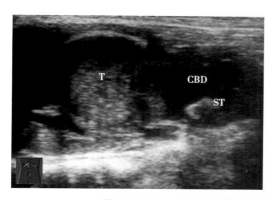

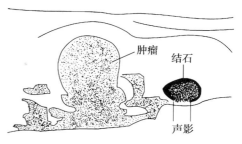

图 2-3-64 先天性胆管囊状扩张术后 2 年合并发癌伴结石

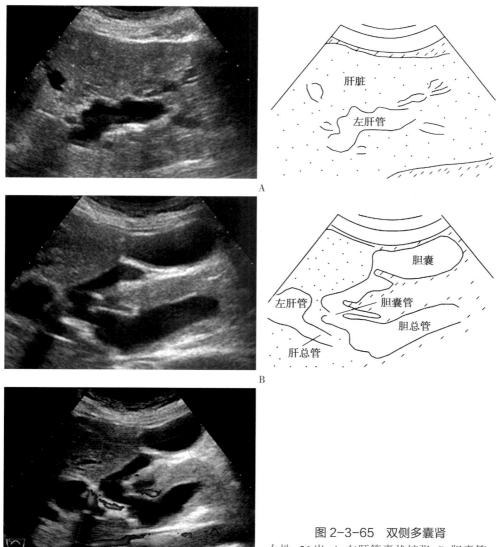

图 2-3-65 双侧多囊肾
女性,56 岁。A.左肝管囊状扩张;B.胆囊管、
胆总管扩张;C.彩色多普勒超声

十一、先天性胆囊异常

胆囊异常主要是位置的变化或量的改变，如胆囊异位至肝内等，本节以图说明，见图 2-3-66~ 图 2-3-68。

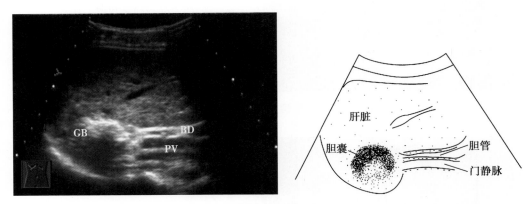

图 2-3-66

女性，36 岁，右上腹痛，超声发现右肝内一团强回声，后方伴声影，肝门部胆管及血管位置相应改变，手术证实先天性肝内异位胆囊伴结石

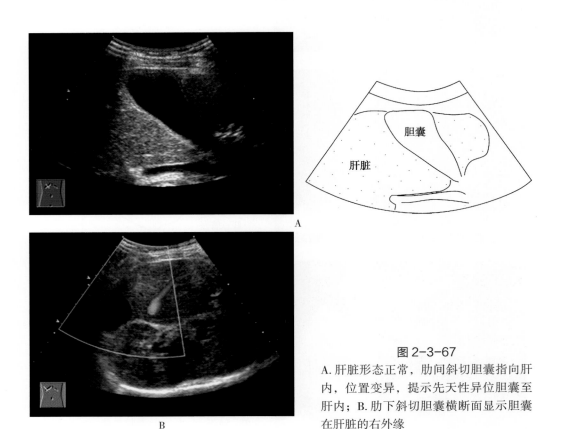

图 2-3-67

A. 肝脏形态正常，肋间斜切胆囊指向肝内，位置变异，提示先天性异位胆囊至肝内；B. 肋下斜切胆囊横断面显示胆囊在肝脏的右外缘

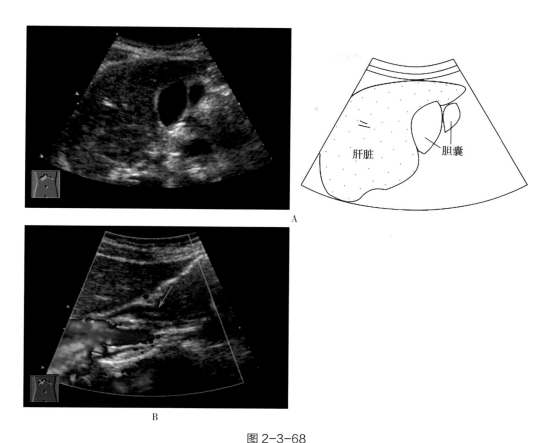

图 2-3-68

A. 先天性双胆囊，两个大小不一，呈类椭圆形的无回声暗区（主要与胆囊皱褶鉴别）；

B. 双胆囊在肝门部见双管状暗区重叠

十二、胆道术后的超声表现

胆囊切除术后可出现不同的"并发症"，胆囊床局部回声也可表现多样，甚至产生误诊。

（1）胆囊窝积液（胆汁或血液）：在胆囊床出现形状多样的无回声暗区

（2）胆管切开外置引流：胆管内显示导管高回声及引流管至腹壁段"窦道"样低回声。

（3）胆囊颈管留置过长后：形成类圆形无回声暗区及小胆囊。

（4）胆囊床斑片状高回声：形成假性肿瘤。

（5）胆道与肠道吻合术后：第一肝门见肠管似"肠梗阻"样表现，如吻合口肿瘤复发可见局部肠壁增厚，肝门部肿块伴肝内胆管扩张。

胆道术后声像图表现见图 2-3-69~ 图 2-3-76。

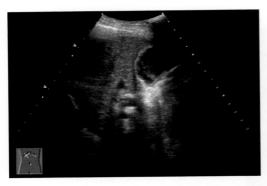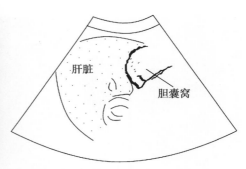

图 2-3-69　术后胆囊窝局限性积液

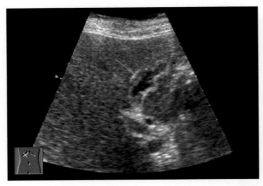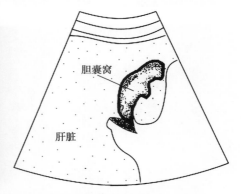

图 2-3-70　术后胆囊窝积液形态呈慢性胆囊炎样表现

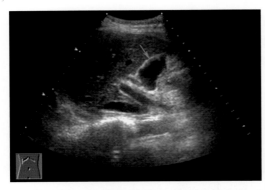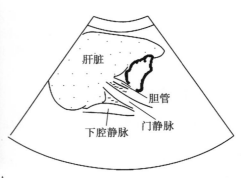

A

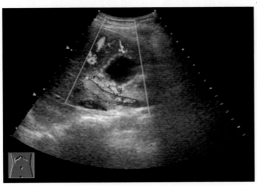

B

图 2-3-71
A. 术后胆囊窝积液正常胆囊样表现；
B. 壁上点状彩色闪烁伪像

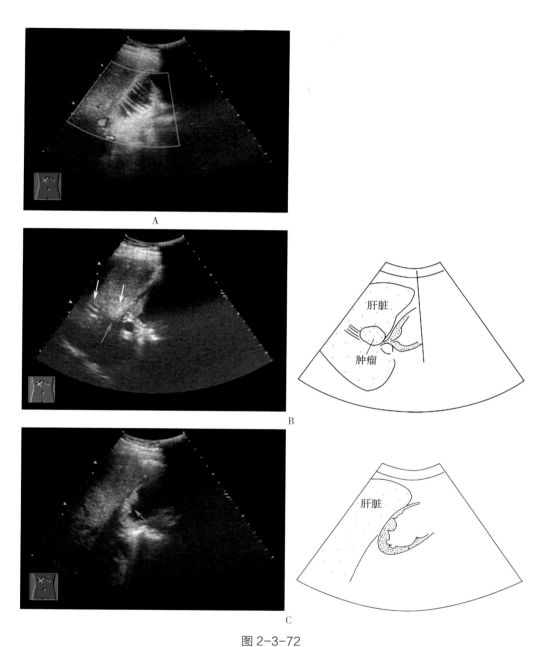

图 2-3-72
A.胆管肠道吻合术后肝门部肠管扩张；B.肝门胆肠吻合后局部肿瘤复发；
C.肝门胆肠吻合后肿瘤复发，局部肠壁不规则增厚

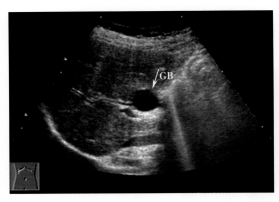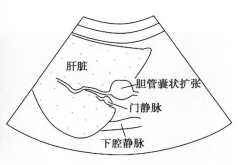

图 2-3-73

女性，43 岁，胆囊切除术后 2 年，常感右上腹疼痛，超声发现胆管留置过长形成"小胆囊"

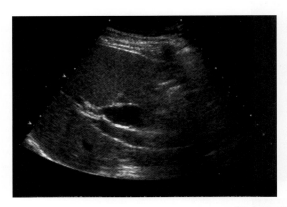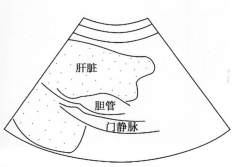

图 2-3-74

男性，42 岁，胆囊切除 3 年，右上腹隐痛，超声显示肝外胆管轻度扩张，肝内胆管不扩张，远段胆管无扩张

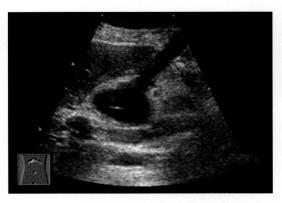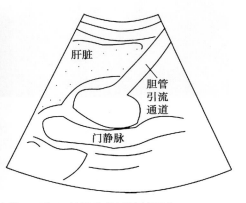

图 2-3-75　胆囊切除术后胆管内放置引流管，局部胆管扩张伴引流管回声

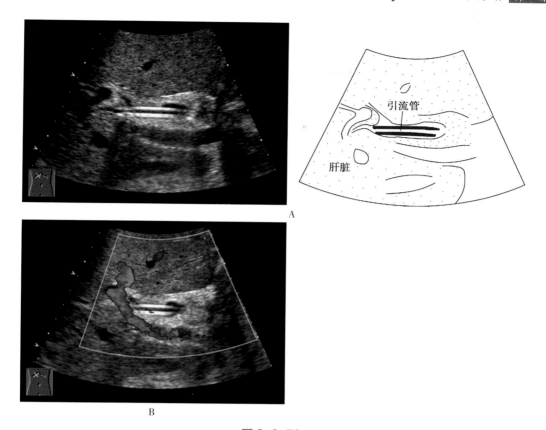

图 2-3-76
A. 胆肠吻合术，内置引流管至右肝内胆管，表现双条高回声；B. 彩色多普勒显示门静脉与引流管交叉

（刘学明　洪玉蓉　罗志艳）

第三章 胰腺疾病超声诊断

胰腺位于腹膜后，位置较深前方有胃肠道气体的干扰，后方有脊柱的影响，因而常影响超声对胰腺疾病的诊断。近年来随着超声仪器性能的提高及扫查方法的改进，借助于周围脏器及血管定位，胰腺的超声显像有了较大的提高，已成为临床诊断胰腺疾病的重要影像方法之一。

第一节　正常胰腺解剖及检查方法

一、胰腺解剖

胰腺全长 15~20cm，宽 3~4cm，厚 1.5~2.5cm，可分为头、颈、体、尾四部分。胰头以肠系膜上静脉的右侧缘与胰颈部分界，胰颈是胰头与胰体间的狭窄变薄部分，以肠系膜上静脉的左侧缘与胰体分界。胰体尾相当于脊柱的左侧缘为分界，横行于脊柱前的部分为胰体，靠脾侧部分为胰尾。

主胰管与胰腺长轴平行，直径为 2~3mm，由胰尾开始收集胰液向右行，约 85% 的人与胆总管汇合形成壶腹，开口于十二指肠乳头。少数人两者分别开口于十二指肠乳头（图 3-1-1）。

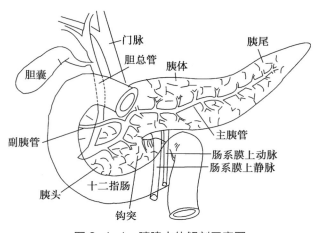

图 3-1-1　胰腺大体解剖示意图

胰腺主要血供来源于胰十二指肠上、下动脉和脾动脉。胰十二指肠上动脉和胰十二指下动脉相互吻合形成前弓和后弓，脾动脉主要支配胰体和胰尾，静脉与动脉伴行。

二、超声检查方法

【检查前准备】检查前必须禁食 8 小时以上，尤以禁早餐后当日上午检查为宜。扫查中不能充分显示胰腺时，嘱患者饮水或胃肠造影剂 400~600ml，可充盈胃腔形成良好的声窗。

【胰腺的扫查技巧及胰腺的超声切面】胰腺的位置较深，探头作加压扫查，可以推挤排除局部胃肠气体的干扰，并且缩短体表至胰腺的距离，提高胰腺的显示率和清晰度。将超声探头置于剑突和脐之间，在上腹部正中水平将探头向左上倾斜，与水平呈 10°~30° 夹角扫查，可获得胰腺的长轴切面图。胰腺的定位标志是位于胰腺周围的血管：背侧的脾静脉，肠系膜上动、静脉及下腔静脉、腹主动脉等血管。沿下腔静脉、门静脉、腹主动脉及脊柱左缘作上腹部纵切面分别可获得胰头、颈、体尾部的短轴切面图（图 3-1-2~ 图 3-1-6）。

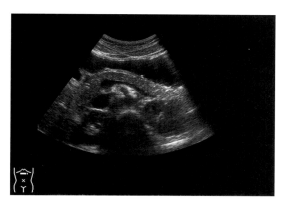
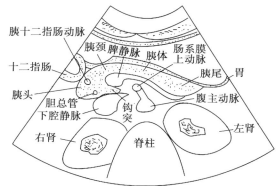

图 3-1-2 剑突下横切扫查显示胰腺的长轴切面

剑突下横切扫查是最常用的胰腺扫查方法。胰头最厚，位于下腔静脉之前。在胰头的前外侧和背侧可分别显示出胰十二指肠动脉和胆总管的圆形横断面。胰颈部的后方可显示肠系膜上静脉与脾静脉的汇合部。

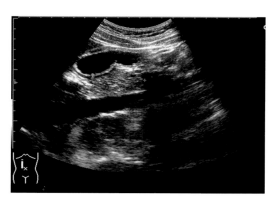
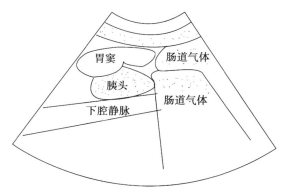

图 3-1-3 经过下腔静脉的纵切面（显示胰头）
显示胰头的上下径呈卵圆形，位于门静脉主干的下方，其前方为胃窦，后方为下腔静脉

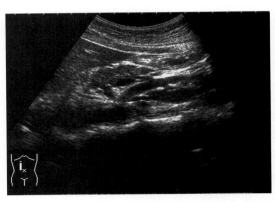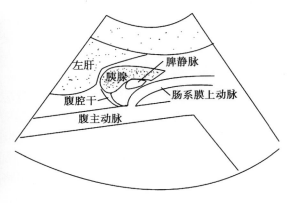

图 3-1-4 经过腹主动脉的纵切面（显示胰体）

于肝左叶和胃后方显示胰体的短轴，呈椭圆形或类三角形。胰体上缘为腹腔动脉干，后方为腹主动脉及
肠系膜上动脉的纵断面。胰体后面有脾静脉与之紧贴

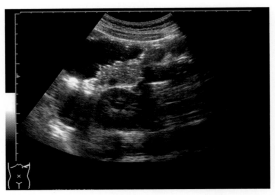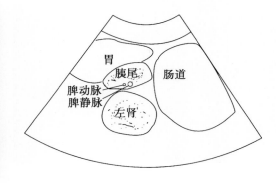

图 3-1-5 左季肋部斜切扫查显示胰尾与脾血管、肾上极、肾上腺的关系

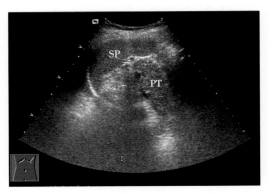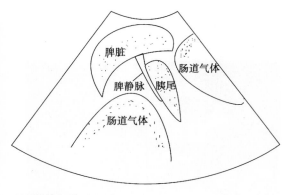

图 3-1-6 左肋间斜切扫查

左肋间斜切扫查以脾为超声窗，沿脾门血管显示胰尾的脾门侧。此部位扫查对经
腹部扫查显示胰尾困难的病例尤为有效

三、胰腺正常声像图表现

胰头前后径通常不超过 2.5cm，胰体不超过 2.0cm，胰尾不超过 1.5cm。正常胰腺长轴断面的形态可以分为三型。①蝌蚪型：最常见，胰头大，胰体尾小；②腊肠型：头、颈、体、尾部厚度相似；③哑铃型：颈部细窄，头部和体尾部厚大。胰腺边缘平滑整齐，内部为均一的点状回声，比肝实质回声稍高（图 3-1-7）。老年人胰腺回声增强（图 3-1-8），胰腺脂肪浸润时回声明显增强，后方回声显示不清（图 3-1-9）。胰管正常不超过 0.3cm，内腔平滑（图 3-1-10）。

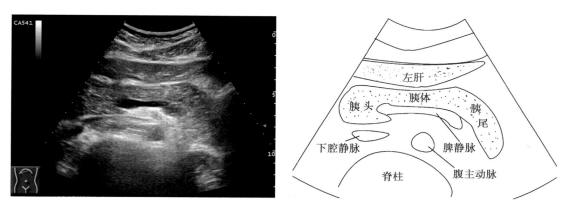

图 3-1-7　正常成人胰腺图像，胰腺实质回声略高于肝脏

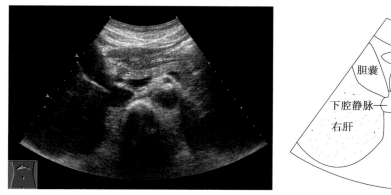
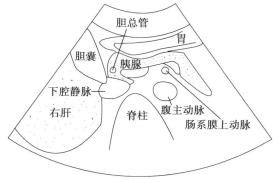

图 3-1-8　正常老年人胰腺回声高于肝实质回声

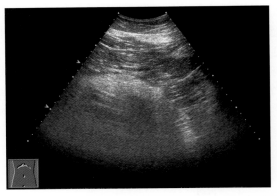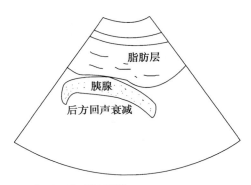

图 3-1-9 脂肪肝患者胰腺脂肪浸润，实质回声明显增强

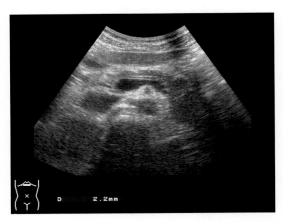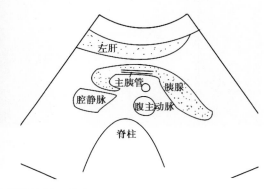

图 3-1-10 正常胰腺主胰管内径 ≤ 0.3cm

第二节 胰腺炎症性病变

一、急性胰腺炎

【概述】急性胰腺炎是由多种原因引起的胰腺急性炎症过程，严重者可伴有多器官损害，是常见的急腹症之一。

【病理生理】由各种病因导致胰酶溢出腺泡和腺管，引起胰腺实质和周围组织发生自身消化的过程，多由胆结石、暴饮暴食、酒精中毒、创伤、ERCP检查、胆道蛔虫等病因引起。主要临床表现为上腹痛、呕吐、发热、白细胞增多、心动过速、血和（或）尿淀粉酶升高。

【临床分型】病理上将急性胰腺炎分为水肿型和出血坏死型两种。临床又分为轻症急性胰腺炎（MAP）与重症急性胰腺炎（SAP）。

轻症急性胰腺炎即水肿型胰腺炎，以腹痛和消化道症状为主。重症急性胰腺炎即出血坏死型胰腺炎，除上述症状加重外，尚有胰外并发症的表现，如败血症、急性呼吸窘迫综合征（acute respiratory distress syndrome，ARDS）、低血钙等。

【超声诊断依据】①水肿型：胰腺弥漫性肿大（图3-2-1），以前后径为主。少数局限性肿大者，多见于胰头和胰尾（图3-2-2），与胰头副胰管或胰尾部胰管梗阻形成的局限性炎症有关。胰腺形态饱满膨出，轮廓线光整、清楚。胰腺内部回声减弱，为均匀的低回声。②出血坏死型：胰腺弥漫性肿大，边缘显示不规则，境界多不清晰。胰腺内部回声变得更低，甚至类似于无回声（图3-2-3），或低回声内出现不规则的液性暗区，或内部回声不均，可见粗大的强回声斑块。胰管不扩张或轻度扩张。在胰腺周围常出现一层弱回声带，是重要的间接征象之一，与胰腺周围的渗出或胰腺外周的组织水肿有关，可持续数周。胰周积液及假性囊肿，多发生于胰内或胰周（图3-2-4），也可合并腹水。

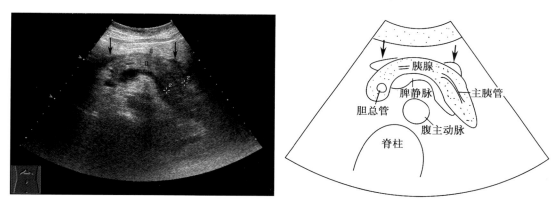

图3-2-1 急性水肿型胰腺炎典型病例

男，45岁，上腹痛入院，实验室检查：血淀粉酶650U，超声检查示胰腺外形增大，主胰管轻度扩张，胰周见低回声层（黑色箭头所示），超声诊断为急性胰腺炎

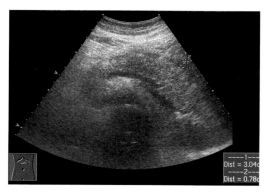
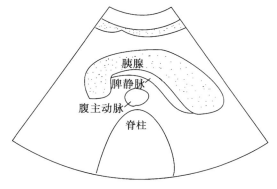

图3-2-2 急性胰腺炎

男，44岁，上腹痛3天，伴血尿淀粉酶增高，超声检查示胰腺体尾部肿大伴少量渗出性改变。超声诊断为急性胰腺炎

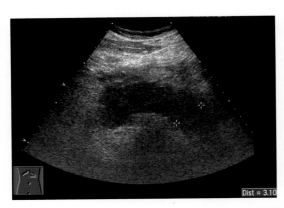 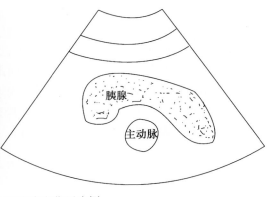

图 3-2-3 出血坏死型胰腺炎典型病例

男，53 岁，酒后上腹疼痛 1 天，超声检查示胰腺明显肿大，回声减低，轮廓不清，胰腺后方脾静脉受压变细，显示不清。超声诊断为急性出血坏死型胰腺炎

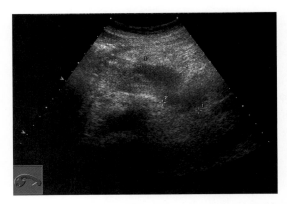 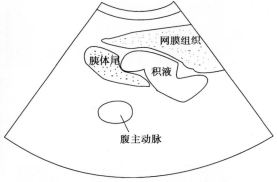

图 3-2-4 胰腺体尾部周边可见不规则液性暗区为胰周积液

【鉴别诊断】大多数病例有较典型的超声表现，10%~30% 的病例超声检查无异常。①与胰腺癌相鉴别：胰腺炎如为局限性肿大时，应与胰腺癌相鉴别。胰腺癌为低回声，边缘不整、内部回声不均、后方回声衰减、肿块内无贯通胰管，鉴别时需结合病史、CA19-9、胰淀粉酶检查等，必要时行超声引导下活检。②与慢性胰腺炎相鉴别：慢性胰腺炎胰腺回声强弱不均，胰管呈不规则扩张，可伴有胰管内结石、胰腺实质内钙化。

二、慢性胰腺炎

【概述】慢性胰腺炎是由各种病因引起的胰腺慢性进行性炎症，伴随胰腺实质和胰管的不可逆性病理学改变。

【病理生理】慢性胰腺炎是由多种病因所致的胰实质破坏使胰腺内产生广泛的纤维组织增生，胰腺腺泡细胞和胰岛细胞萎缩消失，从而导致胰内外分泌功能的不足。临床主要表现为长期反复发作的上腹痛及消化道症状。重症者出现脂肪泻以及糖尿病。

【临床分型】病理学上将慢性胰腺炎分为以下 3 型：①慢性钙化型，最多见。以胰腺的硬化、钙化、胰体缩小、胰管扩张、胰结石形成为主（图 3-2-5）。②慢性梗阻型，我国此型多见，系由胆道疾病所致的胆源性胰腺炎。主要为慢性炎症细胞的浸润，纤维组织增生，而胰腺萎缩不明显。③慢性炎症型，较罕见，仅有炎症细胞浸润。

【超声诊断依据】不同病理类型的慢性胰腺炎有不同特征的声像图表现。①约 50% 的病例胰腺大小正常，或胰腺轻度肿大或缩小，其中局限性肿大者称局限性胰腺炎（图 3-2-6）。②胰腺形态僵硬、饱满、边缘不整，是慢性胰腺炎的重要超声表现（图 3-2-7），胰腺实质内部回声增强，呈不均匀的斑点，可密集成簇状或片状钙化（图 3-2-8，图 3-2-9）。③胰腺结石对慢性胰腺炎有确诊价值，小的如沙粒，大的可达数厘米，伴有声影，多位于主胰管内（图 3-2-10）；胰管分支内的小结石则在胰腺实质内呈斑点状强回声，多不伴声影。④胰管扩张：钙化型胰腺炎常伴有结石形成，胰管扩张较明显，梗阻型以轻中度扩张较常见，内径粗细不均呈串珠状（图 3-2-11）。⑤胰腺假性囊肿可发生在胰腺内和胰周，囊壁较厚而不规则，边界模糊，囊内可见弱回声。

【鉴别诊断】①慢性局限性胰腺炎与胰腺癌鉴别较难，必要时需超声引导穿刺活检。②慢性胰腺炎与全胰腺癌鉴别。胰腺癌的超声特点为：a. 胰腺形态变化显著，呈膨胀性生长；b. 内部回声显著不均；c. 后方回声衰减明显；d. 周边器官受压移位；e. 胰周淋巴结肿大；f. 周围血管受压或被侵犯。

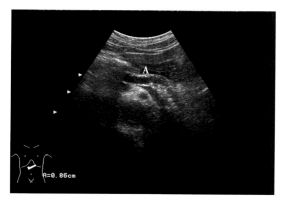
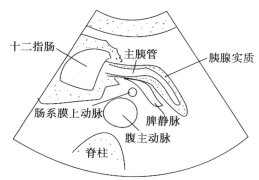

图 3-2-5 慢性胰腺炎

男，56 岁，胰腺炎病史 3 年，超声复查示，胰腺外形萎缩，实质变薄，伴主胰管扩张

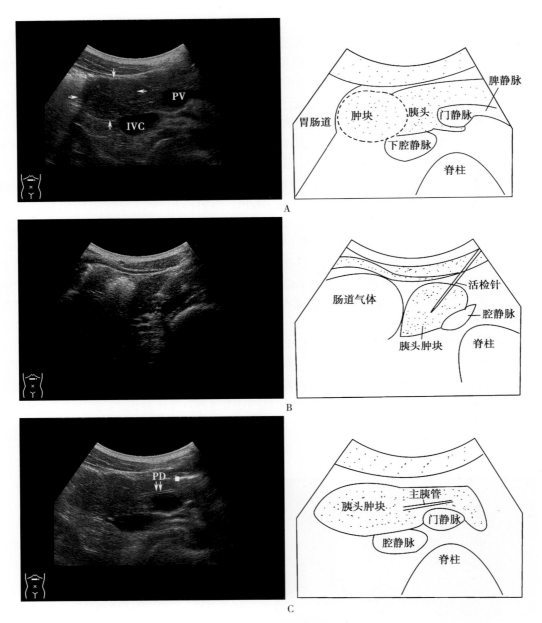

图 3-2-6　慢性胰腺炎

A. 男，37 岁，既往有胰腺炎病史，超声检查示胰头明显肿大回声欠均匀，提示局限性胰腺炎；B. 超声引导下对胰头肿块行穿刺活检，病理证实为慢性胰腺炎，C. 主胰管未见明显扩张

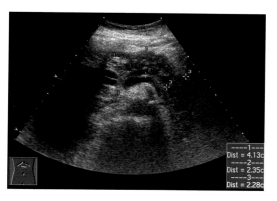
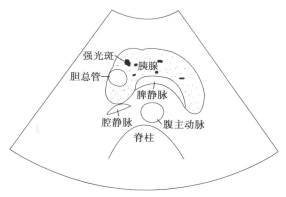

图 3-2-7　慢性胰腺炎
男，48 岁，上腹痛半年，超声检查示胰腺整体外形增大边缘不光整，内回声增粗分布不均匀，提示为慢性胰腺炎

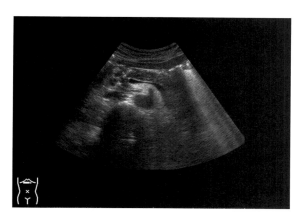
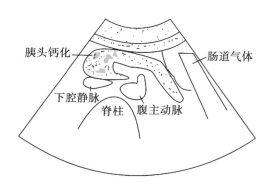

图 3-2-8　慢性胰腺炎
男，35 岁，胰腺炎病史数年，超声检查发现胰头多发强光斑，提示为慢性胰腺炎伴胰头多发性钙化斑

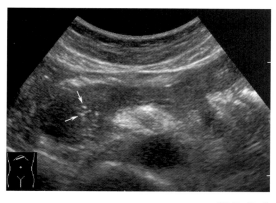
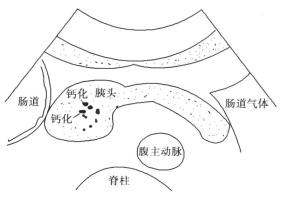

图 3-2-9　慢性胰腺炎
男，55 岁，慢性胰腺炎病史，超声检查示胰头局限性肿大，内见多个细小强光斑

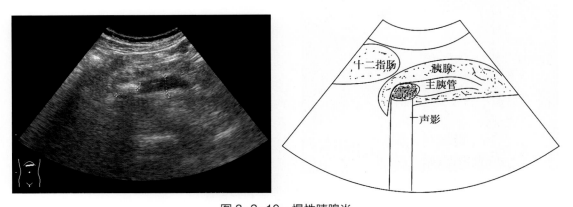

图 3-2-10 慢性胰腺炎

男，36 岁，慢性胰腺炎病史 2 年，胰腺外形增大，胰颈部胰管内结石伴扩张

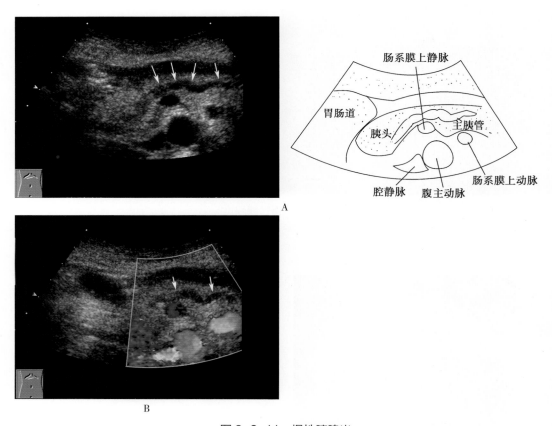

图 3-2-11 慢性胰腺炎

A. 慢性胰腺炎患者主胰管扩张呈串珠样（如白色箭头所示）；B. 彩色多普勒表现显示
主胰管内无血流信号

第三节 胰腺良性占位性病变

一、真性囊肿

【概述】胰腺真性囊肿是指原发性或继发于胰腺病变的胰腺囊性肿块，其囊壁上覆盖为上皮细胞。

【病理生理】真性囊肿多数为先天性囊肿或潴留性囊肿。其区别于假性囊肿的最主要的特点为囊壁内覆盖有上皮细胞，而假性囊肿则无上皮细胞覆盖。

【临床分型】真性囊肿可以分为先天性和后天性。先天性常伴肝、肾等多囊性病变，后天性多为包虫性，肿瘤性。

【超声诊断依据】胰腺实质内探及的圆形或类圆形液性暗区，壁薄光滑，后伴增强效应。多数为单发，可发生于胰腺的各个部位（图 3-3-1~ 图 3-3-3）。

【鉴别诊断】需与胰周血管断面鉴别，应用彩色多普勒可加以鉴别（图 3-3-4）。

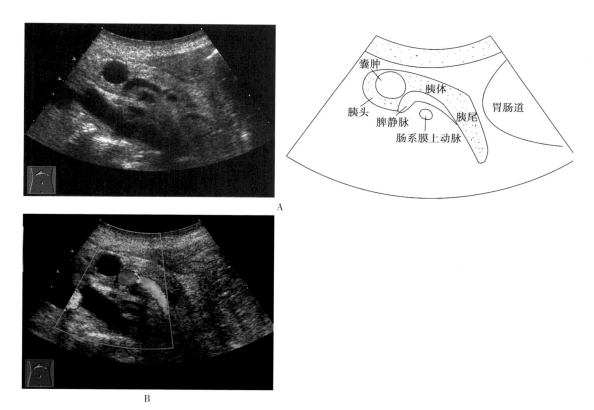

A

B

图 3-3-1 胰腺囊肿

A. 超声检查示：胰头部囊肿为类圆形无回声区，壁薄光整，边界清晰，后伴增强效应；

B. 此无回声区内，彩色多普勒未见血流信号

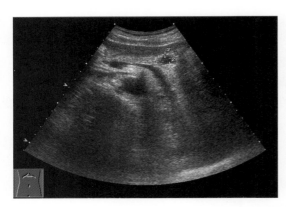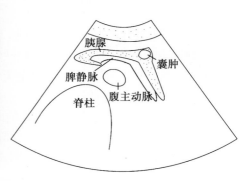

图 3-3-2 胰腺囊肿

胰体部可见一类圆形无回声区，经彩色血流检查内未见明显血流信号，提示为胰体部囊肿

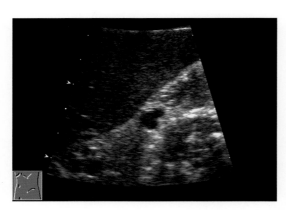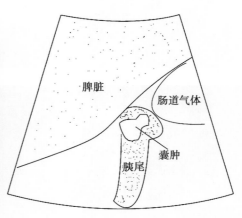

图 3-3-3 胰腺囊肿

胰尾部可见一无回声结节，彩色多普勒未见血流信号，超声诊断为胰腺尾部囊肿

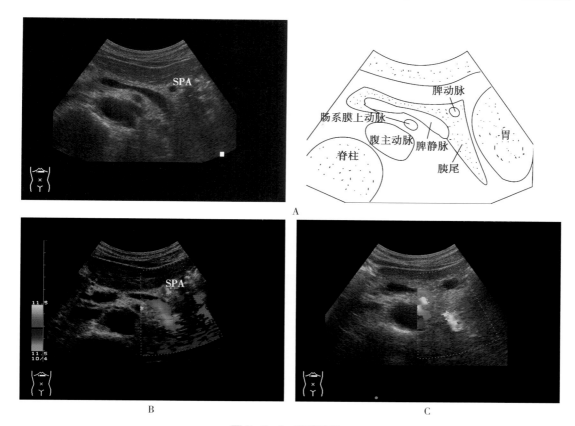

图 3-3-4　胰腺囊肿

A.胰腺长轴切面,脾动脉横断面二维超声为类圆形无回声区,酷似胰体部囊肿;B.与图 3-3-4A 为同一病例,彩色多普勒可见无回声区内彩色血流,证实为脾动脉;C.与图 3-3-4A 为同一病例,胰腺长轴切面胰体尾交界处见一无回声区,彩色多普勒未见血流信号,证实为胰腺囊肿

二、胰腺假性囊肿

【概述】胰腺假性囊肿是继发于急、慢性胰腺炎、胰腺外伤或胰腺手术后。因囊壁为非上皮细胞构成故称假性囊肿。

【病理生理】假性囊肿较真性囊肿多见,是由于胰液、渗出液和血液等的聚积,刺激周围组织,继而纤维组织增生包裹形成,多位于胰腺的周围,少数位于胰腺内,一般较真性囊肿大。临床特点有急性胰腺炎、慢性胰腺炎或上腹部外伤史,上腹痛、腹胀以及上腹部可触及囊性包块。胰腺假性囊肿由急性胰腺炎引起的占 65%~75%。

【超声诊断依据】胰腺轮廓模糊,胰腺实质内或胰周探及圆形,椭圆形或不规则液性暗区,一般体积较大,囊壁较厚,彩色多普勒显示囊腔内无血流信号(图 3-3-5)。坏死或继发感染者囊内可探及絮状低回声团块,为坏死组织(图 3-3-6)。假性囊肿随体积增大可压迫周围器官,引起相应临床症状及超声表现。

【鉴别诊断】胰腺假性囊肿多数为急慢性胰腺炎的并发症之一,壁厚,内伴低或高回声反射,结合临床病史可以与真性囊肿区别。真性囊肿多不伴有胰腺实质回声改变。胰尾部的假性囊肿可以通过呼吸运动与脾囊肿及肾上极囊肿鉴别。

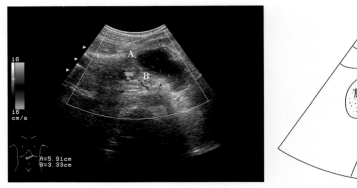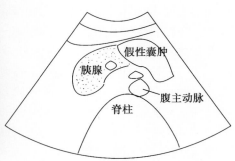

图 3-3-5 胰腺假性囊肿

女，41 岁，急性胰腺炎发作后 4 周，胰体尾部可见一不规则无回声包块，囊壁不光滑，
囊内透声可，彩色多普勒示囊腔内未见明显血流信号

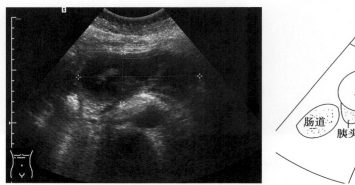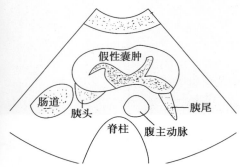

图 3-3-6 胰腺假性囊肿

女，43 岁，急性胰腺炎发作后 5 周，超声检查示胰体部见一椭圆形囊实性包块，囊性为主，囊内伴有絮
状低回声，提示为胰腺假性囊肿

三、胰腺囊腺瘤与囊腺癌

【概述】胰腺囊腺瘤为发生于胰腺组织的囊性肿瘤。根据 1978 年 Compagno 提出的病理分型，可分为浆液性囊腺瘤和黏液性囊腺瘤。

【病理生理】目前仍不能确定囊腺瘤的起源，但多数学者认为来源于胰腺导管上皮囊性增生。肿瘤生长较慢，多见于女性，早期临床症状多不典型，仅有轻微的右上腹痛和消化道症状，易被忽略。往往在肿瘤较大引起压迫症状或体检时才被发现。

浆液性囊腺瘤属于良性，肿瘤由多数内含浆液微小囊组成或大小囊混杂，可有中央星形瘢痕。小囊内衬以单层扁平上皮，不分泌黏液，肿瘤有完整的包膜，表面平滑，极少恶变，好发于中青年女性。

黏液性囊腺瘤由较大的单房和多房囊肿组成，囊壁厚薄不均，内衬以高柱状上皮，分泌黏液，囊与囊之间有相当的实质成分。黏液性囊腺瘤可发生恶变。

【临床分型】根据病理类型可分为黏液性囊腺瘤和浆液性囊腺瘤。浆液性囊腺瘤可发生在胰腺腺体的各个部位，多见于胰头部。黏液性囊腺瘤则有 90% 以上发生在胰体尾部。

【超声诊断依据】①浆液性囊腺瘤：肿瘤呈圆形，边缘平滑，境界清晰，内部为无数大小不等的无回声小囊，组成密集蜂窝状结构，实性成分较多（图3-3-7）。肿瘤后方回声往往增强。②黏液性囊腺瘤：显示为包膜光整的多房囊性结构，囊腔可＞2cm（图3-3-8），囊壁增厚，内壁欠平整，常有钙化强回声斑和声影（图3-3-9），有时可见突起的乳头状结构。囊腔透声好，可有较厚的强回声分隔带（图3-3-10）。黏液性囊腺瘤多见于胰体尾，但也可见于胰头部（图3-3-11）。③胰腺囊腺癌：影像学和术中肉眼所见均很难与胰腺囊腺瘤相鉴别，只能根据病理检查而确诊。超声表现：a.二维超声：显示肿块囊壁实性成分较多（（图3-3-12，图3-3-13）或小乳头状形态不规则，囊壁有模糊残缺的浸润性特征，进一步发现周围淋巴结转移（图3-3-13）和肝转移征象则有诊断价值。b.彩色多普勒超声：囊腺瘤血供较胰腺癌丰富，肿瘤内可检测到动脉血流信号（图3-3-14）。囊腺癌内更易检出血流信号，如肿瘤侵犯周围血管，出现相应的超声表现。c.超声造影：低机械指数超声造影显示肿瘤动脉期和实质期均增强为富血供表现（图3-3-15）。

【鉴别诊断】①胰腺癌：好发于胰头部，内部为实性低回声，后方回声衰减明显，常伴胰管扩张，肿块内血流信号稀疏；②胰腺假性囊肿：囊壁厚薄不均匀且不光滑，形态圆形或类圆形，囊液透声差，内部无乳头状突起，有胰腺炎或胰腺外伤的病史；③胰岛细胞瘤：有明确的低血糖病史，肿瘤较小，圆形实性肿物，内部血流丰富，较容易鉴别。

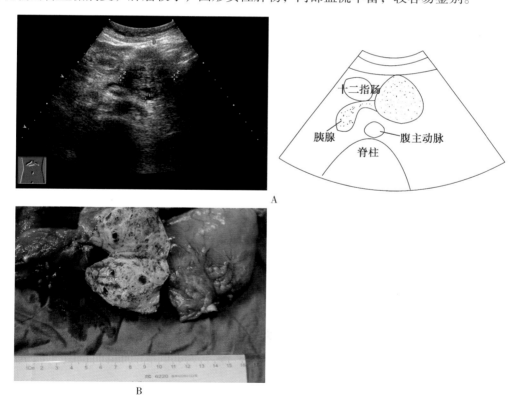

图3-3-7 胰腺囊腺瘤

女，59岁，体检发现胰腺占位。A.超声检查示胰腺体部一类圆形囊实性占位，内可见多个无回声小囊，呈蜂窝状。超声诊断为胰腺囊实性占位；术中切开肿瘤可见纤维成分构成的蜂窝状结构，囊腔较小。B.术后病理证实为浆液性囊腺瘤

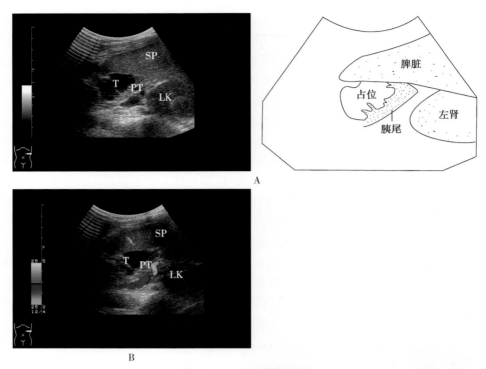

图 3-3-8 胰腺囊腺瘤

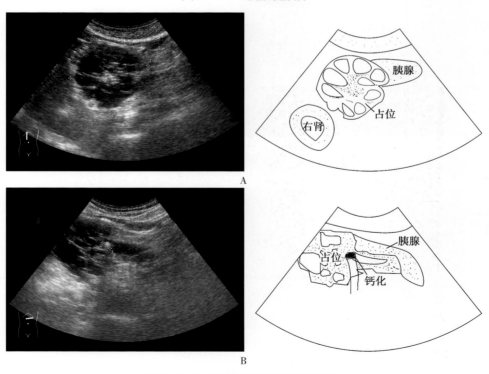

图 3-3-9 胰腺囊腺瘤常规超声图像

男，52 岁，反复上腹痛半年。A.超声检查发现胰头部蜂窝状囊实性占位，囊腔较大，呈多房分隔。
B.病理诊断为黏液性囊腺瘤；肿块内可见一强回声光团，后伴声影

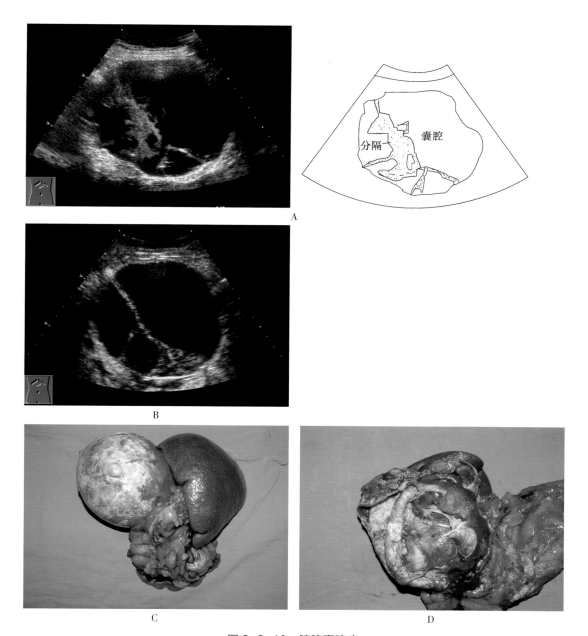

图 3-3-10 胰腺囊腺瘤

女，45 岁，左上腹胀痛半年。A.超声检查发现胰腺尾部囊性占位伴分隔，分隔回声较强。超声诊断为胰尾部囊性占位，首先考虑黏液性囊腺瘤；B.超声造影显示囊内分隔有丰富血流。C.手术病理证实为胰腺黏液性囊腺瘤；术中见胰尾部类球形肿块，包膜完整；D.解剖后发现内为黏稠液体，囊腔内部见分隔

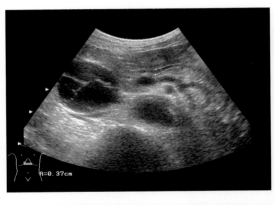
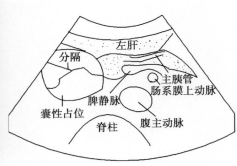

A

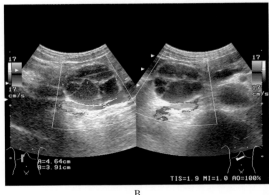

B

图 3-3-11 胰腺囊腺瘤

A. 男，58 岁，体检发现胰头部占位。超声检查示胰头部多房囊性占位，包膜光整，囊腔内见多个分隔回声，
主胰管轻度扩张，内径约 0.37cm。手术后病理证实为胰头黏液性囊腺瘤；B. 与图 3-3-11A 为同一病例，
彩色血流示胰头部囊性占位压迫下腔静脉，囊内未见明显血流信号

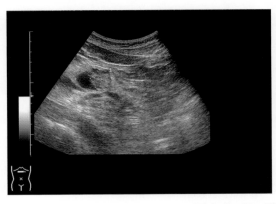
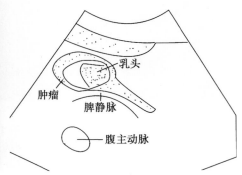

图 3-3-12 胰腺囊腺瘤

男，59 岁，体检发现胰头占位，超声检查胰头部肿块呈囊实性占位，囊壁上伴乳头状突起。超声诊断为
囊腺瘤，病理证实为黏液性囊腺瘤

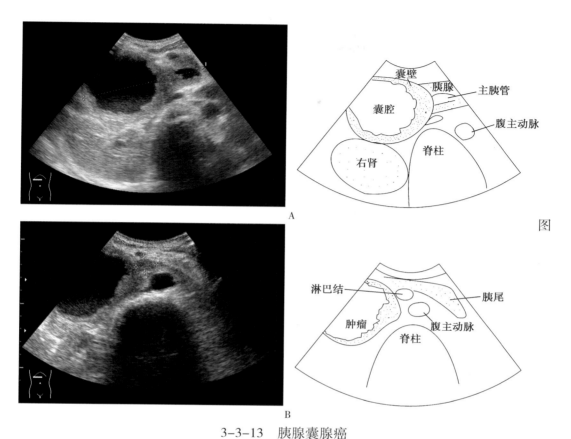

A

B

3-3-13 胰腺囊腺癌

男，53 岁，腹胀伴黄疸。A. 超声检查示胰头部巨大囊实性占位，囊壁不规则增厚伴主胰管扩张。B. 病
理证实为黏液性囊腺癌；腹主动脉旁淋巴结肿大，提示囊腺癌伴淋巴结转移

图

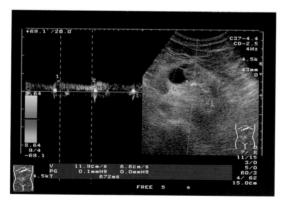

图 3-3-14 胰腺囊腺瘤

彩色多普勒显示胰腺囊腺瘤内探及动脉频谱

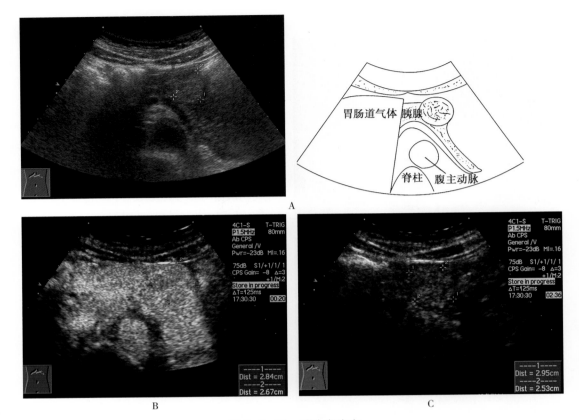

图 3-3-15 胰腺囊腺瘤

女，32 岁，体检发现胰腺占位。A. 超声检查示 胰腺体尾部一圆形实质性占位，内见数个细小无回声。手术病理证实为浆液性囊腺瘤。B. 超声造影动脉期 20s 肿瘤增强，与周围正常胰腺实质回声相近。C. 超声造影实质期，肿瘤仍呈高回声，略高于周围正常胰腺实质回声

四、胰岛细胞瘤

【概述】胰腺神经内分泌肿瘤，起源于胰腺的神经内分泌细胞，包括胰岛细胞瘤，胰高血糖素瘤等。胰岛细胞瘤根据是否分泌胰岛素分为功能性胰岛细胞瘤和无功能性胰岛细胞瘤。功能性胰岛细胞瘤又叫胰岛素瘤，是由胰岛 β 细胞生成。

【病理生理】功能性胰岛细胞瘤在胰腺内分泌肿瘤中最为常见，大多为良性（>84%），好发于体尾部，多为单发，一般较小，平均直径在 1~2cm。少数为恶性，可发生肝及淋巴结转移。由于分泌胰岛素和胰岛素原过多而引起反复发作性低血糖症。无功能性胰岛细胞瘤因不产生胰岛素，患者常无症状，主要因上腹部发现肿物，或体检偶然被发现。

【临床分型】胰岛细胞瘤根据是否分泌胰岛素分为功能性胰岛细胞瘤和无功能性胰岛细胞瘤。

【超声诊断依据】①功能性胰岛细胞瘤：a. 显示胰腺实质内的圆形或卵圆形的肿物，形态多较规整，边界清晰，有时可见包膜回声；b. 肿物内部多呈均匀的低回声或"无回声"，透声好，有时易误诊为囊性（图 3-3-16，图 3-3-17）；c. 肿瘤体积较小，体外超声不易显

示，内镜超声（EUS）有助于检出病变；d.肿瘤内部血流信号丰富，超声造影为高增强或等增强（图3-3-18）；e.恶性胰岛细胞瘤又称为胰腺神经内分泌癌，体积较大，边界不整，有浸润性生长趋势，并淋巴结和远处器官转移（图3-3-19）。②无功能性胰岛细胞瘤：上腹可探及一较大肿物，呈圆形或椭圆形，边界清楚、光整，有时可呈分叶状，内部回声常不均匀，部分呈无回声区，为囊性变所致，彩色多普勒可见肿块内血供丰富。肿块多见于胰尾（图3-3-20）。

【鉴别诊断】无功能性胰岛细胞瘤位于胰尾时，应与胃或左肾肿瘤相鉴别，饮水后观察，可与胃肿瘤相鉴别。脾静脉的走行，是区分肿瘤来源的重要标志。脾静脉前方的肿物，考虑来自胰腺，脾静脉后方的肿物来自左肾。本瘤还应与胰腺癌相鉴别，胰腺癌生长快，常有肝内转移等。

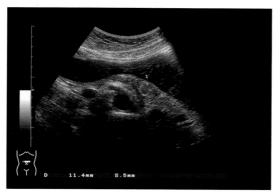
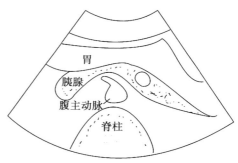

图 3-3-16 胰岛细胞瘤

女,35岁,反复晨起后晕厥,患者饮水后检查胰体尾部可见一低回声结节,边界清晰,大小约1.1cm×0.9cm。超声诊断为胰体部胰岛素瘤,经手术病理证实

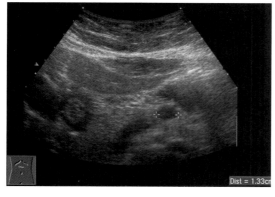
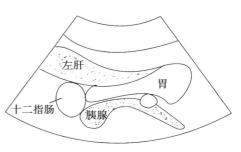

图 3-3-17 胰岛细胞瘤

女,46岁,阵发性低血糖,检查发现胰体尾交界处"无回声"结节,类似囊肿,边界清晰,约1.3cm。超声诊断为胰体尾部胰岛素瘤,经手术病理证实

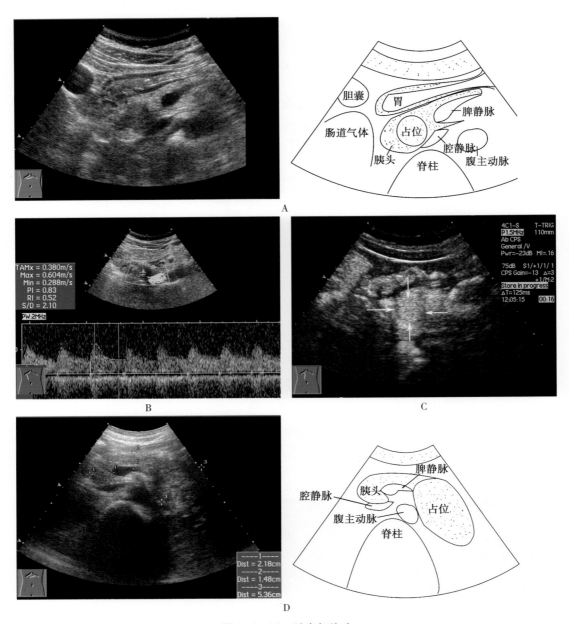

图 3-3-18 胰岛细胞瘤

男，51 岁，反复晨起头晕伴视物模糊，血糖 1.1mmol/L，给予补糖等对症支持治疗 15 分钟后好转。
A. 超声检查示胰头部低回声占位，边界尚清，内部回声均匀。B. 超声诊断为胰头部胰岛素瘤。经术后病理证实；彩色多普勒显示低回声占位内血供丰富，探及动脉频谱。C. 超声造影示病灶动脉期快速整体等增强，血供丰富

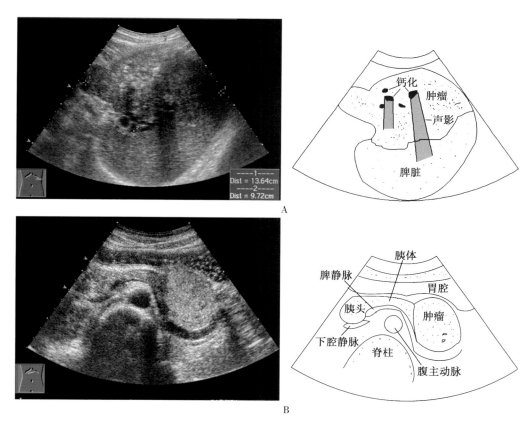

图 3-3-19　胰腺神经内分泌癌

男，48 岁，腰背部隐痛。A、B.胰尾部发现偏强回声实质性团块，内回声不均，边界不清，向周围浸润。
超声诊断为胰腺占位，CA 考虑。手术病理证实为胰腺神经内分泌癌；胰尾肿块向脾门部生长，侵犯脾脏，
与脾脏分界不清

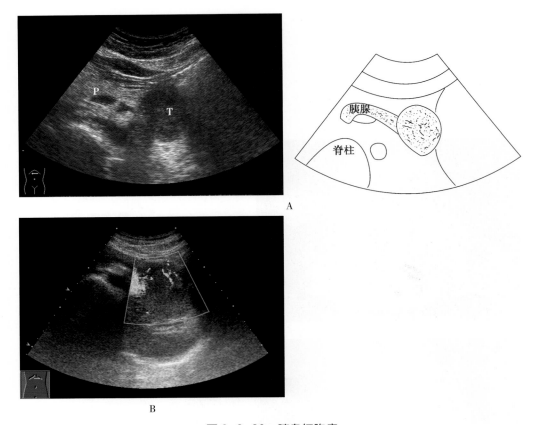

图 3-3-20　胰岛细胞瘤

女，58岁，体检发现胰腺占位，嘱患者饮水后行超声检查，A.示胰尾部偏强回声团块，大小约6.5cm×5.6cm，边界清，内部回声欠均，局部可见细小无回声区。超声诊断为无功能性胰岛细胞瘤，经手术病理证实。B.彩色多普勒示胰尾肿块内血供丰富

五、实性假乳头状瘤

【概述】胰腺实性假乳头状肿瘤是一种少见的低度恶性的上皮性肿瘤。最早由 Frantz 于 1959 年报道。大约占所有胰腺外分泌肿瘤的 6%。主要以年轻女性（15~35 岁）为主，但也可发生于老年妇女和男性患者。本病仅有 5%~10% 为恶性，90% 预后很好。

【病理生理】实性假乳头状肿瘤同时具有实性和乳头状两种组织学结构特点。被认为是一种交界性、具有低度恶性的肿瘤。多数患者预后良好，极少数病例发生局部浸润，复发或转移（图 3-3-21~ 图 3-3-23A）。

【超声诊断依据】胰腺实质内探及圆形或类圆形肿物，边界清晰，包膜光滑，内部多为低回声，以实性成分为主，呈均匀或不均匀分布可伴有小的囊性成分（图 3-3-23B）。肿瘤多位于胰腺体尾部，彩色多普勒示肿块内可探及少量或无血流信号（图 3-3-23C）。位于胰头部时，多不引起主胰管扩张，因病变组织成囊实性，故超声造影可见肿块内造影

剂不均匀充填（图 3-3-23D，图 3-3-24）。

【鉴别诊断】①与胰腺浆液性囊腺瘤鉴别：实性假乳头状瘤肿块内实性成分较多，一般无囊腺瘤特征性蜂窝状囊性暗区，仅在局部可见无回声区；②与胰腺癌鉴别：实性假乳头状瘤肿块形态多为圆形或类圆形，边界清晰，有包膜，不伴有浸润性生长改变；③与胰腺神经内分泌肿瘤鉴别：结合临床症状可以与胰岛素瘤相鉴别。

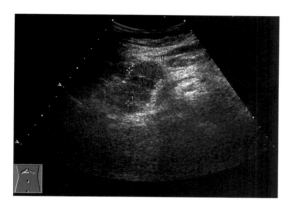 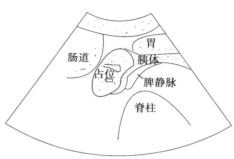

图 3-3-21 胰腺实性假乳头状瘤

胰腺体尾部低回声团块，边界清，内部回声欠均，超声诊断为胰腺体尾部占位。手术病理为胰腺实性假乳头状瘤

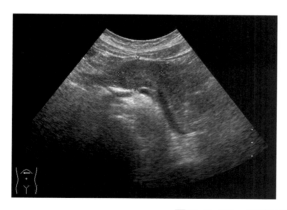 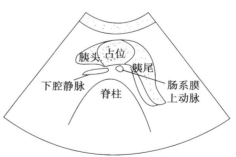

图 3-3-22 胰腺实性假乳头状瘤

胰头部一椭圆形低回声团块，边界清，内回声不均，超声诊断为胰头部占位。手术病理为实性假乳头状瘤

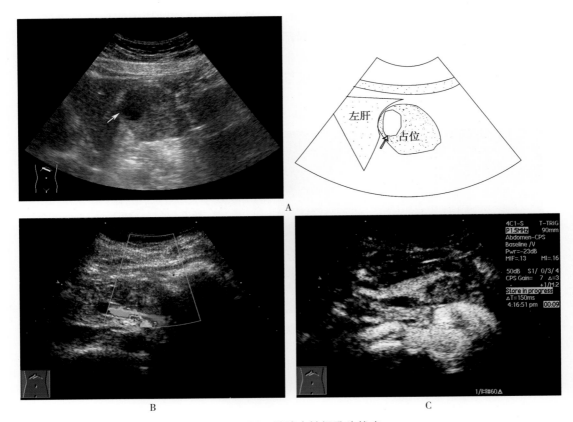

A

B　　　　　　　　　　　　　　　C

图 3-3-23　胰腺实性假乳头状瘤

A. 胰腺体部等回声团块，边界尚清，内回声欠均匀，超声诊断为胰腺体部占位。手术病理为实性假乳头状瘤；此低回声团块内局部可见无回声暗区（箭头）；B. 彩色多普勒示肿块内探及少量血流信号；C. 超声造影示肿块动脉期增强，略低于周围胰腺实质

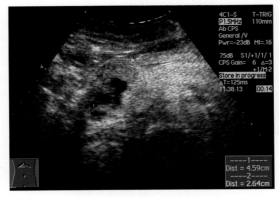

图 3-3-24　胰头部实性假乳头状瘤

超声造影示胰头部肿块动脉期 14s 不均匀增强

六、胰腺导管内乳头状黏液肿瘤

【概述】自 1995 年 WHO 对胰腺导管内乳头状黏液肿瘤（intraductal papillary mucinous neoplasm，IPMN）进行重新命名及分类后，IPMN 的报道日益增多。IPMN 根据其起源发生于主胰管或分支胰管内可分成主胰管型，分支胰管型和混合型。根据病理良恶性诊断可分成良性，交界性和恶性。

【病理生理】IPMN 具有以下病理特点：①胰管导管上皮乳头状增生及大量稠厚黏液的产生，使主胰管局限性或弥漫性扩张（图 3-3-25A、B），或使胰管分支囊性扩张；②肝胰壶腹肿大，开口扩张，导管内的黏液溢出；③肿瘤主要在胰腺导管内播散，可见多发壁结节或肿块；④生物学行为低度恶性，生长缓慢，侵袭性低，随访变化慢，手术切除率高，预后良好。

【超声诊断依据】IPMN 的典型二维超声特征为主胰管和（或）分支胰管扩张伴多发壁结节形成。超声造影对 IPMN 的壁结节显示的较常规超声更为敏感，有助诊断。①主胰管型 IPMN：超声造影对主胰管型的壁结节显示敏感性高，表现为主胰管腔内动脉期出现结节状，乳头状，颗粒状的附壁高增强结节（图 3-3-25C、D），后逐渐消退，可帮助鉴别黏液结节形成的附壁云雾状高回声结节。超声造影可帮助排除胰头可疑占位。②分支胰管型 IPMN：分支型 IPMN 多位于胰头部，声窗较差时表现类似低回声团块，易与胰腺囊实性肿瘤混淆（图 3-3-26A、B）。超声造影能准确显示病变的囊实性特征，增加了无增强胰管与增强的胰腺实质间的对比，可以帮助追踪病变与主胰管相通的重要征象（图 3-3-26C、D）。

【鉴别诊断】IPMN 以胰管扩张为主要超声表现，需要鉴别各种因素导致的胰管扩张，包括炎症或肿瘤。需要在胰管扩张时仔细观察有无占位或结石等胰管梗阻因素。另外，应仔细观察胰管内壁是否光滑，如出现乳头样结构时则强烈提示 IPMN 可能。在主胰管没有明显扩张时，分支型 IPMN 和胰腺其他囊实性占位例如囊腺瘤较难鉴别。

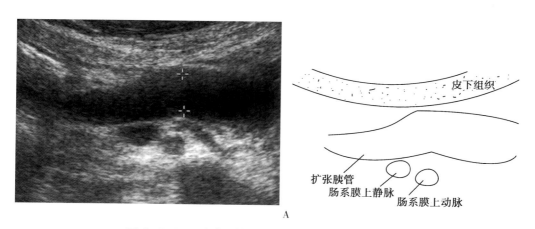

A

图 3-3-25 胰腺导管内乳头状黏液肿瘤（主胰管型）

女，67 岁，体检发现主胰管扩张，CA199（-）。A.二维超声横切面显示主胰管全程扩张，内径 1.0cm

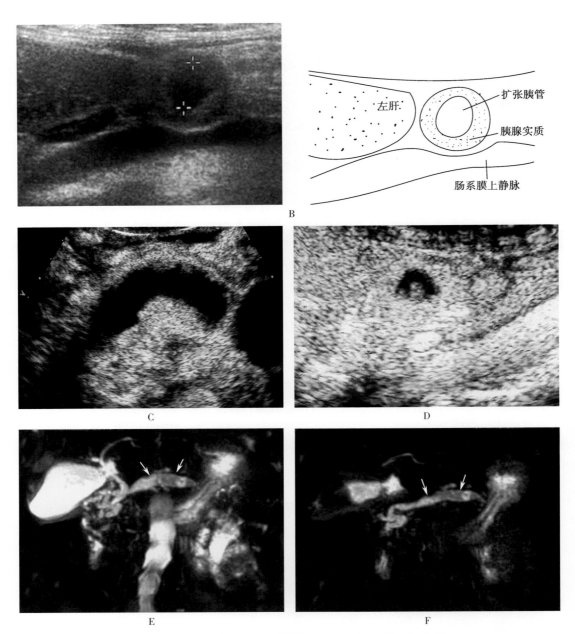

图 3-3-25 胰腺导管内乳头状黏液肿瘤（主胰管型）（续）

B. 二维超声纵切面显示主胰管前后径 0.8cm，腔内透声可。常规超声提示胰管扩张，建议进一步检查；C、D. 超声造影显示动脉期 15s，显示主胰管壁上多枚乳头状强化，主胰管型 IPMN 考虑。E、F. 磁共振见主胰管全程扩张，腔内信号强弱不等（箭头）。手术病理为胰腺导管内乳头状黏液瘤伴局灶癌变

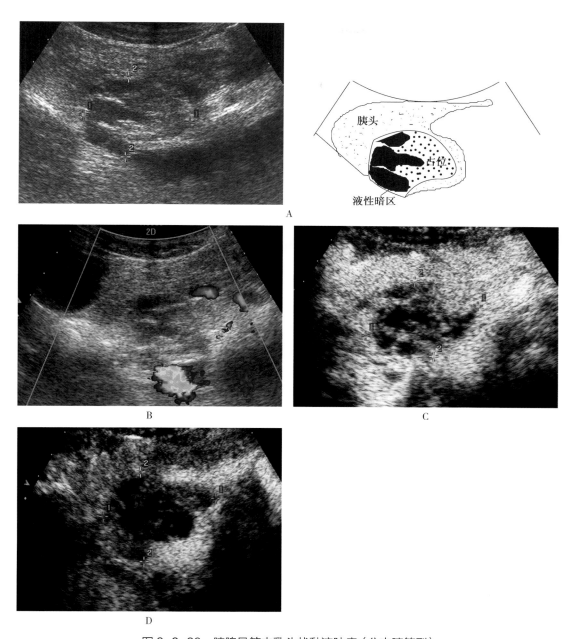

图 3-3-26 胰腺导管内乳头状黏液肿瘤（分支胰管型）

男，68岁，体检发现胰腺占位，无糖尿病史，CA199（－）。A.常规超声提示胰头区4.3cm×3.0cm囊实性团块，内部回声不均，可见小片液性暗区；B.彩色多普勒血流显像团块内部未见明显血流信号；C.超声造影显示注入造影剂30s，团块呈蜂窝状分隔强化，强度等同于同期胰腺实质；D.注入造影剂52s，团块分隔强化略有消退。提示胰头区囊实性肿瘤，囊腺瘤可能，手术病理诊断：胰头导管内乳头状黏液肿

第四节 胰腺恶性占位性病变

一、胰腺癌

【概述】胰腺癌是胰腺最常见的恶性肿瘤，大多来自胰管上皮，部分为胰腺腺泡细胞发生的腺泡细胞癌和胰岛细胞发生的胰岛细胞癌，近年来发病率有增高的趋势。

【病理生理】好发于胰头部，多数呈局限性肿块，大者往往突出于胰腺表面，小的可完全埋在胰腺组织内。少数侵及全胰，呈弥漫型或多结节型。通常所指的胰腺癌是指发生在胰腺外分泌组织的癌肿，约占所有胰腺癌症的90%。胰腺癌的早期症状不明显，可表现为轻微上腹痛和消化不良，其后可出现腹痛、体重减轻、黄疸以及顽固性腰背疼痛等症状，有时可触及肿块或肿大的胆囊，晚期出现腹胀、腹水。胰体、尾癌的症状较胰头癌更为隐蔽。

胰腺癌的转移途径主要是直接浸润，此外还常伴有淋巴结的转移。血行转移主要经门静脉转移，并可形成门静脉内癌栓，肝转移的发生率最高，其次为腹膜、肺、肾上腺。

【超声诊断依据】①胰腺内肿物是诊断胰腺癌的最直接的依据，以胰头部多见也可发生于胰腺的各个部位（图3-4-1~图3-4-3）。小于2cm的肿瘤多为均匀低回声，圆形，与正常组织无明显界线，无包膜，后方回声衰减不明显（图3-4-4）。随肿瘤增大肿块内部回声变为不均匀，部分可有钙化、液化、或呈高回声改变，肿物境界不清，呈蟹足样向周围浸润生长，形态不规则，后方回声衰减。胰腺癌病变组织内血供不丰富，超声造影表现为动脉期低增强，后期消退，明显低于正常胰腺实质回声（图3-4-5，图3-4-6）。②多数在肿块相应部位显示胰腺局限性肿大，膨出，全胰腺癌者胰腺呈弥漫性增大。③肿瘤较小时胰腺轮廓改变不明显，较大时胰腺形态异常，轮廓不清，与周围器官分界不清。④胰头癌和胰体癌，胰管不同程度均匀扩张，内壁平滑；胰尾癌主胰管多不扩张（图3-4-1B，图3-4-3）。⑤胰头癌或肿大的淋巴结浸润或压迫胆总管，引起胆管扩张，胆囊肿大（图3-4-7）。超声可见扩张的胆总管中断于胰腺的低回声肿物内。⑥周围血管的压迫和浸润：肿瘤附近的血管被推移、挤压、变形（图3-4-8），或管腔内实性回声，或被肿瘤包绕（图3-4-9A）。⑦周围器官的侵犯：常侵犯的器官有十二指肠、胃、脾等。⑧淋巴结或血行转移：胰腺癌淋巴转移较早，表现为胰周圆形或卵圆形的多发结节，直径多在1~2cm，呈弱回声或中等回声。肝脏是胰腺癌血行转移最常见的脏器（图3-4-9B）。

【鉴别诊断】胰腺癌超声表现多样，需与多种胰腺良、恶性疾病鉴别，如慢性局限性胰腺炎、胰腺囊腺瘤、胰岛素瘤等。壶腹周围癌与胰头癌比较，其主要特点是：①病灶较小即出现黄疸、胆管扩张；②肿瘤发生在管腔内，而非外压性；③肿瘤血供较丰富；④胰腺肿大不明显。

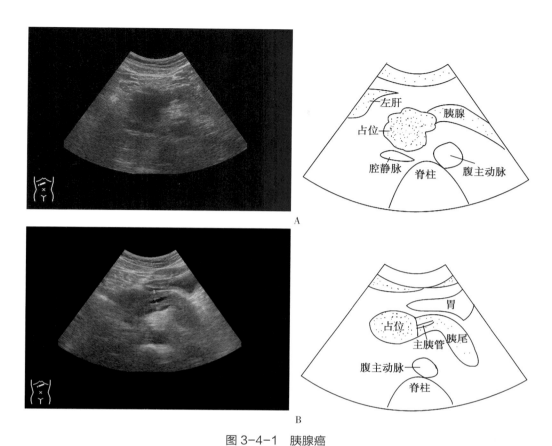

A

B

图 3-4-1 胰腺癌

男，65 岁，胰头部占位，A. 超声检查示胰头部低回声占位，边界不清，形态不规则，呈浸润性生长。超声诊断为胰头癌，后经手术病理证实；B. 胰头部占位，肿块致主胰管扩张

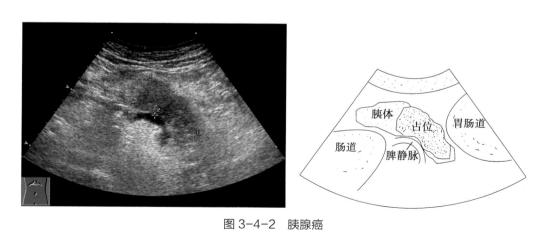

图 3-4-2 胰腺癌

男，61 岁，体检发现胰腺占位，图示胰体尾部低回声团块，形态不规则，胰腺包膜不光整。经病理证实为胰腺癌

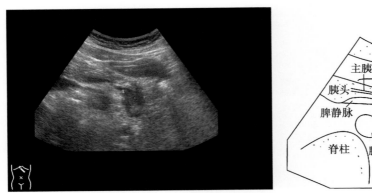
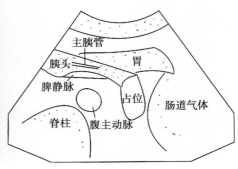

图 3-4-3 胰腺癌

男，55岁，胰尾占位，超声检查示胰尾部低回声占位，边界不清，形态欠规则，内部回声不均，
主胰管未见明显扩张，超声诊断胰尾癌，经手术病理证实

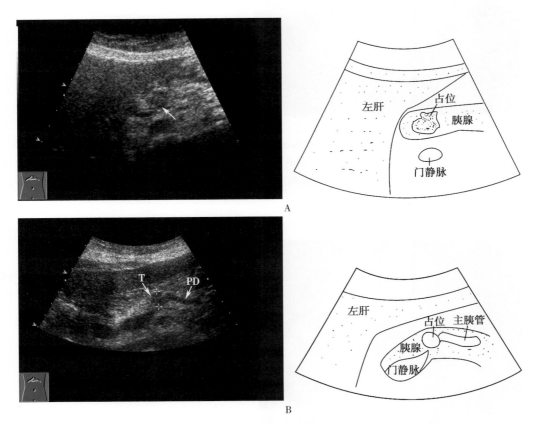

图 3-4-4 胰腺癌

A. 胰腺颈部探及一枚低回声结节，边界尚清，形态欠规则，后方无衰减；B. 超声检查示此低回声结节，
与主胰管关系紧密，主胰管轻度扩张。超声诊断为胰腺癌，经手术病理证实

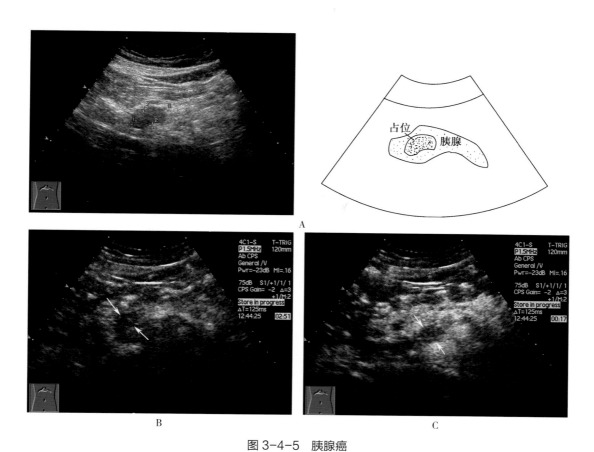

图 3-4-5 胰腺癌

男，46 岁，A. 体检发现胰头低回声占位，后经手术病理证实为胰头低分化腺癌；B. 超声造影检查示动脉期
病灶为低增强，低于周边胰腺实质回声；C. 超声造影后期病灶仍呈低增强，低于周边胰腺实质回声

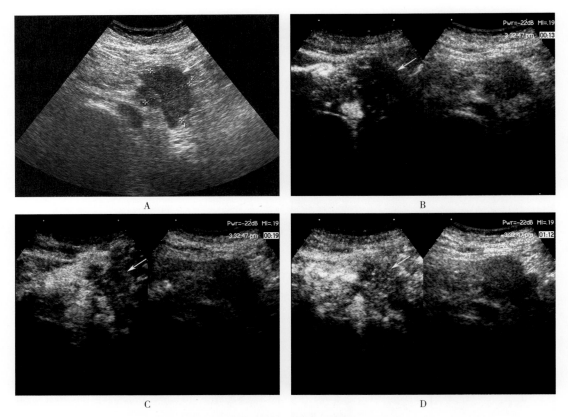

图 3-4-6　胰腺癌二维及超声造影图像

女，59岁，上腹部隐痛3个月余向背部放射。CA19-9升高为627.2U/ml。CT提示胰体部占位，胰腺癌首先考虑。为进一步检查行超声造影。A.常规二维超声于胰腺体尾部可见一不规则低回声团块，大小约4.6cm×3.7cm；B.超声造影显示动脉期13s，病灶内大部分呈无增强，周边不规则星点样增强；C.动脉期19s，病灶内大部分呈不均匀低增强；D.后期病灶呈低增强，形态不规则，边界欠清。超声造影诊断：胰腺全期低增强，提示胰腺癌。手术病理为中低分化胰腺癌

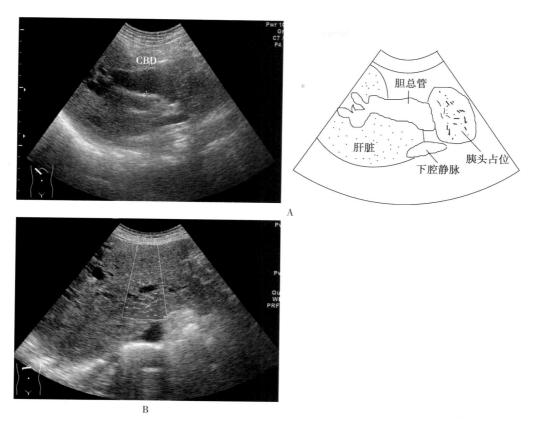

图 3-4-7　超声检查示胰头占位伴胆总管扩张

女，68 岁，胰头癌伴肝内外胆管扩张

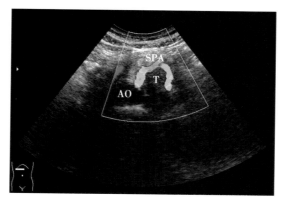

图 3-4-8　胰腺癌

男，66 岁，胰腺癌伴转移，超声检查示胰体尾部占位向深部后腹膜延伸，脾动脉受肿块压迫抬高

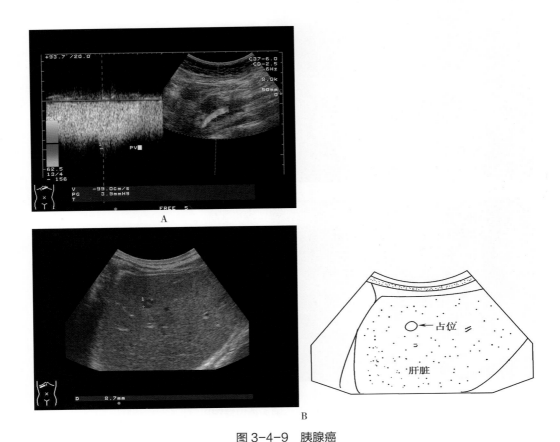

图 3-4-9 胰腺癌

A. 胰腺癌侵犯包绕肠系膜上静脉，致管腔变细，局部流速增快达 99.0cm/s；B. 超声示肝内低回声结节，
周边伴声晕，超声诊断为胰腺癌肝转移，经穿刺活检证实

二、胰腺转移癌

【概述】胰腺转移癌的发生率为 3%~11.6%。主要来源于肺、乳腺、肝脏、肾脏及胃。其中以胃癌最为多见，除淋巴转移外还可直接浸润。主要是由于胃胰毗邻，胃癌术后，相应的自然屏障结构破坏所造成。

【超声诊断依据】胰腺转移癌超声表现多种多样，缺少特异征象，诊断时须密切结合临床，必要时可在超声或 CT 引导下细针穿刺活检定性。胰腺转移癌的声像图表现，见图 3-4-10~图 3-4-12。

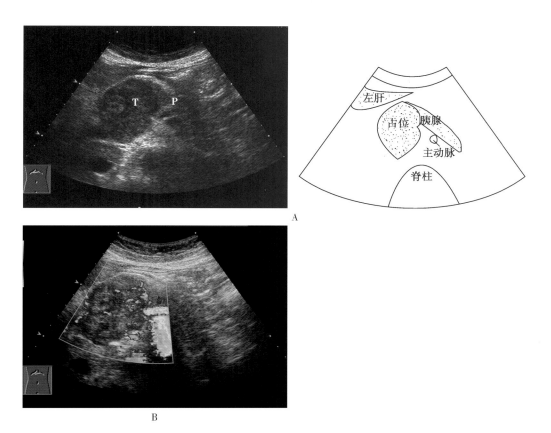

图 3-4-10　胰腺转移癌

女，35 岁，既往胃癌切除病史，发现胰头部实质性占位，回声欠均，边界尚清，为多个肿块融合而成。
A.超声诊断为胰头部占位，胃癌胰腺转移灶，后经穿刺活检病理证实；B.彩色多普勒示胰头部占位内血
供丰富

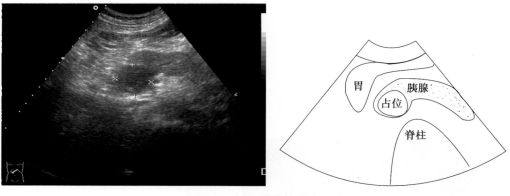

图 3-4-11 胰腺转移癌

男，46 岁，有淋巴瘤病史，发现胰头部占位。图示胰头部可见胰低回声实质性占位，回声均匀边界清，
超声诊断转移癌不能排除。经穿刺活检病理证实为淋巴瘤胰腺转移灶

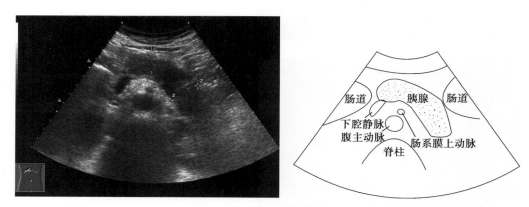

图 3-4-12 胰腺转移癌

女，45 岁，患浆细胞肉瘤（骨髓瘤），体检发现胰腺病变，超声检查示胰腺整体外形失常，包膜不光整，
内部回声减低且分布不均。经穿刺活检病理证实为浆细胞肉瘤转移

三、壶腹周围癌

【概述】壶腹周围癌包括壶腹部癌、胆总管末端癌、胰管末端癌和十二指肠乳头癌。
它们主要的病变是肿瘤阻塞胆道引起梗阻性黄疸。

【病理生理】本病的特点是黄疸出现较早，手术切除率高，预后相对较好。

【超声诊断依据】①壶腹部位于胰腺与十二指肠之间，正常不易显示。当壶腹周围癌
致胰胆管扩张时，沿胆总管长轴向顺时针旋转向下追踪，可能检出肿物。多为低回声肿物，
圆形，边界不清，扩张的胆总管在此低回声肿物处中断（图 3-4-13，图 3-4-14A）。但由
于肿物体积往往较小，肿物周围缺乏均质回声的对比参照物，要辨认出 1cm 以下的肿块仍
有困难。②胆管扩张：肝内外胆管均匀平滑的扩张，胆管内可有胆泥沉积（图 3-4-14B）。
③胰管扩张：为全程平滑扩张，内径大于 0.3cm（图 3-4-14C）。④淋巴结肿大。⑤周围大
血管受侵犯。⑥彩色多普勒超声：多数在肿物内能检出血流信号。

【鉴别诊断】需鉴别诊断的疾病包括：①胰头癌：参见相关章节。②胆总管下段结石：结石常常嵌顿于壶腹部，为强回声，伴声影。部分声影不明显的结石与肿瘤的鉴别困难，需行 EUS 或 ERCP 检查。

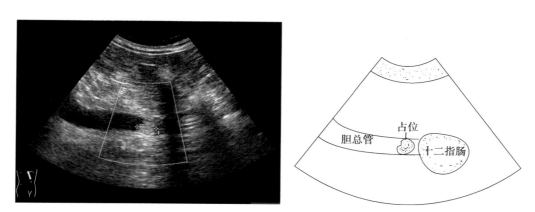

图 3-4-13 壶腹周围癌

男，55 岁，黄疸 1 周，图示胆总管下段偏低回声占位，局部胆管扩张，手术病理证实为胆总管下段癌

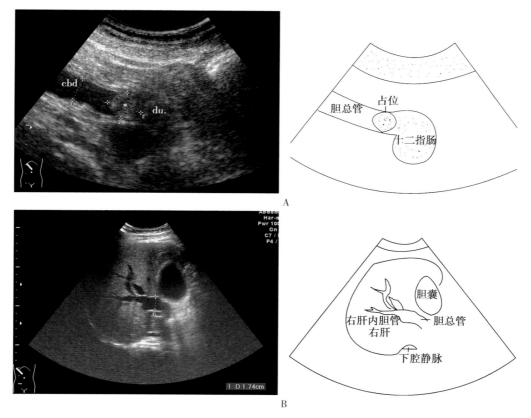

图 3-4-14 壶腹周围癌

女，68 岁，腹痛伴黄疸。A. 图示胆总管下段低回声占位伴胆总管扩张。超声诊断为壶腹部癌，经手术病理证实；B. 胆总管明显扩张，肝内胆管扩张呈树枝样改变

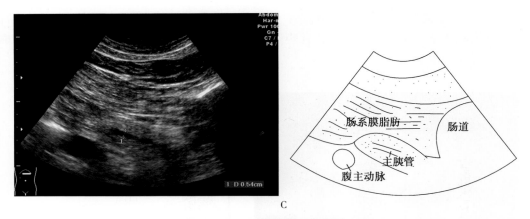

图 3-4-14 壶腹周围癌（续）

C. 主胰管轻度扩张

（蒋天安　赵齐羽）

第四章 脾脏疾病超声诊断

第一节 脾脏的检查方法、测量和正常声像图

脾脏是人体最大的淋巴器官，许多全身性疾病均可累及脾脏。超声为脾脏大小的测量，以及脾脏良恶性占位性病变的鉴别诊断提供了无创而有效的手段。

一、脾脏解剖概要

脾脏呈长椭圆形，长轴方向与肋间一致，位于左季肋部腋前线至腋中线 9~11 肋间，长 10~12cm，宽 6~8cm，厚 3~4cm。脾脏分为脏面和膈面，膈面与膈肌相贴，脏面与胃、肾、结肠、胰尾相毗邻。脏面的中央为脾门，脾动脉、脾静脉、淋巴管和神经出入脾门，组成脾蒂。

二、超声检查方法

检查前一般无需特别准备，空腹最宜。为了清楚地进行脾门区、胰尾区、左肾和左肾上腺肿物的鉴别诊断，可在空腹情况下饮水 300~500ml 后再检查。

通常采取右侧卧位。嘱患者左手上举至头部以增加肋间隙宽度，便于经肋间脾脏长轴扫查。

左肋间斜切扫查：腋中线 9~11 肋间连续扫查可显示经脾门的最大纵切面，脾门血管及其分支、胰尾均可在此断面显示（图 4-1-1~ 图 4-1-3）。通过脾门处显示脾静脉时肋间斜切面，测量其厚径及长径（图 4-1-4）。

左季肋部纵切扫查：显示脾和肾上极、脾门，是鉴别脾、肾肿物必须扫查的切面。

三、正常脾脏声像图表现

二维超声：脾脏上方与膈肌紧贴，易受肺气影响。肋间扫查时脾脏呈半月形，包膜平滑。内部回声细腻、均匀，回声水平与肝接近。脾门静脉内径小于 0.8cm，在脾门处由 2~6 个分支汇合而成。

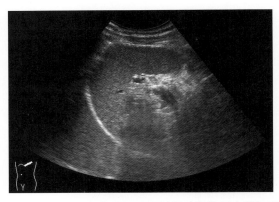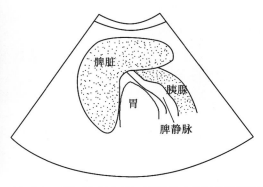

图 4-1-1 脾脏长径测量需通过经脾门的最大纵切面，同时也可显示脾门血管、胰尾等之间的解剖关系

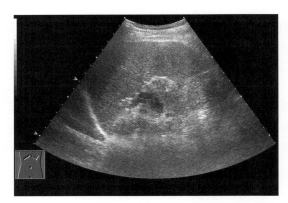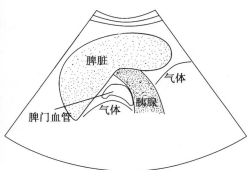

图 4-1-2 脾脏与胰尾的切面关系

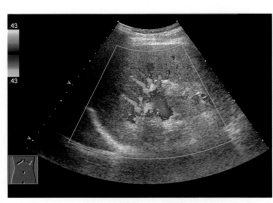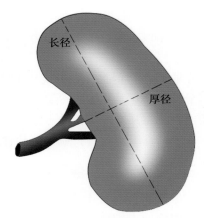

图 4-1-3 脾门处血管呈扇形分布　　　　图 4-1-4 脾脏的厚径及长径测量示意图

第二节　脾脏先天性异常

【概述】脾脏先天性异常是由于脾脏在发育过程中的各种生理变异，包括脾脏膈面切迹、副脾、游走脾、先天性脾缺如、多脾综合征等。

【病理生理】脾脏正常变异一般不引起病理性改变。其中副脾的血供通常来源于脾动脉，副脾的体积差异较大，通常1~2cm，最大可达10cm。游走脾中年经产妇相对多见，主要由于脾蒂和韧带先天性过长所致。游走脾容易发生扭转，约半数以上患者有发作性腹痛。先天性脾缺如又称无脾综合征、Ivermark综合征。多脾综合征也是一种罕见的先天性异常。

【超声诊断依据】脾脏正常变异表现多样。脾脏膈面切迹通常表现为脾脏膈面包膜呈回声楔形失落（图4-2-1）。副脾通常表现为脾门处圆形或椭圆形均匀回声，类似于脾脏回声，诊断较容易（图4-2-2，图4-2-3），但脾脏切除术后，副脾增生易误诊为肿瘤（图4-2-4），诊断需要结合病史。脾窝处未探及脾脏回声，于盆腔或左下腹探及实性均匀团块并显示脾门切迹处脾动静脉提示游走脾。超声检查时确认无脾合并内脏和心血管畸形可诊断无脾综合征。多个小脾加内脏畸形则提示多脾综合征。

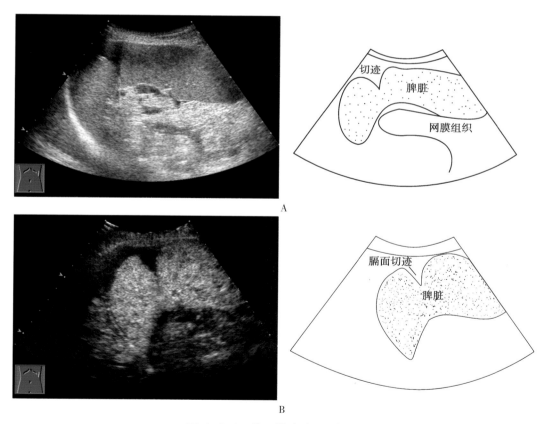

图4-2-1　先天性脾脏膈面切迹

患者男，40岁，外伤4小时后查体。A.脾脏膈面探及一楔形低回声区；B.超声造影显示脾脏膈面切迹处无造影剂充填。超声诊断先天性脾脏膈面切迹

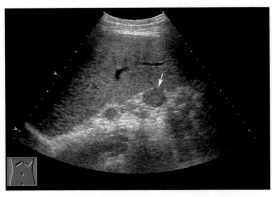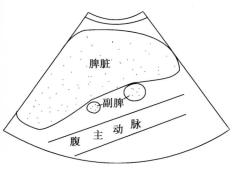

图 4-2-2

患者，男，52 岁，体检发现脾门附近见两个圆形均匀低回声团，类似于脾脏回声。超声诊断副脾

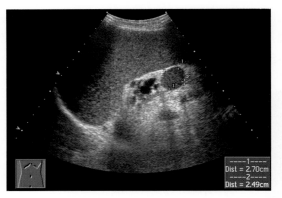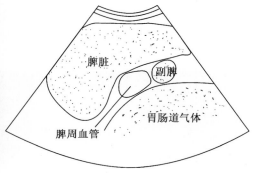

图 4-2-3　副脾

患者，女，50 岁，肝硬化，脾大 4 年。脾门圆形等回声团，回声强度类似于脾脏，
大小为 2.7cm×2.5cm，边界清晰。超声诊断为副脾

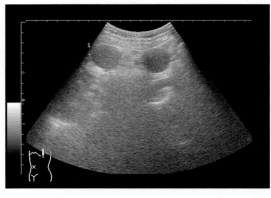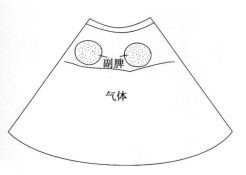

图 4-2-4　副脾

患者，男，49 岁，脾脏切除术后 2 年。脾窝见两个圆形均匀实体回声团，
回声类似于脾脏。超声诊断为副脾

第三节 脾脏肿大的诊断

【概述】脾脏弥漫性肿大多数是全身疾病的局部表现，引起脾大的原因可归纳为：①各种细菌或病毒所致的急性、亚急性、慢性感染性疾病；②淤血性疾病如门脉高压、门静脉海绵样变、Budd-Chiari 综合征、心功能不全等；③血液性疾病如白血病；④代谢性异常如肝糖原贮积综合征等；⑤自身免疫性疾病；⑥肿瘤、恶性淋巴瘤等。

【病理生理】由于脾脏充血及炎性细胞浸润、白细胞或红细胞及其幼稚细胞异常增生和浸润，或淋巴组织和网状内皮系统呈弥漫性恶性增生等导致脾功能亢进，凝血功能障碍。

【临床分型】①脾脏轻度肿大：超声检查时，脾脏形态正常，各径线长度可稍有增加，在仰卧位平吸气时，肋缘下刚可探及脾脏，深吸气时，脾下极在肋缘下 2~3cm。右侧卧位时更易探及脾脏下缘（图 4-3-1）。②脾脏中度肿大：声像图上脾脏各径线测值明显增加，增大比例可不一致，肋缘下在仰卧位平吸气或呼气时均可探及脾脏，深吸气时，脾下极在肋缘下超过 3cm，直至平脐。脾脏上下极处轮廓圆钝。脾门切迹较浅而模糊（图 4-3-2）。③脾脏重度肿大：声像图上脾脏失去正常形态，两极处轮廓圆钝，脾门切迹消失。周围脏器可被肿大脾脏推挤而向四周移位。脾下极超过脐水平，有的甚至可达盆腔（图 4-3-3）。

【诊断依据】①脾脏体积增大：脾脏最大切面上脾脏长径 > 12cm，或脾脏厚度 > 4.0cm。②脾内回声改变与病因密切相关。感染性脾脏肿大以轻度肿大多见，内部回声均匀；充血性脾脏肿大时脾静脉增宽，脾内静脉扩张，脾内回声随时间的推移由低向高变化；血液病性脾大时，肿大程度多比较显著，其内部回声较低。

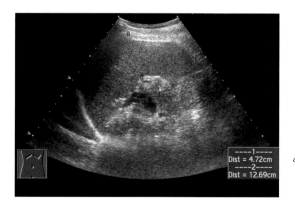
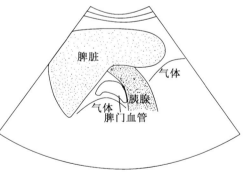

图 4-3-1 脾脏长径以及厚径分别为 12.7cm、4.7cm，超声诊为脾脏轻度肿大

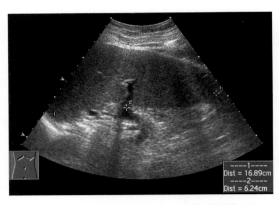
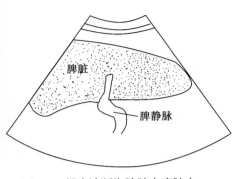

图 4-3-2　脾脏长径以及厚径分别为 16.9cm、6.2cm，超声诊断为脾脏中度肿大

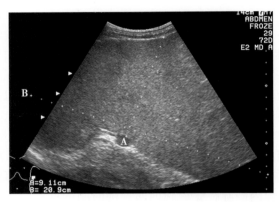
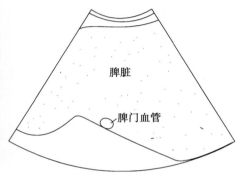

图 4-3-3　脾脏重度肿大

男，58 岁，体检发现脾大 4 个月，超声发现脾脏内部回声均匀，外形增大，长径为 20.9cm，
厚 9.1cm。超声诊断为脾脏重度肿大

第四节　脾脏良性局限性病变

一、脾囊肿

【概述】脾囊肿是脾脏内的囊性病变，可分为寄生虫性囊肿（如棘球蚴虫囊肿）和非寄生虫性囊肿。非寄生虫性囊肿分为真性囊肿和假性囊肿。真性囊肿较少见，75% 为假性囊肿。

【病理生理】①真性囊肿，一般为单发，多位于包膜下，壁薄（图 4-4-1），囊内含浆液，偶尔发生囊内出血，囊肿周围出现厚壁纤维组织。②表皮样囊肿，有纤维性厚壁，囊内壁光滑，覆以鳞状上皮，有小梁，囊内为红色或棕色黏稠液体，含胆固醇结晶（图 4-4-2~图 4-4-4）。③假性囊肿，一般为单发，体积可很大。纤维化的囊壁发生透明变性时，有时伴广泛钙化，称为钙化囊肿。

【临床分型】分为原发性、继发性和寄生虫性三类。

【诊断依据】①脾内见大小不等的类圆形无回声区，单发或多发，合并出血、感染时，内部可有弥漫性弱、中等强度的回声；②囊壁薄而清晰，若囊壁钙化，可显示斑块状强回声伴声影，其后壁及后方组织回声增强；③脾脏外形可不规则或明显畸变，囊肿周围的正常脾组织被挤压。

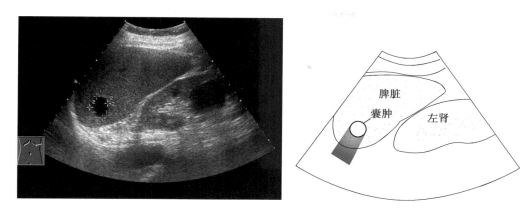

图 4-4-1　脾囊肿

患者，女，45 岁，体检发现脾脏占位，超声发现脾脏上极一枚无回声区，边界清晰，后伴增强效应。超声提示诊断为脾脏单纯性囊肿

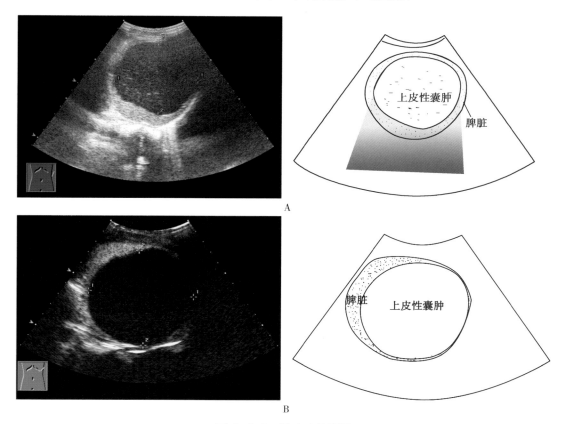

图 4-4-2　脾上皮性囊肿

患者，女，32 岁，体检发现脾脏占位。A. 超声发现脾脏内一枚无回声区，边界清晰，后方伴增强效应，无回声区内见散在强光点漂浮；B. 超声造影显示无回声区内无造影剂充填。超声诊断为脾脏囊性占位。病理诊断为上皮性囊肿

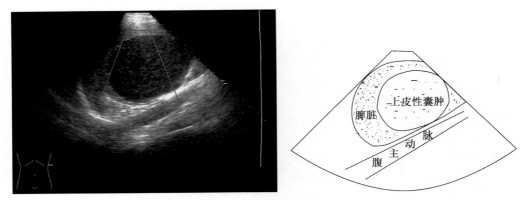

图 4-4-3 脾上皮性囊肿

男，32 岁，体检发现脾脏占位，脾脏内探及一无回声区，其内见强光点漂浮。彩色多普勒未见血流信号。超声诊断为脾囊性占位。病理诊断为上皮性囊肿

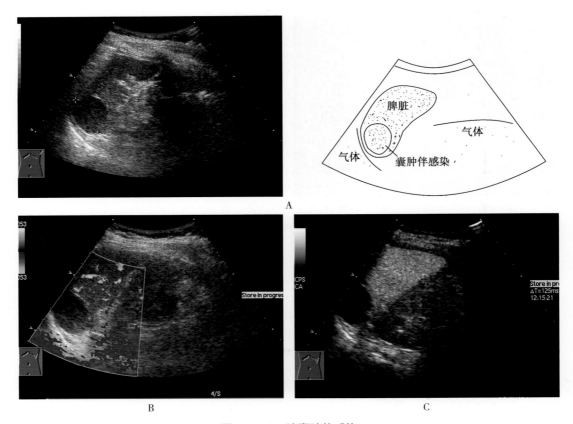

图 4-4-4 脾囊肿伴感染

女性，35 岁。A.体检发现脾脏占位，脾脏内一低回声区，边界清晰，后方无明显增强效应；B.彩色多普勒检查显示低回声区内无血流信号；C.超声造影见低回声区内无造影剂充填。超声诊断为脾囊肿伴感染。病理诊断为脾脏囊肿伴感染

二、脾结核

【概述】脾结核是指结核分枝杆菌侵入后在脾脏发生的结核性病变。

【病理生理】病理类型分为三型：①粟粒型，是相对早期阶段，脾内仅有散在的粟粒样结核结节；②干酪坏死型，进展期，脾内出现大小不等的脓腔，其内充满干酪样坏死组织和脓液；③钙化型，稳定好转期，脾内有多数钙化灶。

【临床分型】通常分为继发性和原发性两类。前者多见，为全身性结核病的一部分。

【诊断依据】①粟粒型，脾脏轻、中度肿大，内部回声增强或无特殊改变。粟粒结核钙化者，脾实质内均匀密布的小点状强回声，多数无声影。偶尔有彗星尾征或有细线状回声者。②干酪坏死型，脾脏中、重度肿大，脾内有多个大小不等、形状不规则的混合性回声区，内部可有液化形成的无回声区，其间可见散在的细点状强回声。接近被膜的病灶，可以使脾表面呈结节状隆起（图 4-4-5）。③钙化型，脾轻度肿大，脾内有单个、多个点状、团块状强回声，其后方伴有声影，有时也表现为等号样强回声（图 4-4-6）。

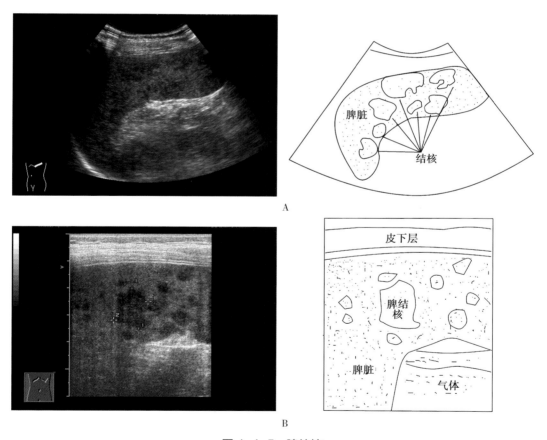

A

B

图 4-4-5 脾结核

患者，女，27 岁，低热伴左上腹不适半年。A、B.脾脏内探及多发片状低回声区，形态不规则，边界清晰。病理诊断为脾结核

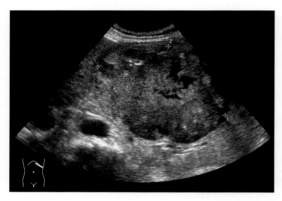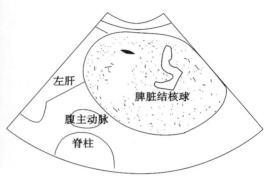

图 4-4-6　脾结核

患者，女，71 岁，因左上腹胀近 1 年而入院。图示脾脏中下极一边界清楚混合
回声团，内见强回声光斑。病理诊断为脾结核。

三、脾血管瘤

【概述】脾血管瘤为先天发育异常，基本病理为小的毛细血管增生扩张。

【病理生理】当血管瘤内血窦腔较小而致密、纤维分隔组织丰富时，瘤体回声较高，分布较均匀，中间见细小管状或点状无回声区，呈细筛网状。当瘤内血窦腔相对较大、纤维组织成分相对较少时，瘤体内部回声较低，外周可见稍高回声带包绕。当大血窦存在时，瘤体内呈现相应的无回声区。当血窦腔内有血栓形成、纤维化、钙化等病变时，瘤体内部回声明显不均匀，可见条状、团状强回声等。脾血管瘤内虽然含有丰富的血液，但血流速度缓慢，因此大多数血管瘤内部很难检测到彩色多普勒血流信号。

【临床分型】分为海绵状血管瘤、毛细血管瘤及混合型血管瘤。

【诊断依据】脾血管瘤的声像图表现与肝血管瘤相似，可为单个或多个结节，呈边界清晰的高回声团块，无声影，肿块边缘欠光滑（图 4-4-7），有的可见周围血管进入病灶的边缘裂隙现象。瘤体内回声一致，其间可见回声较低的圆点状或细管状结构。较大者表现为分布不均匀的弱回声，混合回声或瘤体内血窦形成的不规则无回声区（图 4-4-8），当有纤维化时，回声呈现不均匀性增高。多发性脾血管瘤可使脾脏不同程度肿大和外形改变。CDFI 显示肿块周边有绕行的动脉和门静脉样血流，内部无血流显示。但部分病例亦可以表现为低回声团，要注意鉴别。

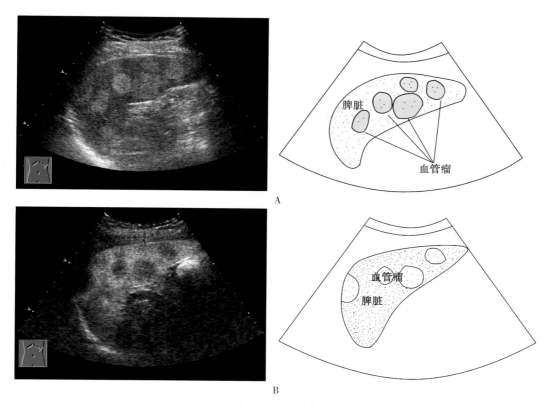

A

B

图 4-4-7 脾血管瘤

患者，女，35 岁，体检发现脾脏占位。A. 脾脏内多枚大小不等高回声团，境界清楚，团块边缘欠光滑。
B. 超声造影示团块实质期呈低回声表现。病理诊断为脾血管瘤。

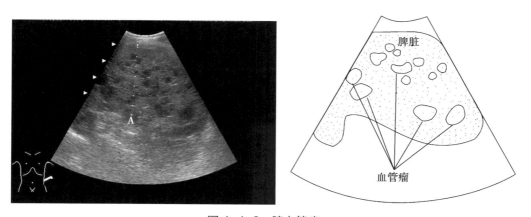

图 4-4-8 脾血管瘤

患者，女，40 岁，体检发现"多囊脾"1 个月余。脾脏外形增大，内部探及散在
大小不等的无回声区。病理诊断为脾血管瘤

四、脾脉管瘤

【概述】脾脉管瘤，又称血管淋巴管瘤，为血管瘤和淋巴管瘤的混合表现。

【诊断依据】脉管瘤表现为多发、弥漫性、类圆形低回声区，具有血管瘤和脉管瘤两者的特点。病灶边缘视血管与淋巴管成分多少而定，血管成分多，边界不清晰，内有网格样回声，粗细不均，病理基础为发育不完整的血管所致。淋巴管成分多，边界较清晰（图4-4-9）。

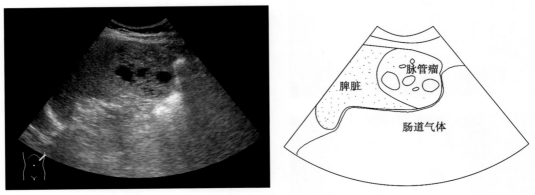

图 4-4-9　脾脉管瘤

患者，女，40岁，左季肋部酸胀五年余，加重两个月就诊发现脾占位。脾脏下极探及
一边界清楚混合回声团，内呈多房网格状改变。病理诊断为脾脉管瘤

五、脾错构瘤

【概述】脾错构瘤是临床少见疾病，是脾脏的一种良性肿瘤。脾错构瘤的组织发生基础，一般认为是由于脾脏胚基的早期发育异常，使脾正常构成成分的组合比例发生混乱，一种减少而另一种增多，但其构成成分和正常成分基本一致。

【病理生理】脾错构瘤一般为单发，体积较小，小者仅数毫米，大者可达十余厘米。在组织学上它由正常的脾组织成分杂乱无章的排列形成，因此也称为脾瘤、脾腺瘤或脾的结节性增生。临床一般无明显症状。

【诊断依据】脾错构瘤声像图的共同表现是脾脏肿大，脾实质内见有局部团块，边界清晰或欠清，团块回声与脾脏内部回声相似（图4-4-10，图4-4-11）。

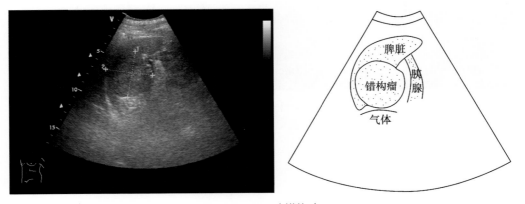

图 4-4-10　脾错构瘤

患者，男，42岁，体检发现脾脏占位。超声发现脾脏上极等回声团块，边界清晰。病理诊断为脾错构瘤

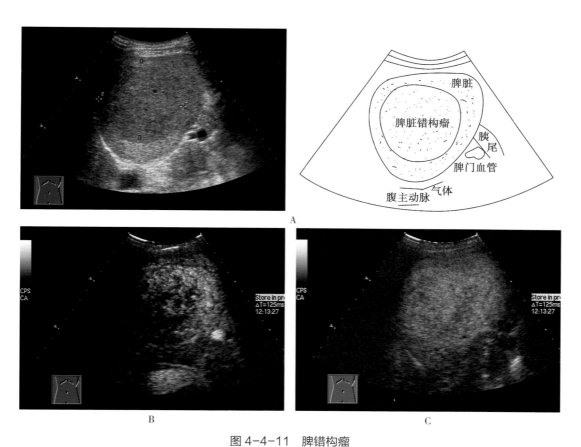

图 4-4-11 脾错构瘤

患者男，38 岁，体检发现脾脏占位。A. 超声发现脾脏内一低回声团块，边界清；B. 超声造影示动脉期强
化；C. 后期增强略低于脾实质。病理诊断为脾错构瘤

六、脾脏炎性假瘤

【概述】脾脏炎性假瘤为一种特发的非特异性慢性增殖性炎症。

【病理生理】病理改变主要为局部组织坏死以及炎症细胞浸润（图 4-4-12）。

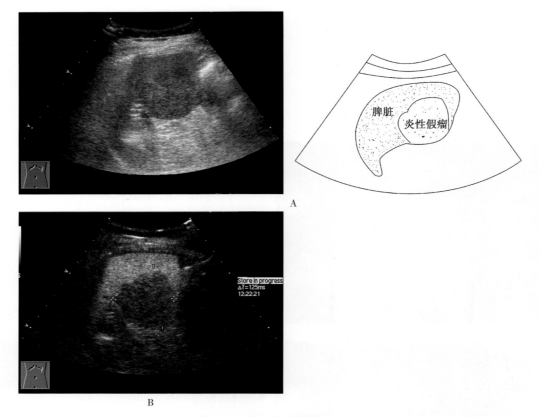

图 4-4-12　脾脏炎性假瘤

女，32 岁，体检发现脾脏占位。A. 超声显示脾脏下极一边界清楚低回声占位，形态呈圆球形；B. 超声造影显示病灶呈早进早出型表现，实质期病灶造影剂消退。病理诊断为脾脏炎性假瘤

七、脾梗死

【概述】脾脏是比较容易形成贫血性梗死的脏器，梗死形成通常是由于脾动脉分支被堵塞的结果，梗死原因有栓塞（如治疗性碘油栓塞、左心瓣膜血栓或左房附壁血栓脱落）、脾动脉内膜的局限性纤维化增厚，以及其他伴有脾脏肿大的疾病，如白血病、真性红细胞增多症、淤血性脾大等。

【病理生理】小的梗死灶多为楔形，底朝向被膜，较大者形态不规则。小梗死病灶可完全被机化成梗死瘢痕，大梗死灶中央易坏死不易吸收机化，往往长期残留，有时可发生钙化。如果血栓含有化脓菌可继发脾脏脓肿形成。脾周围器官如胰腺体尾部肿瘤和周围组织炎症等引起的脾动脉内血栓脱落或血管阻塞，也可造成脾梗死。

【临床分型】通常分为出血性脾梗死和缺血性脾梗死。

【诊断依据】①脾脏可增大，有时亦可有变形；②病变常位于前缘，靠近脾切迹处，大小不等，可以是单个或多个，呈楔形或不规则形，基底较宽，有时可直达脾包膜。周边处多呈低回声，内部为不均匀分布的增强光斑；③当有钙化时可出现圆形或不规则形强回声，伴有声影。当中央部分缺血、坏死、组织液化时，可相应出现无回声区（图 4-4-13 ～图 4-4-15）。

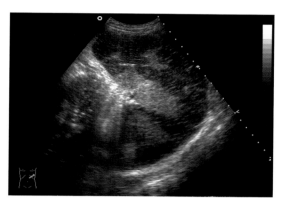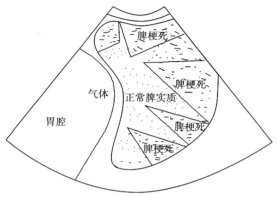

图 4-4-13　脾梗死

患者，男，45 岁，脾脏栓塞术后 1 周复查。脾脏内发现多发楔形的低回声区。诊断为脾梗死

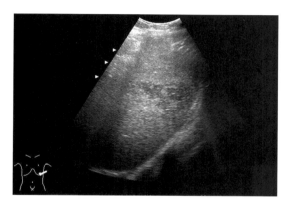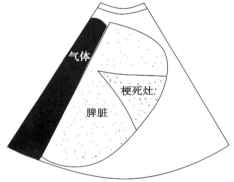

图 4-4-14　脾梗死

患者，女，32 岁，有白血病病史，突发左上腹疼痛 1 天。脾脏内可见一片状楔形的低回声区。
诊断为脾梗死

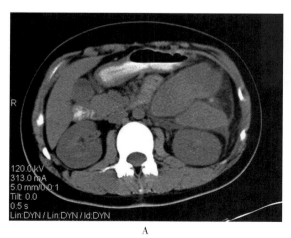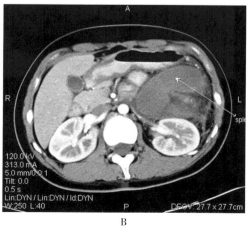

A　　　　　　　　　　　　　　　　　　B

图 4-4-15　脾扭转伴脾梗死

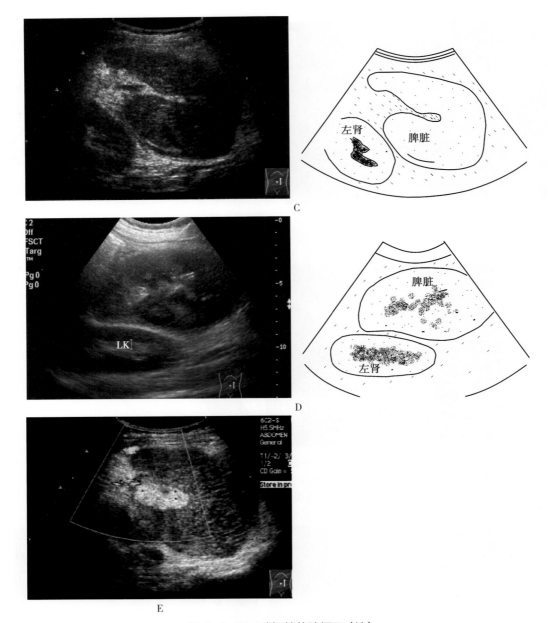

图 4-4-15　脾扭转伴脾梗死（续）

患者，女，18岁，反复左上腹痛7年，发现左上腹包块3天。以往疼痛呈间歇性，运动后加剧，3天前无诱因而突发剧痛难忍。外院B超提示左肾前下方低回声块，性质待定。A、B. 入院后CT检查：左肾前下方不规则炎性包块，脾脏未见；C. 入院后首次B超检查结果提示：左侧低回声包块，需除外血肿；D. 第二次B超复查提示左上腹肿块来自腹膜后，性质？畸胎瘤可能性大；E. 术前再次超声复查发现左上腹肿块呈类三角形，高回声，分布尚均，未见明显血流；手术发现：脾扭转，梗死，周围与横结肠粘连；病理报告：弥漫性出血性脾梗死，脾包膜纤维组织反应性增生增厚

第五节 脾脏恶性肿瘤

【概述】脾脏恶性肿瘤比其他实质脏器肿瘤发生率明显为低，其原发性肿瘤更少见。主要有脾脏淋巴瘤、血管内皮肉瘤及转移性肿瘤。

【病理生理】脾脏巨大肿瘤可对邻近器官产生推移及压迫、引起上腹部饱胀、呼吸困难、肩痛及便秘等。约有 30% 的脾脏原发性血管肉瘤以肿瘤自发性破裂腹腔内出血为首发症状。若病变已有广泛转移，则有发热、腹水、胸腔渗出及恶病质等表现。体检往往发现面色苍白、左上腹可扪及巨大的脾脏，质韧、光滑的脾脏常提示血管内皮瘤，往往伴有微血管病性溶血性贫血、渗出性胸水和腹水；而质地较硬、表面高低不平的脾脏往往要考虑脾脏恶性淋巴瘤。

【诊断依据】脾脏恶性肿瘤表现以低回声为主，缺乏特征性，需结合临床病史。脾淋巴瘤表现见图 4-5-1~ 图 4-5-5，血管内皮肉瘤表现见图 4-5-6，转移性肿瘤表现见图 4-5-7，受肿瘤直接侵犯见图 4-5-8。

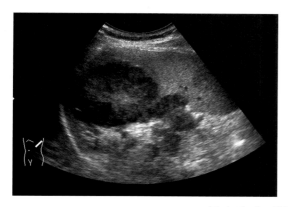
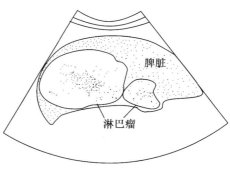

图 4-5-1 脾淋巴瘤

患者，女，50 岁，左上腹不适 1 年余伴脾脏占位。脾脏内多发低回声团块，低回声团内见不规则高回声区。病理诊断为脾淋巴瘤

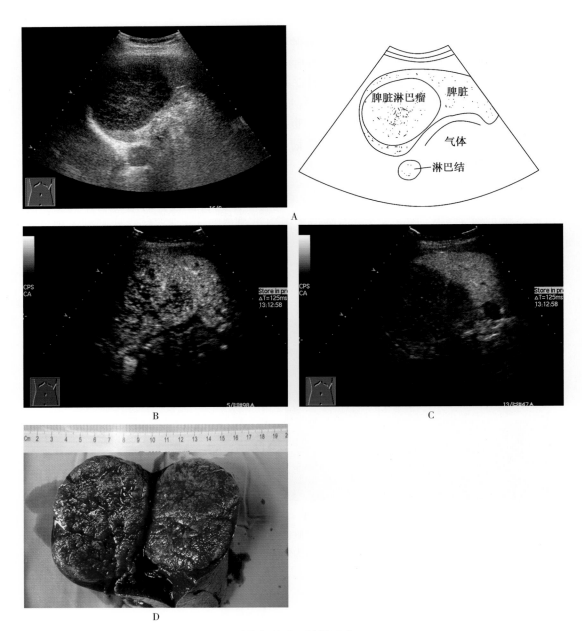

图 4-5-2 脾淋巴瘤

患者，女，60岁，体检发现脾脏占位。A.脾脏上极一低回声团块，内部回声不均，呈条索状强回声；B.超声造影示脾内占位呈快进快出式表现，动脉期强化；C.实质期表现为造影剂消退；D.术后标本，病理诊断为脾脏非霍奇金淋巴瘤

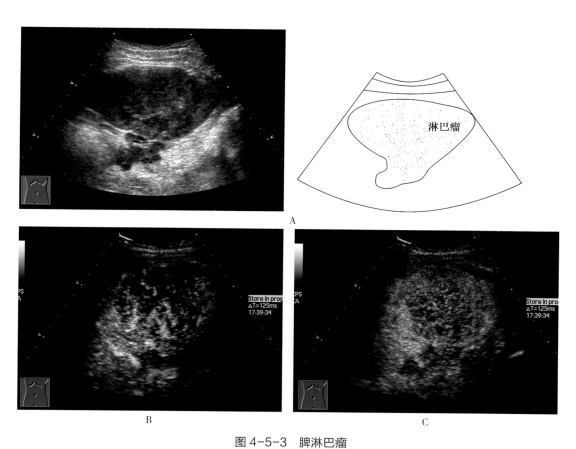

图 4-5-3 脾淋巴瘤

患者，男，45岁，左上腹胀痛2个月余。A.脾脏内边界不清低回声团块；B.超声造影示动脉期强化；
C.后期快速消退，呈快进快出型。病理诊断为脾脏淋巴瘤

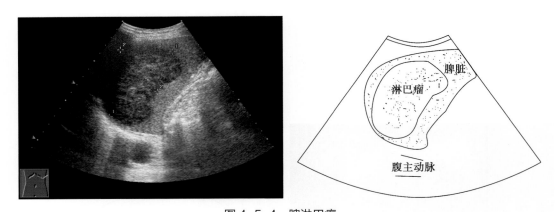

图 4-5-4 脾淋巴瘤

患者，男，39 岁，反复发热 3 个月余。脾脏内发现边界清晰低回声团块，周边有"声晕征"，中心呈条索状高回声。病理诊断为脾脏淋巴瘤

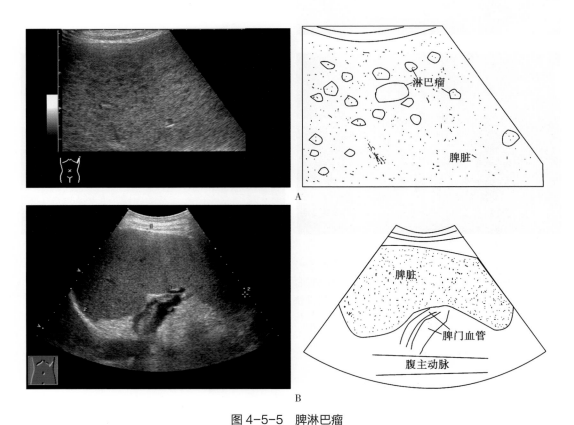

A

B

图 4-5-5 脾淋巴瘤

患者，男，55 岁，确诊非霍奇金淋巴瘤入院化疗。A. 化疗前图片，脾脏内可见多处片状形态不规则低回声区；B. 该患者化疗后半个月复查见脾脏内呈均匀回声

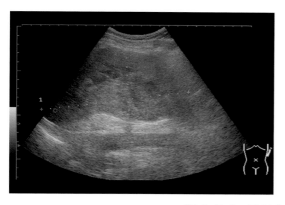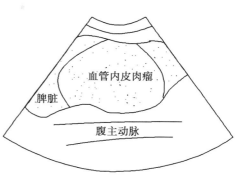

图 4-5-6　脾脏血管内皮肉瘤

患者，男，71 岁，因左侧胸腹部痛 1 个月入院。脾脏内一混合回声占位，呈不规则状，边界不清。病理诊断为脾脏血管内皮肉瘤

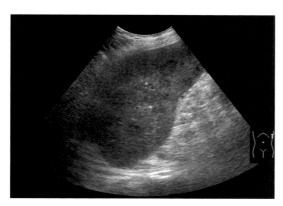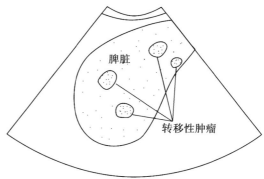

图 4-5-7　脾脏转移瘤

患者，男，53 岁，肝癌肝移植术后，服用免疫抑制剂 1 年，发现脾脏多发占位。脾脏内见多个大小不等的低回声团块，周边伴有声晕。病理诊断为脾脏转移性肿瘤

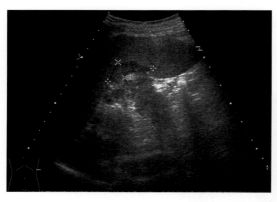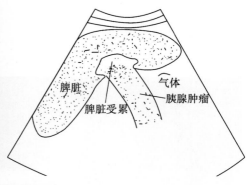

图 4-5-8 胰腺癌侵犯脾脏

患者，男，42 岁，腹痛半年余。胰腺尾部超声检查发现边界不清的低回声团块，与脾门分别不清，脾门处可见不规则低回声区。病理诊断为胰腺癌侵犯脾脏

第六节　脾脏外伤

【概述】脾脏为最易受损的实质性脏器，腹部钝挫伤脾破裂占腹内脏器伤的第一位。大多数为被膜和实质同时破裂，少数受伤时被膜未破仅有实质破裂，以后脾被膜破裂内出血称延迟性破裂。

【临床分型】①中央破裂：为脾脏实质内部破裂。可在脾实质内形成血肿，致脾脏在短期内明显增大，临床中可没有明显出血症状。②包膜下破裂：为脾脏包膜下脾实质出血。由于包膜完整，故血液积聚有包膜下，形成张力性血肿，经过一定时期（短者数小时，长者数天或几周），可因包膜破裂，发生腹腔内急性大出血现象。有的小血肿可被吸收，形成囊肿或纤维化。③真性破裂：为脾脏实质和包膜同时破裂，发生腹腔内大出血。轻者为线形裂隙，重者为粉碎性破裂。

【临床操作要点】左上腹外伤后，发现腹腔积液时要特别注意脾脏包膜的完整性，特别是脾脏上极易被肺气掩盖的位置。

【诊断依据】①中央破裂为脾脏实质内破裂，可伴有脾内血肿，病期长亦可形成血囊肿。超声图像表现为脾体积增大，局部回声紊乱，密度不均，可出现不规则回声增强或回声减低区，也可出现圆形或椭圆形的无回声区（脾外伤后血囊肿形成）。②包膜下破裂为脾包膜下脾实质破裂出血，超声图像表现为：脾脏体积增大，形态改变，在脾脏的局部可见形态不规则的低回声区或无回声区，脾包膜明显隆起，病灶后壁回声增强。③真性破裂系脾脏的包膜与实质同时破裂，发生腹腔内大量出血。声像图表现为脾脏形态失常，脾体积比外伤前缩小，脾包膜线显示不清，脾实质回声紊乱，密度不均，脾周围甚至腹腔内均可出现无回声暗区。

脾破裂声像图表现，见图 4-6-1～ 图 4-6-4。

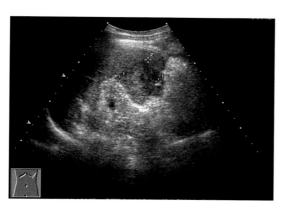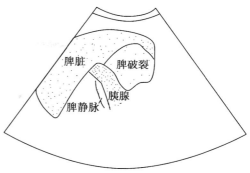

图 4-6-1 脾破裂
患者，女，外伤后 12 小时。图示脾脏下极一混合回声团块。超声诊断为脾脏破裂伴血肿

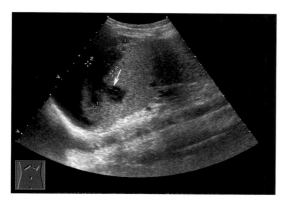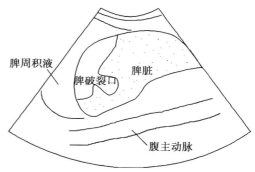

图 4-6-2 脾破裂
患者，男，27 岁，外伤后 3 小时。图示：脾脏中上极见一破裂口，延伸至脾门附近，脾包膜下及左侧膈下可见游离液性暗区。超声诊断为脾脏破裂伴脾周积液

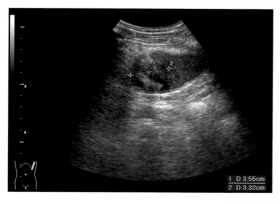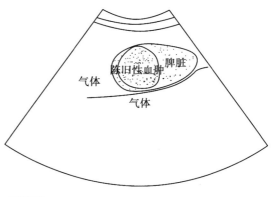

图 4-6-3 脾血肿
患者，男，42 岁，体检发现脾脏占位。图示：脾脏内见一边界清楚，形态不规则的高回声团。病理诊断为脾脏陈旧性血肿

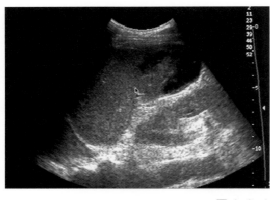
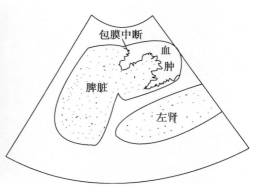

图 4-6-4 脾破裂

患者，男，外伤后 3 小时。超声探及脾脏下极一混合性回声团，脾脏下极包膜连续性中断。诊断为脾脏
破裂伴血肿

第七节 脾血管病变

【概述】脾脏动静脉均可发生病变。一般脾动脉病变以假性动脉瘤多见；而脾静脉较多见为脾静脉血栓形成，亦见肿瘤性栓塞。

【病理生理】由于脾外伤性或者炎症性因素可引起脾脏假性动脉瘤。门静脉高压或者脾脏切除术后，因脾静脉血流缓慢，则可引起脾静脉血栓形成。

【临床操作要点】脾脏血管性病变可采用彩色多普勒检查追踪病变部位，并行频谱多普勒检查。

【诊断依据】根据临床病史，一般动脉性病变可由外伤史或者炎症病史特别是胰腺炎引起，在脾门附近可见搏动性无回声暗区，彩色多普勒可见其血流信号，频谱多普勒可探及动脉频谱（图 4-7-1）。脾静脉内见到偏高回声团，根据门静脉系统高压或者脾脏切除病史，一般较常见为脾静脉血栓（图 4-7-2）。

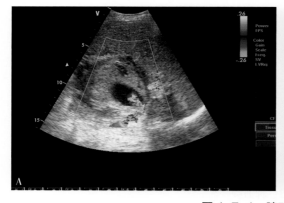
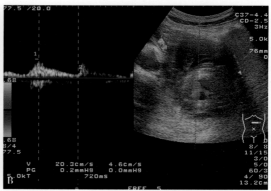

图 4-7-1 脾动脉假性动脉瘤

患者，男，33 岁，外伤后 20 小时。A. 图示脾门处见五彩血流信号进入脾门处混合回声团块内部；
B. 频谱多普勒测得动脉频谱。诊断为脾动脉假性动脉瘤

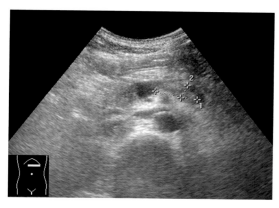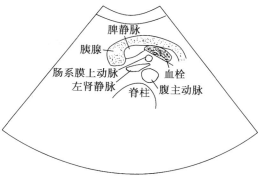

图 4-7-2 脾静脉血栓

患者，男，28 岁，肝硬化、脾大入院。脾静脉探及偏高回声团块。诊断为脾静脉血栓形成

（蒋天安 叶争度）

第五章 腹膜后间隙疾病超声诊断

腹膜后间隙范围广泛，由于腹腔内胃肠道气体反射，后腹膜本身的菲薄及间隙的狭窄，超声常难以清晰显示。但腹膜后间隙内含有胰腺、肾脏、十二指肠大部分、腹主动脉及其分支、下腔静脉及其属支，超声对上述结构一般都能够显示，因此，通过显示这些器官与病变的关系，可以提供对腹膜后疾病诊断和鉴别诊断的依据。

第一节 腹膜后间隙解剖概要及扫查方法

自横膈向下至骨盆入口，后腹膜后方的间隙为腹膜后间隙。前面主要为壁层腹膜，后面为椎体、腰肌等。由前向后分为肾前间隙，肾周间隙，肾后间隙（图5-1-1）。升结肠、降结肠、部分十二指肠和胰腺都在肾前间隙内。肾周间隙内主要包括肾脏、输尿管及肾上腺。肾后间隙内主要为脂肪结缔组织。

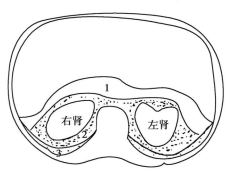

图 5-1-1　腹膜后间隙解剖示意图
1 为肾前间隙；2 为肾周间隙；3 为肾后间隙

壁层腹膜菲薄，在无腹水的条件下不易显示。腹腔内的肠系膜正常结构亦较难显示，对病变所处位置较难鉴别。应用彩色多普勒可以通过肠系膜结构内走行的血管（图5-1-2，图5-1-3）帮助识别肠系膜的解剖部位，鉴别病变发生部位。通过胰腺、腹主动脉、腔静脉的解剖标记来帮助诊断肿块的来源及生长方式（图5-1-4~图5-1-6）。

后腹膜的扫查方法：检查前禁食8小时以上。扫查中可以饮水或胃肠造影剂400~600ml，充盈胃腔形成良好的声窗。采用仰卧位，探头作加压扫查，可以推挤排除局部胃肠气体的干扰，并且缩短体表至后腹膜的距离，提高后腹膜的显示率和清晰度。后腹膜范围广泛，超声检查需注意进行多方向的连续扫查。

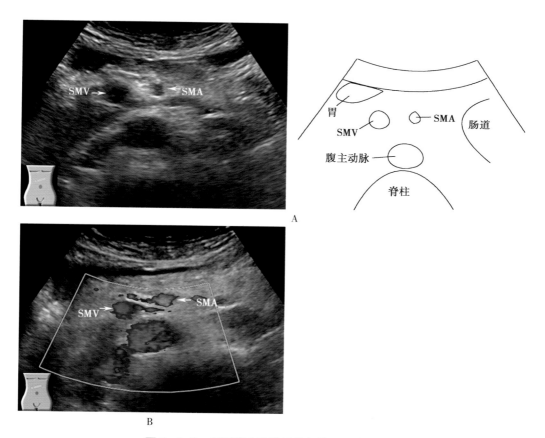

图 5-1-2　肠系膜上动脉及伴行的肠系膜上静脉

A. 正常肠系膜上腹部横切面，可见肠系膜上动脉及伴行的肠系膜上静脉；B. 正常肠系膜上腹部横切面彩色多普勒显示肠系膜上动脉及伴行的肠系膜上静脉

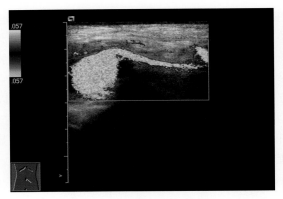

图 5-1-3　正常肠系膜下动脉走行

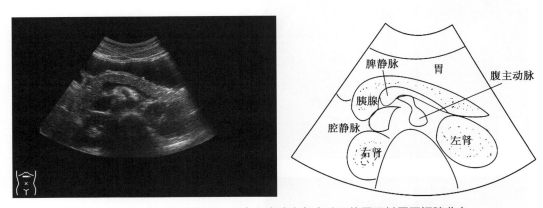

图 5-1-4　经胰腺横切面显示中上腹腔内各个脏器位置及其周围间隙分布

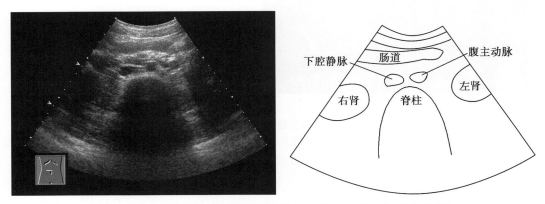

图 5-1-5　胰腺下缘水平横切面显示中腹部腹主动脉、腔静脉旁结构

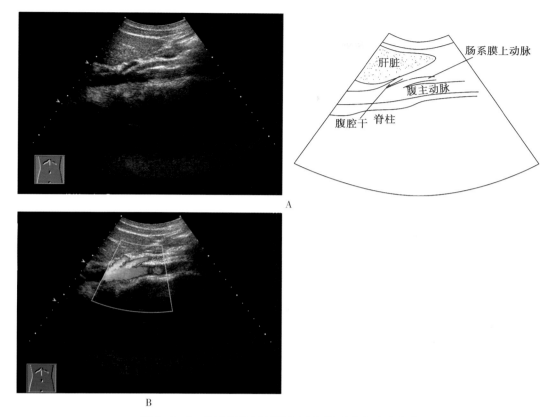

图 5-1-6　腹主动脉及其腹腔干和肠系膜上动脉分支

A. 上腹部纵切面显示腹主动脉及其腹腔干和肠系膜上动脉分支；B. 上腹部纵切面彩色多普勒显示腹主动脉及其腹腔干和肠系膜上动脉分支

第二节　腹主动脉瘤

【概述】

　　腹主动脉瘤是动脉瘤中最常见的类型，是动脉壁异常扩张和膨大的结果。常可因瘤体破裂而导致患者死亡。

【病理生理】

　　常见由动脉粥样硬化引起。血液中的脂质沉积于动脉内膜层，诱发一系列反应，最终导致管壁中层弹力纤维破坏而失去弹性，在动脉血压的持续作用下，导致局部异常扩张和膨大，形成动脉瘤。根据累及部位不同，肾动脉水平以上的为高位腹主动脉瘤，较少见。肾动脉水平以下的腹主动脉瘤，占 95% 以上。

【临床操作要点】

腹主动脉瘤超声检查时注意轻柔操作，不能加压扫查，以免诱发动脉瘤破裂出血。

【超声诊断依据】

二维超声：腹主动脉长轴形态失常，局部呈囊状或梭形（图5-2-1）。横切可见管腔扩大呈圆形或不对称。合并血栓时，可见附壁实性稍强回声斑块（图5-2-2）。彩色多普勒检查：腹主动脉瘤内呈五彩血流（图5-2-3）。

【鉴别诊断】

腹主动脉夹层动脉瘤单独发生少见，多为胸主动脉夹层向下延伸所致。二维超声注重观察腹主动脉腔内的细带状强回声，连续向上下追踪（图5-2-4A，图5-2-4B）。彩色血流显像可以见到2条彩色血流带（图5-2-4C，图5-2-4D，图5-2-4E）。腹主动脉假性动脉瘤为腹主动脉壁连续中断，并与其旁的低回声或无回声区相通。

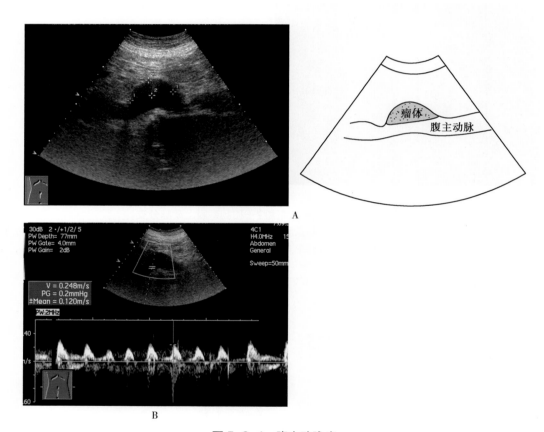

图 5-2-1 腹主动脉瘤

男性，57岁。A.腹主动脉下段前壁瘤样膨出，内径增宽，约3.6cm，超声诊断为腹主动脉瘤；B.多普勒频谱测得腹主动脉内为单峰频谱，收缩期峰值减慢，Vmax=25cm/s

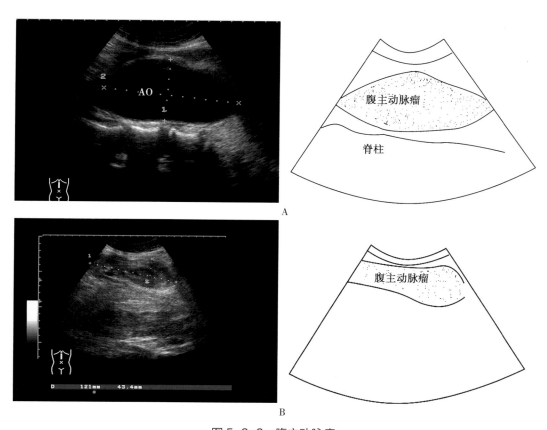

图 5-2-2　腹主动脉瘤

患者，男性，65 岁，腹痛急诊检查。A. 腹主动脉相当于肠系膜上动脉开口位置以下可见腹主动脉瘤样扩
　　张约 5.9cm，长径约 12.0cm；B. 其左前方可见 12.1cm×4.3cm 偏强回声团块，术中证实为附壁血栓

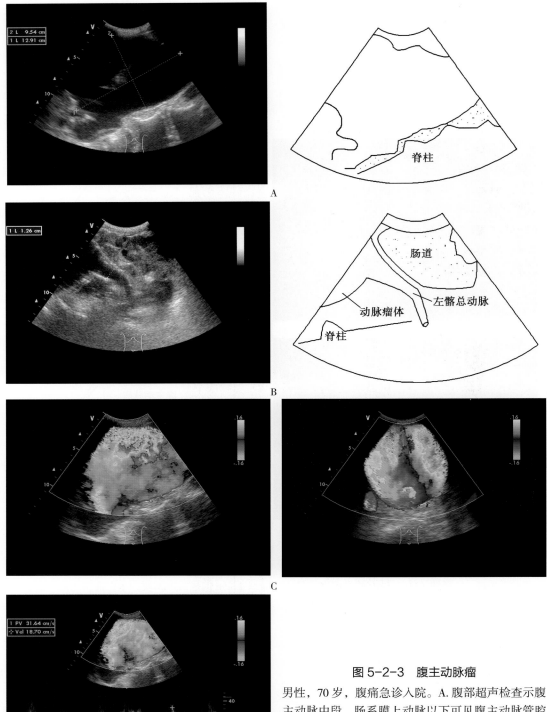

图 5-2-3　腹主动脉瘤

男性，70 岁，腹痛急诊入院。A. 腹部超声检查示腹主动脉中段，肠系膜上动脉以下可见腹主动脉管腔瘤样膨出，大小约 12.9cm×9.5cm；B. 动脉瘤体向下延伸至左右髂总动脉起始处；C. 横切面和纵切面彩色血流图示瘤体内呈五彩涡流；D. 频谱多普勒显示瘤体内频谱增宽，血流流速明显降低，波形低平

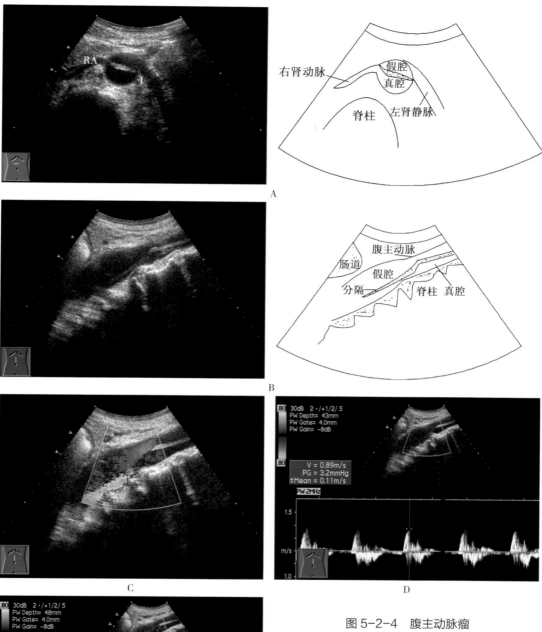

图 5-2-4　腹主动脉瘤

男性，65 岁，腹痛急诊入院。A. 腹部超声检查见腹主动脉上段横断面可见一条状偏强回声光带将腹主动脉分为上下两腔。下半腔为真腔，上半腔为假腔；B. 腹主动脉纵切面可见条状强回声光带；C. 彩色多普勒可见腹主动脉血流呈上下两层，上层（假腔）血流较为暗淡，下层（真腔）血流呈五彩；D. 腹主动脉真腔内血流峰值流速为 0.89m/s；E. 腹主动脉假腔内血流峰值流速为 0.39m/s，流速明显低于真腔

第三节 下腔静脉栓子

【定义】下腔静脉癌栓常见于肝脏肿瘤直接浸润或转移引起。血栓多见于远端静脉，血栓沿血流方向向近心端延伸，或由于各种原因引起的回流受阻继发形成。

【超声诊断依据】二维超声：癌栓可见在下腔静脉管腔内显示附壁中等至高回声团，使管腔部分或完全阻塞（图5-3-1A）。血栓可见在下腔静脉内出现实性回声，管腔增宽。彩色多普勒检查：下腔静脉栓子附着区见充盈缺损，血流变细，色彩变亮（图5-3-1B）。完全栓塞时，可见血流中断。

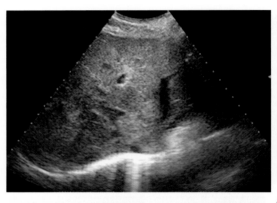
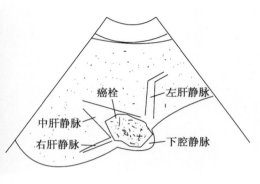
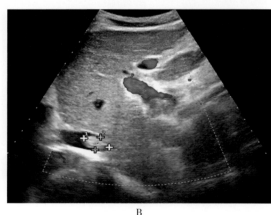

图5-3-1 下腔静脉癌栓

女性，57岁，发现肝占位1周入院。A.二维超声图像显示第二肝门部高回声团块侵入肝中静脉延伸至下腔静脉；B.CDFI下腔静脉内可见附壁高回声团块

第四节 腹膜后良性病变（非肿瘤性）

【概述】后腹膜良性病变包括含液性病变和淋巴结病变。

【病理生理】后腹膜含液性病变最常见的为胰液积聚，其他包括脓肿、血肿、淋巴管囊肿等。后腹膜良性淋巴结病变常见有炎症性增生、结核。

【超声诊断依据】淋巴结炎：后腹膜探及多个低回声结节，边界清，结节长宽比 > 1（图5-4-1，图5-4-2）。囊肿多为边界清晰的无回声区，后方伴增强效应（图5-4-3）。后腹膜结核性病变包括淋巴结肿大及椎旁脓肿（又称寒性脓肿）等，前者可于大血管旁探及多个肿大淋巴结回声；寒性脓肿则表现为脊柱旁的不均匀低回声区，内可见多发强光点漂浮，邻近脊柱椎体表面不光整，甚至连续性中断（图5-4-4）。胰腺后炎性包块也见于后腹膜，表现为胰周不均质团块（图5-4-5）。以腹膜后纤维脂肪发生非特异性炎症、广泛纤维化为特征的腹膜后纤维化可见表现为包绕腹主动脉、肠系膜上动静脉、髂血管的软组织回声团块（图5-4-6）。

【鉴别诊断】应熟悉腹膜后间隙和腹腔内间隙的相关解剖。掌握各种常见病因易引起的积液、积脓、积血的好发部位。例如胆囊穿孔脓肿多经右肝下间隙向右结肠旁沟扩散。胰腺炎和胃后壁穿孔多引起小网膜囊积液。肝肾隐窝仰卧时位置最低，是腹腔内积液容易积聚处。腹膜后间隙的感染可见于急性胰腺炎、十二指肠穿孔、肾脓肿破溃等。

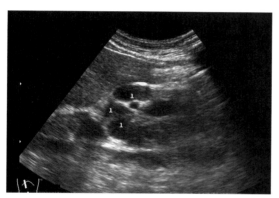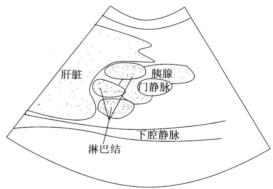

图 5-4-1 胰周肉芽肿

男性，36 岁。胰周多发低回声团块，部分融合成团。穿刺报告：肉芽肿性炎

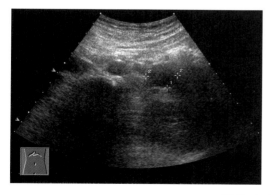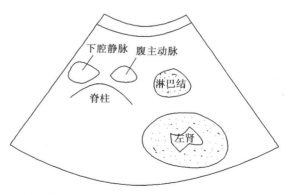

图 5-4-2 肿大淋巴结

女性，42 岁。超声发现后腹膜散在多发淋巴结入院。超声引导下穿刺活检淋巴结为肉芽增生反应

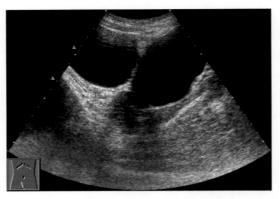
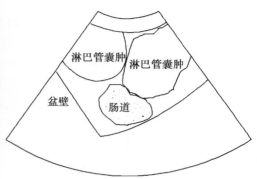

图 5-4-3 淋巴管囊肿

女性，45 岁。盆腔右侧探及囊性暗区，大小约 11.3cm×6.2cm，壁薄。超声诊断为
盆腔多囊性占位，手术证实为淋巴管囊肿

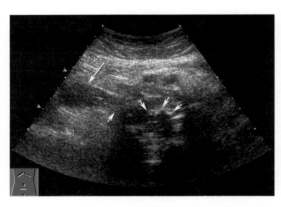
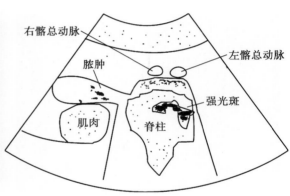

A

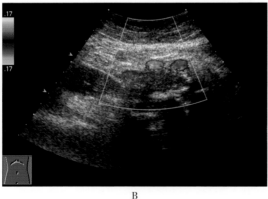

B

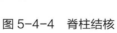

图 5-4-4 脊柱结核

女，75 岁，中下腹疼痛。A. 超声检查发现脊柱旁低回声区，如箭头所示。脊柱表面不光整，回声增强，
局部表面回声中断。超声诊断为脊柱结核伴椎体破坏，椎旁混合声区，提示寒性脓肿。后经临床确诊；B. 彩
色多普勒成像见双侧髂动脉受压向前移位

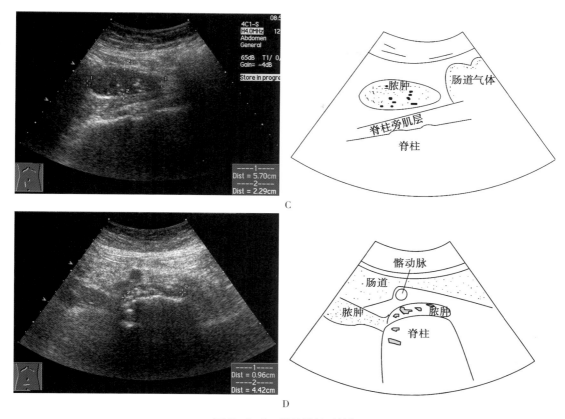

图 5-4-4 脊柱结核（续）

C. 脊柱旁脓肿表现低回声，内伴多个强光点；D. 椎体表面模糊不清，上方间隙内见
混合性回声，伴细小强光点

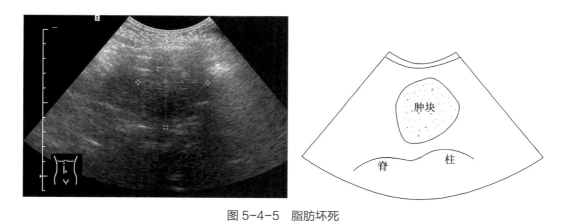

图 5-4-5 脂肪坏死

女性，51 岁，反复发作上腹疼痛。超声发现胰腺钩突部下方探及一 4.6cm×5.3cm×5.7cm 的偏低回声，
边界不清，内部回声不均匀，后方衰减。手术病理：后腹膜陈旧性脂肪坏死伴炎性细胞浸润

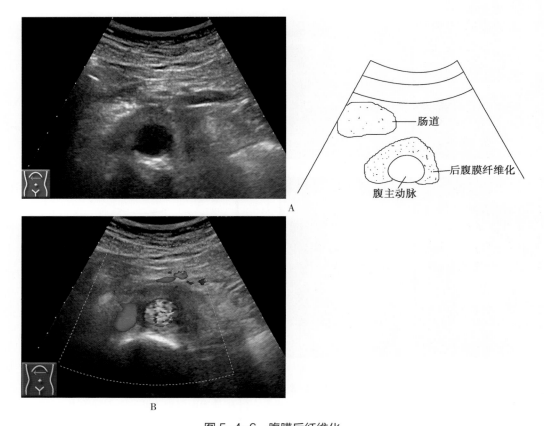

图 5-4-6 腹膜后纤维化

男性，46 岁，腹部不适数月。A. 超声显示包绕腹主动脉半环状软组织增厚区；
B. CDFI 显示腹主动脉五彩血流染色。

第五节 腹膜后肿瘤

【概述】后腹膜肿瘤包括良性与恶性肿瘤。后腹膜原发肿瘤中淋巴瘤最常见，其他后腹膜原发肿瘤有脂肪瘤、平滑肌瘤、神经节瘤、畸胎瘤等。

【病理生理】一般早期无症状。最常见的临床表现为腹部肿块、腹痛等。淋巴瘤常表现为多发结节呈融合状，累及范围大，并可以累及盆腹腔脏器。大多数淋巴瘤对放疗或化疗的反应良好。

【超声诊断依据】腹膜后肿瘤在声像图上表现有共性。肿块位置深在、固定，深呼吸或改变体位时与腹内脏器间可见相对运动。肿块形态可以呈分叶或不规则状。较大肿瘤易发生出血、囊性变，内部回声不均。可见腹膜后血管和脏器被推移、包绕征象。

腹膜后原发肿瘤按起源分类如下：

（1）淋巴结：淋巴瘤（图5-5-1，图5-5-2）。

（2）神经来源肿瘤：神经鞘瘤（图5-5-3），神经节瘤（图5-5-4，图5-5-5），嗜铬细胞瘤。

（3）间质：脂肪肉瘤（图5-5-6，图5-5-7），平滑肌肉瘤（图5-5-8），纤维肉瘤，纤维瘤病（图5-5-9），横纹肌肉瘤等。

（4）血管来源肿瘤：血管瘤等（图5-5-10，图5-5-11），肠系膜血管瘤（图5-5-12）。

（5）胚细胞肿瘤：恶性畸胎瘤，畸胎瘤（图5-5-13），精原细胞瘤，胚胎瘤。转移性肿瘤最常见的来自肾癌，膀胱癌等（图5-5-14）。

【鉴别诊断】超声对腹膜后肿瘤的定位需注意以下要点。

（1）腹膜后器官或结构的移位：腹膜后肿块可使胰腺、肾脏向前移位，腹主动脉、下腔静脉，髂血管向前方或侧方移位。而腹腔内病灶可使肾脏向下，向侧方移位。

（2）滑动症：改变体位、呼吸或探头加压时，腹膜后肿块与腹腔内器官结构间可见相对运动。

（3）包绕现象：当腹膜后结构或器官，如腹主动脉、下腔静脉、肾静脉、胰腺等部分或全部被肿块包绕，提示肿块来源于腹膜后。

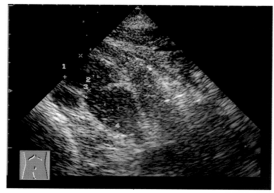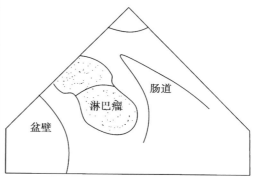

图5-5-1 淋巴瘤

男性，53岁。发现浅表淋巴结肿大后入院。超声检查示后腹膜多发淋巴结肿大。
超声引导下行右髂血管旁淋巴结活检，病理提示弥漫大B细胞淋巴瘤

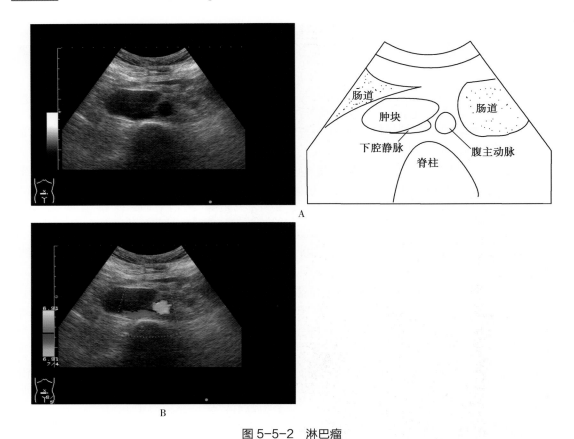

图 5-5-2 淋巴瘤

男性,45 岁,淋巴瘤术后。A.超声发现后腹膜腹主动脉旁低回声占位,回声减低类似于无回声。
手术病理证实为淋巴瘤复发;B.肿块内未见彩色多普勒信号

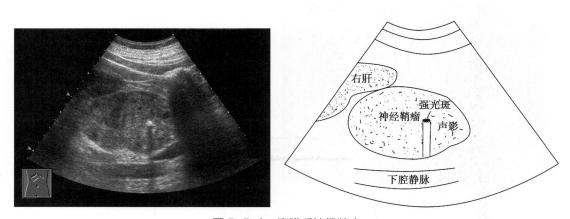

图 5-5-3 腹膜后神经鞘瘤

患者,男性,55 岁,体检发现右上腹肿块入院。超声检查:右肾下极与下腔静脉之间可探见一混合性回声团块,大小约 10.7cm×7.4cm,内回声不均,可见多个小钙化斑及多个囊性暗区。术后病理:腹膜后神经鞘瘤伴退变

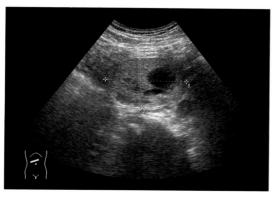 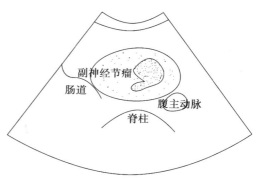

图 5-5-4　副神经节瘤

　　患者，男，56 岁，因"直肠癌术后 3 个月，发现腹内肿块 1 周"入院。超声提示腹主动脉近分叉处前方 6.8cm×4.3cm 的中等偏高回声占位，内部可见片状液化。病理报告副神经节瘤

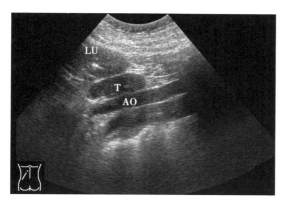 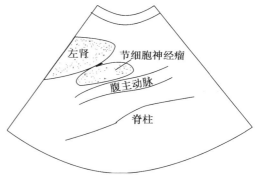

图 5-5-5　腹膜后节细胞神经瘤

　　患者，女性，33 岁。体检发现后腹膜肿块。超声显示：腹主动脉偏左侧相当于左肾门区可见低回声团块，大小约 6.5cm×2.4cm，边界尚清，形态不规则。手术病理：腹膜后节细胞神经瘤

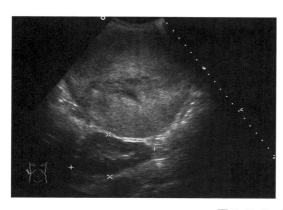 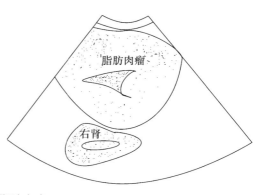

图 5-5-6　脂肪肉瘤

患者，女性，79 岁。右上腹部隐痛 1 年余，再发 1 周入院，超声检查示右中下腹部可见一囊实性团块，形态欠规则，实性为主，大小约 15.1cm×8.4cm×13.9cm，中央可见散在液性暗区，CDFI：内部血流信号较丰富。超声诊断为后腹膜实质性占位，脂肪来源肿瘤可能。手术病理报告为脂肪肉瘤

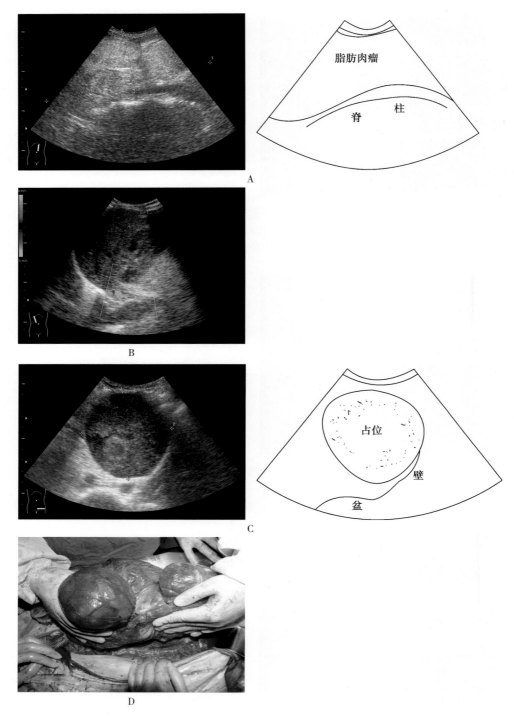

图 5-5-7 脂肪肉瘤

患者，女性，65 岁，自述腹胀数月。A.超声显示后腹膜可见巨大肿块，形状不规则，测其范围约
20.5cm×7.5cm，边界不清，内回声偏高，分布不均。手术病理：后腹膜脂肪来源肉瘤伴多发淋巴结转移；
B.肿块推移右肾和右肝向前上移位。下腔静脉受压，血流通畅；C.下腹部另可见多枚低回声占位，测其
一大小约 8.0cm×7.9cm，边界清晰；D.术中见腹腔内多个结节为脂肪肉瘤的子结节

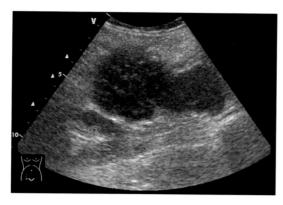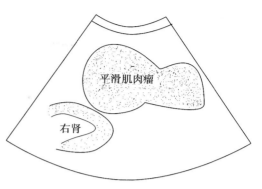

图 5-5-8　平滑肌肉瘤

患者，女性，50 岁。自述"右上腹肿块"入院检查。超声发现右中下腹低回声团块，形态不规则，呈葫芦状，大小为 10.1cm×6.1cm，内部回声欠均匀。手术病理报告为平滑肌肉瘤

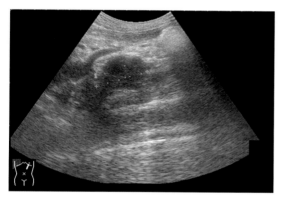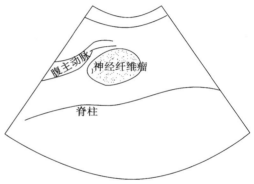

图 5-5-9　纤维瘤

患者，女性，55 岁。超声检查：腹主动脉左侧可见 4.6cm×3.1cm 的低回声团块。手术病理：腹膜后纤维瘤病

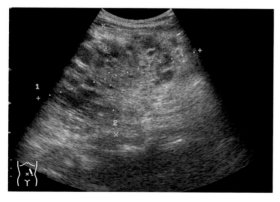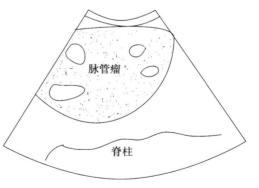

图 5-5-10　血管瘤

患者，男性，45 岁。超声显示：左中腹可见 14.6cm×8.8cm 的杂乱回声团块，内可见多发小片状液性暗区。手术病理：后腹膜血管瘤

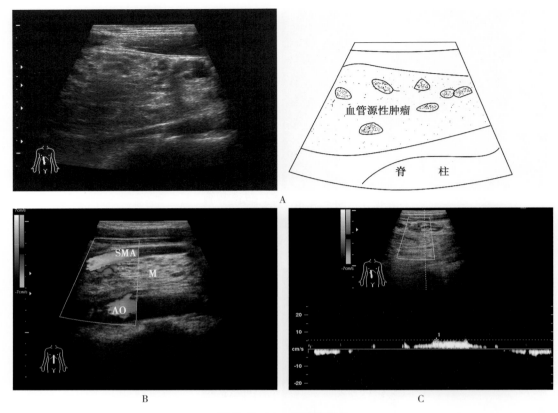

图 5-5-11 血管瘤患者

男性，25 岁，上腹部胀数月。A. 超声显示后腹膜巨大团块，内部回声不均，可见多发小片暗区。术后病理：后腹膜血管瘤；B. 肠系膜上动脉受肿块推移抬高；C. 彩色血流显像可见少许血流信号，PWD 探得低速静脉频谱

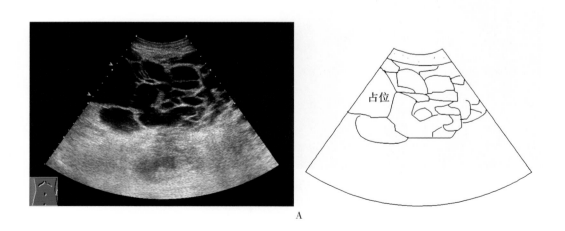

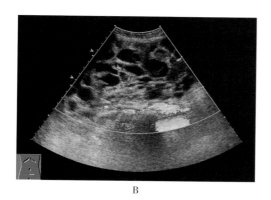

图 5-5-12　肠系膜根部血管瘤

　　患者，男，45 岁，进食 6 小时后腹痛入院。A. 超声显示，上腹部探及一囊性蜂窝状团块，覆盖整个上腹部。术后病理证实为肠系膜根部血管瘤；B. 彩色多普勒于分隔上探及血流信号

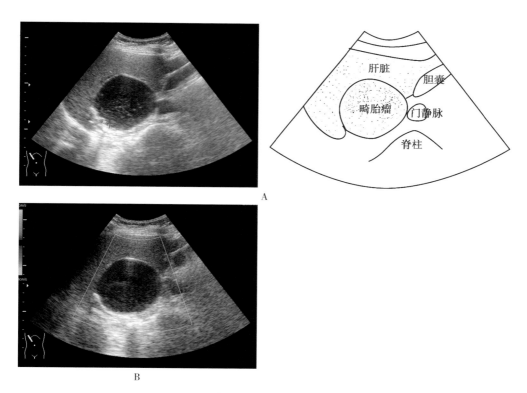

图 5-5-13　畸胎瘤

患者，女性，46 岁。体检发现右肝后肿块。A. 超声显示右肝后右肾上腺区囊性团块，壁厚，内可见细密光点漂浮，囊壁上可见小枚钙化斑；B. 彩色血流显像团块内未见血流信号。手术病理：后腹膜（右肾上腺区）畸胎瘤

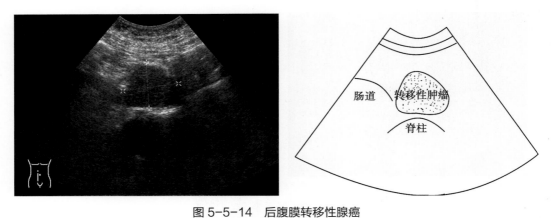

图 5-5-14 后腹膜转移性腺癌

患者，男性，50 岁。超声显示：后腹膜脊柱前方见一大小为 42cm×49mm 的低回声团，
边界尚清。病理：后腹膜转移性腺癌

（蒋天安 陈芬）

第六章 胃十二指肠疾病超声诊断

第一节 胃十二指肠解剖

一、胃的解剖

胃是腹膜内位器官，是人体消化道中最主要的器官之一。其上端连接食管处称为贲门，下端连接十二指肠处称为幽门。从外形观察，胃的形态有角型胃、钩型胃、长胃、瀑布型胃四种类型。胃的右上缘，呈内凹形，称胃小弯，胃大弯位于胃的左下缘，呈外凸形。胃周围与左横膈、左肝、脾脏、前腹壁、胰腺、结肠等器官相邻。临床上通常将胃分成五个部分，即贲门部、胃底部、胃体部、胃窦部和幽门部（图6-1-1），在超声诊断时需要按上述部位描述病变的位置。

食管左缘与胃大弯起始部构成的锐角即为贲门切迹，胃角切迹位于胃小弯最低点，此处以下至幽门管为胃窦部，许多病变好发于此。胃壁自内向外由黏膜层、黏膜下层、肌层和浆膜层组成。胃有丰富的血供，来自于胃小弯侧的胃左、右动脉和胃大弯处的胃网膜左、右动脉形成的动脉弓，以及胃短动脉。淋巴液自胃黏膜引流至黏膜下层，经淋巴管汇入胃周围淋巴结，可分为胃上淋巴结、胃下淋巴结、幽门淋巴结和胰脾淋巴结四组。

二、十二指肠解剖

是小肠首段，位于胃和空肠之间，上接胃幽门，下连空肠。全长约25cm，充盈时管腔直径3~5cm，呈"C"形包绕胰头，分为球部、降部、水平部和升部（图6-1-2）。球部长3~5cm，多数与胆囊相邻。降部长7~8cm，沿第1~3腰椎右缘向下行走，内邻胰头，后方与右肾及下腔静脉毗邻，前方有横结肠跨越，降部左后缘与胰头间有胆总管下行。水平部长10~12cm，位于胰腺下方，于第3腰椎平面下腔静脉的前方自右向左横行，穿越肠系膜上动脉与腹主动脉之间的间隙。升部是十二指肠的最短部分，长2~3cm，它自腹主动脉左侧前方斜向左上方至第2腰椎左侧，再向前下方转折延续为空肠，其转折处的弯曲称十二指肠空肠曲。十二指肠的血液供应来自于胰十二指肠上动脉和下动脉。

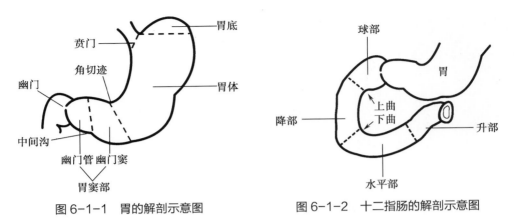

图 6-1-1　胃的解剖示意图　　　　图 6-1-2　十二指肠的解剖示意图

第二节　胃十二指肠超声检查方法与正常声像图

空腹状态下，胃十二指肠腔内含有气体和黏液，胃壁层次不清，用常规超声检查方法观察胃肠壁和胃肠腔内解剖结构以及病变情况比较困难。为克服这一弊端，多年来国内外学者已研制出各种形式的口服胃肠超声造影剂。目前已在临床运用的口服超声造影剂，依据回声类型，基本可分为三大类：均质有回声型、均质无回声型和混合回声型。本章节重点介绍在国内应用较广泛的均质有回声型口服超声造影检查法。

一、均质有回声型口服超声造影检查法

均质有回声型造影剂能减少或消除胃十二指肠超声伪影，不产生后方增强效应和声衰减，从而提高受检部位的声像清晰度，增强分辨能力。该造影剂为植物型，主要成分为谷类和豆类，无明显毒副作用，口感较好，在胃和十二指肠内留滞时间较液体类造影剂长，有利于病变的观察和分析。尤其对检获胃十二指肠早期小病变，与其他类型造影剂法相比带来明显优势。本章胃十二指肠超声造影应用口服胃窗声学造影剂，每次 1 包，每包 48g，按说明把造影剂调制成混悬液，搅拌均匀。受检者查前空腹，成人每次口服 500~600ml，小儿酌减，同时进行超声扫查（图 6-2-1~ 图 6-2-3）。

近年来也有一些学者采用静脉造影剂稀释后口服，进行胃肠超声造影，获得初步效果。

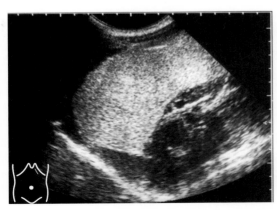
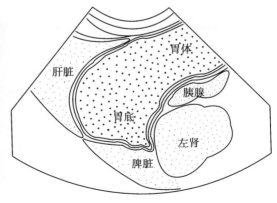

图 6-2-1　使用均质有回声型口服造影剂显示胃底及周邻器官

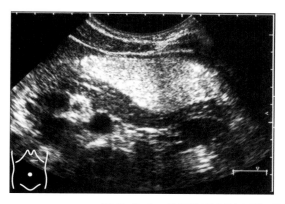
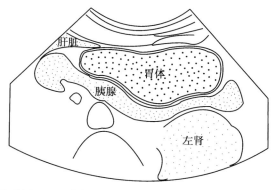

图 6-2-2　使用均质有回声型口服造影剂显示胃体横断面及周邻器官

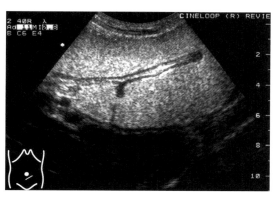
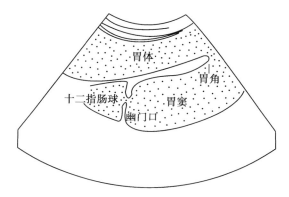

图 6-2-3　使用均质有回声型口服造影剂显示胃体、胃窦、幽门及十二指肠球

二、均质无回声型口服超声造影检查法

均质无回声型口服造影剂包括水、果汁和中药显像剂等，服后胃腔形成液性无回声区，可以显示胃壁肿瘤等大病灶，但容易形成超声伪影，与胃壁的低回声病变反差减小，不利于发现胃壁小病灶。其次，该方法检查时胃十二指肠的充盈时间短、排空快，常常导致检查时间的限制。检查前空腹，成人每次口服 500~600ml 温开水或其他液性对比显像剂后，即可进行超声扫查（图 6-2-4~ 图 6-2-6）。

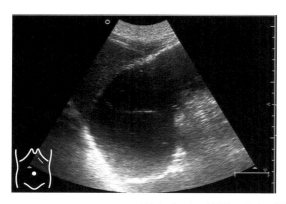
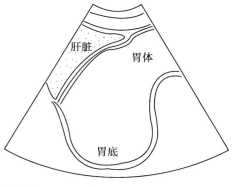

图 6-2-4　使用无回声型造影剂充盈显示胃底

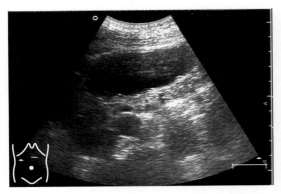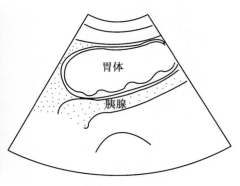

图 6-2-5　使用无回声型造影剂充盈显示胃体横断面

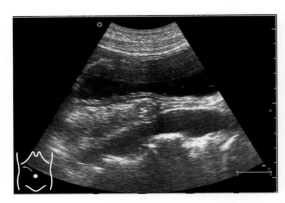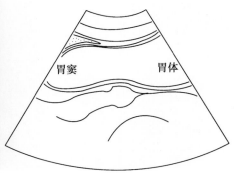

图 6-2-6　使用无回声型造影剂充盈显示胃窦纵断面

三、混合回声型口服超声造影检查法

通常使用海螵蛸混悬液、硫酸钡混悬液、汽水和过氧化氢溶液等作为造影剂，口服后胃腔形成不均匀界面。海螵蛸等增强回声可附着在胃壁的溃疡面而帮助诊断，但检查敏感性低、伪影和声衰减明显。目前已较少使用。

四、检查仪器和扫查方法

使用常规的实时彩色多普勒超声诊断仪，一般选用凸阵或线阵探头，频率为3.5~5.0MHz，小儿可选用频率为5.0~7.5MHz。如需更清晰地观察胃肠壁层次结构及其变化，可选择5~12MHz高频率探头。

受检者检查前须空腹8~12小时，通常在上午接受检查。前1天晚餐可进软食或素食。口服超声造影应安排在X线钡剂造影及内镜检查之前。需要重复检查时，必须间隔2小时以上。尽可能保持胃内无潴留物，幽门梗阻患者检查前需洗胃。禁食患者禁用口服超声造影剂；糖尿病患者可选用无糖型超声造影剂。必要时可在检查前半小时肌注阿托品0.5mg以抑制胃肠道蠕动。检查前应辅导患者进行屏气练习。

受检者以坐位、仰卧位和右侧卧位为主，于左中上腹进行系列纵横向和斜向扫查。

胃、十二指肠检查的具体步骤，按如下切面顺序显示（图6-2-7）：

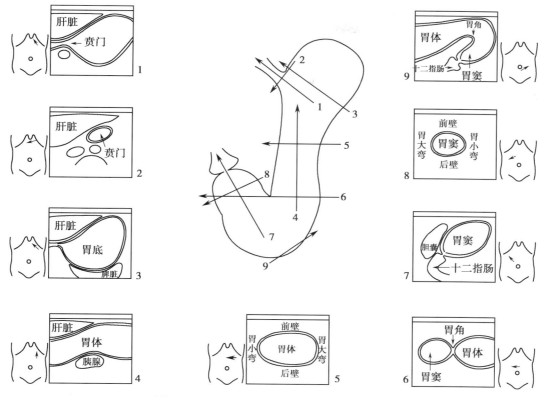

图 6-2-7　胃十二指肠标准切面扫查示意图

1. 食管下段、贲门纵切面；2. 贲门横切面；3. 胃底部切面；4. 胃体纵切面；5. 胃体横切面；6. 胃角切面；7. 胃窦纵切面；8. 胃窦横切面；9. 胃冠状斜切面，连续显示胃体、胃窦、胃角、小弯和十二指肠球部切面

1. 贲门、食管下段切面　探头斜置左季肋下近剑突处，向左后方旋转扫查，可获食管下段和贲门长轴图像（图 6-2-8）；再进行十字交换扫查，即可获贲门及食管下段短轴切面图（图 6-2-9）。

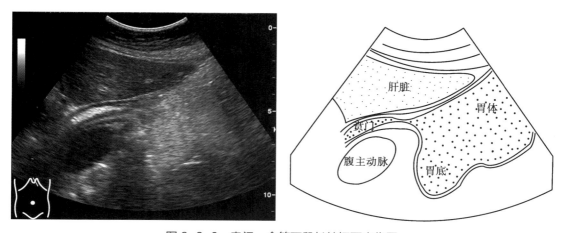

图 6-2-8　贲门、食管下段长轴切面声像图

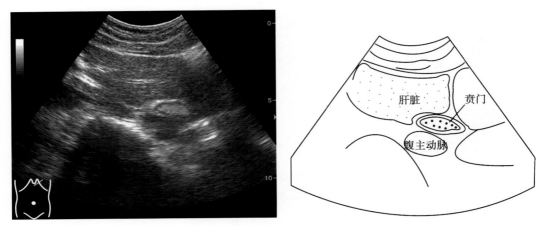

图 6-2-9　贲门、食管下段短轴切面声像图

2. **胃底切面**　探头斜置左季肋部，向左后上方旋转扫查，角度范围 0°～80°，该切面可较完整显示胃底周壁（图 6-2-10）。

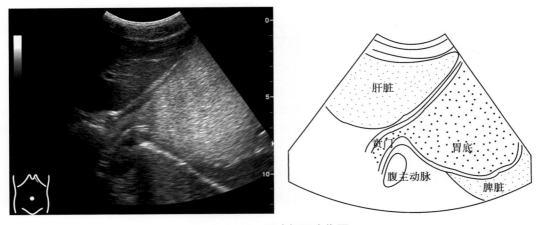

图 6-2-10　胃底切面声像图

3. **胃体切面**　探头在左上腹纵置移扫，即可显示胃体长轴图像（图 6-2-11）；探头于左上腹横置移扫，即可显示胃体短轴图像（图 6-2-12）。

4. **胃角切面**　探头横置腹部，在脐周上下 3~5cm 处连续横扫，可获得类似"双环征"声像。双环连接处是胃角横断面，其左侧环是胃体部，右侧环是胃窦部（图 6-2-13）。

5. **胃窦切面**　探头长轴斜置脐部与右上腹间，以不同角度扫查获取该部胃腔最长声像图，再以此方位进行左右或上下移扫，可获完整的胃窦长轴图像（图 6-2-14）。以胃窦长轴切面的探头位置，进行十字交换后连续扫查，即可获完整的胃窦短轴切面图（图 6-2-15）。

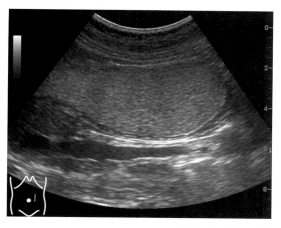 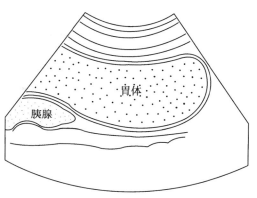

图 6-2-11 胃体长轴切面声像图

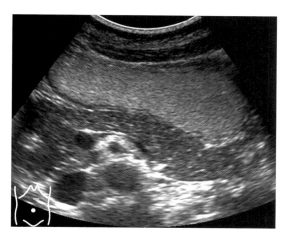 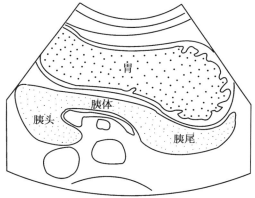

图 6-2-12 胃体短轴切面声像图

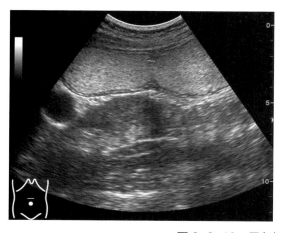 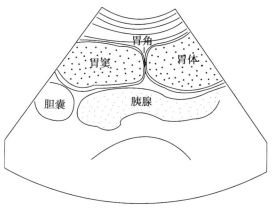

图 6-2-13 胃角切面声像图（双环征）

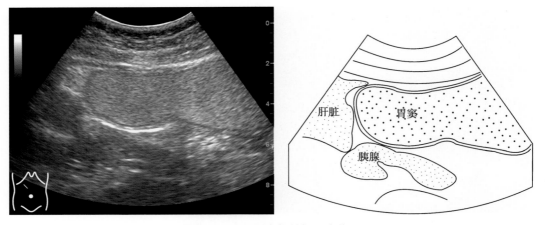

图 6-2-14　胃窦长轴切面声像图

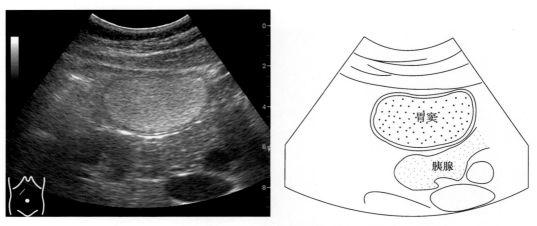

图 6-2-15　胃窦短轴切面声像图

6. 胃冠状斜切面　探头斜置脐周与左上腹间，向右前方连续扇扫，可显示清晰的胃冠状斜切面。该切面有利于观察胃小弯和胃角部小病灶（图 6-2-16）。

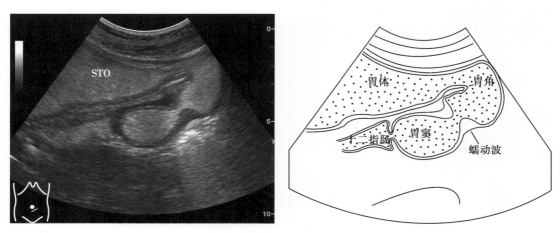

图 6-2-16　胃冠状斜切面声像图

7. 十二指肠切面 探头纵置右上腹，其上端向右旋转60°，向左旋转30°，探头下端相对固定，在此范围可扫获较完整的十二指肠声像（图6-2-17）。

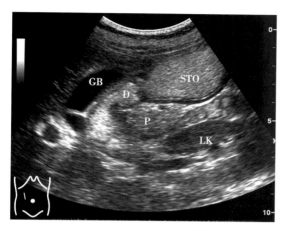
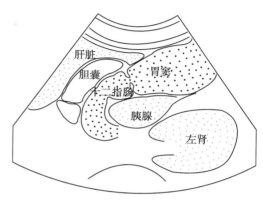

图6-2-17 十二指肠切面声像图

五、胃十二指肠正常声像图

1. 胃壁与胃腔 饮用造影剂后食管下端及贲门显像清晰，造影剂通过无滞留，管壁回声规则，表面光滑，管腔无狭窄，生理形态规整（图6-2-18）。

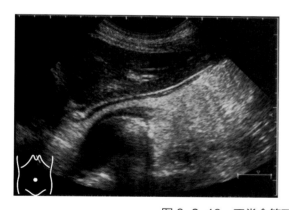
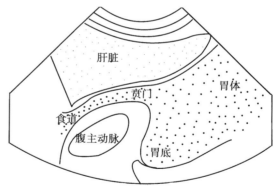

图6-2-18 正常食管下端、贲门及胃底声像图

胃充盈后，经变换受检者体位，可显示胃底壁膈面和脾面，境界清楚，壁黏膜面光滑。

胃体前后壁及大小弯显示完整，壁结构自内到外依次为黏膜层（低回声）、黏膜下层（强回声）、肌层（低回声）、浆膜层（强回声），壁层次间厚度匀称（图6-2-19）。胃体壁黏膜面光滑、规则，其大弯和后壁可见少量黏膜皱襞微细小起伏（图6-2-20）。

胃角形态自然，表面光滑，其横断面呈"双环征"，双环连接处规则、紧密，少数高张力胃的"双环征"可不典型。经冠状斜切面扫查可显示胃体窦部小弯和胃角。

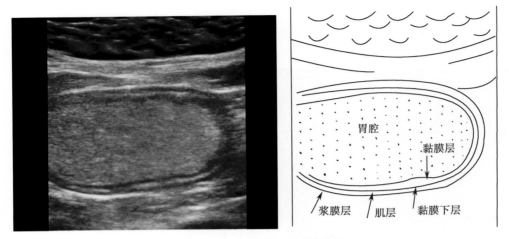

图 6-2-19　正常胃壁层次声像图

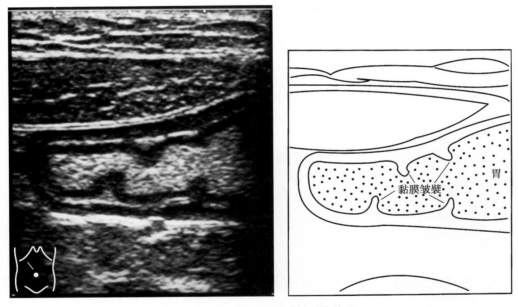

图 6-2-20　正常胃黏膜皱襞声像图

胃窦显示大小弯及前后壁，壁结构清晰，层次间厚度匀称，其黏膜面光滑、规则，可见少量黏膜皱襞起伏。

胃腔显示均质有回声界面，形态规整，无充盈缺损，可随胃蠕动改变胃腔形态，胃窦腔不出现暗区回声。幽门开放自然，通过顺利（图 6-2-21）。

2. 胃蠕动　起始于胃体部，通常以每秒 1cm 的速度向幽门方向运动。胃蠕动波形呈节律性和对称性的管壁收缩，无突然中断现象。正常声像切面上约可见 1~2 个蠕动波。

3. 十二指肠　随幽门开放十二指肠逐段充盈，球部形态呈"三角形"或"椭圆形"，边界规整、清晰，球壁黏膜面光滑，球内回声均质，其大小形态随蠕动和幽门开放出现规律变化。十二指肠降部和水平部肠腔充盈规整，内部回声均质，边界清楚，肠壁黏膜面可见细小黏膜皱襞（图 6-2-22）。十二指肠壁结构完整，自内向外分别为低回声层（黏膜层）、强回声层（黏膜下层）、低回声层（肌层）和强回声层（浆膜层）。

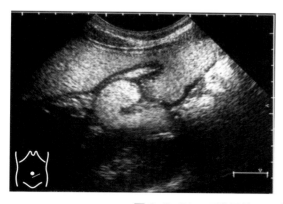
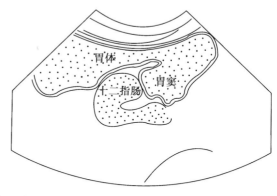

图 6-2-21　正常胃体、胃窦、大小弯及十二指肠声像图

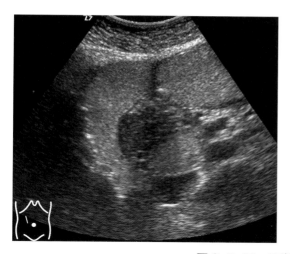
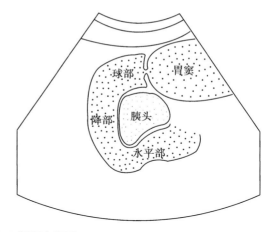

图 6-2-22　正常十二指肠声像图

六、正常胃十二指肠超声测量参考值

1. 贲门管径　通常为 5~12mm。

2. 胃壁厚度　胃腔充盈 500~600ml 造影剂时，壁厚度一般为 3~6mm。

3. 黏膜皱襞厚度　胃腔充盈 500~600ml 造影剂时，胃体黏膜皱襞厚度为 4~6mm，胃窦和胃底部黏膜皱襞厚度通常小于胃体部。

4. 幽门管径　在幽门开放时内径宽度为 2~4mm，长度为 5~8mm。

5. 十二指肠球面积　通常为 3~5cm²。

6. 肠壁厚度　肠腔充盈时肠壁厚度约为 3~4mm。

7. 肠腔内径　充盈时十二指肠内径通常小于 3cm。

8. **十二指肠黏膜皱襞厚度**　一般为 4~6mm。

第三节　胃　溃　疡

【定义】胃溃疡是消化道最常见的疾病之一，它是指胃黏膜受损超过黏膜肌层的慢性溃疡。多见于 20~50 岁的成年人。临床表现为周期性上腹痛、反酸、嗳气等症状。可并发呕血、便血、幽门梗阻及胃穿孔等病变。

【病理生理】胃溃疡是一种多因素引起的疾病。当胃黏膜侵袭因素增强和防御因素削弱，导致溃疡的发生，其中胃酸分泌过多、幽门螺杆菌感染和服用非甾体抗炎药等是已知的主要病因。胃溃疡多发生在胃小弯及窦部，病变多数是单个发生，直径多在 0.5~1.5cm，典型的溃疡呈圆形或椭圆形，其边缘常有增厚、充血水肿，溃疡基底光滑、清洁，富含血管的肉芽组织和陈旧瘢痕组织，表面常覆以纤维素膜或纤维脓性膜而呈灰白或灰黄色。

【检查操作要点】口服超声造影剂，使胃保持充盈状态，在左中上腹进行系列纵向、横向和斜向连续检查，坐位时较易显示胃体、胃角和胃窦部溃疡，仰卧位及右侧卧位容易显示胃底、胃体垂直部及胃小弯等部位溃疡。

【诊断依据】

1. **胃壁局限性增厚**　一般小于 1.5cm，其黏膜面出现凹陷。
2. **增厚胃壁呈低回声**　壁增厚最大范围一般小于 5.0cm。
3. **凹陷形态尚规整**　边缘对称，不随蠕动变化而消失。
4. **凹陷部壁层次模糊**　凹底光滑，表面附斑点状强回声（图 6-3-1~ 图 6-3-6）。
5. 部分溃疡可显示"强圈征""强双点"或"强回声斑"。
6. 较大溃疡通常呈腔外型凹陷，并可显示"桥征"及"黏膜纠集征"（图 6-3-7）。
7. 多发性溃疡者可显示互不相连的多处壁增厚伴凹陷（图 6-3-1）。
8. 溃疡直径小于 1.0cm 者，一般无明显壁蠕动变化；直径大于 1.0cm 者，局部壁蠕动可减弱。

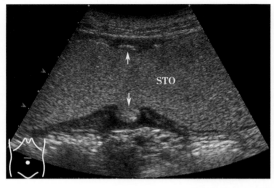 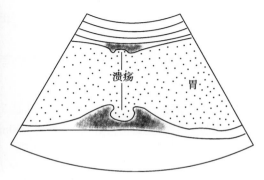

图 6-3-1　胃体前后壁溃疡

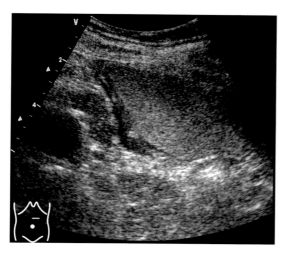
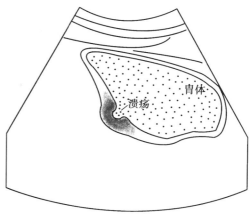

图 6-3-2 胃体后壁小溃疡

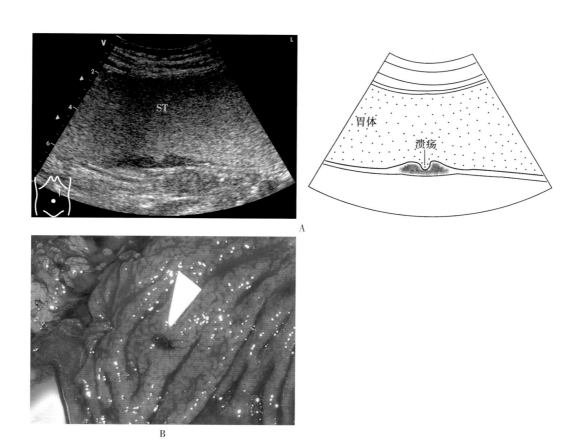

图 6-3-3 胃体后壁小溃疡
A. 胃体后壁小溃疡（纵切面）；B. 为患者手术标本

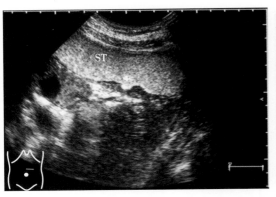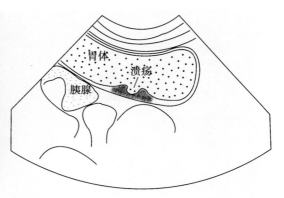

图 6-3-4　胃体后壁溃疡

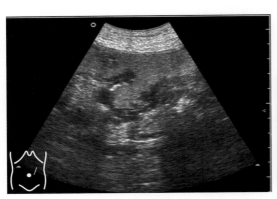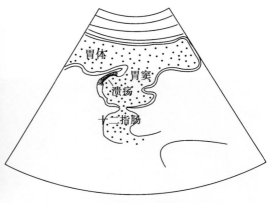

图 6-3-5　胃窦小弯浅表性溃疡（该图片由杭州萧山区第三人民医院谢亚羽医生提供）

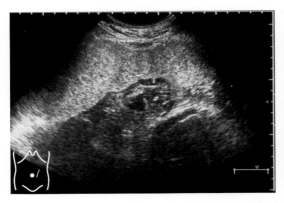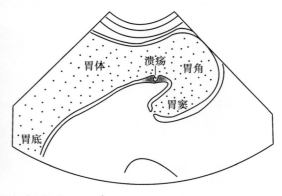

图 6-3-6　胃角小溃疡（直径约 3mm）

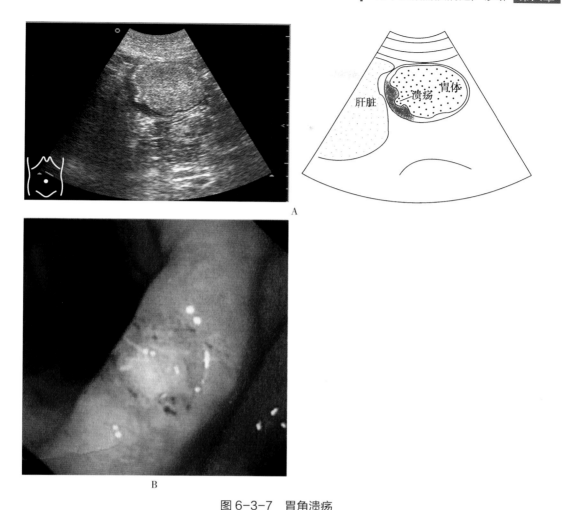

图 6-3-7　胃角溃疡
A. 胃角溃疡显示腔外型凹陷声像图（该图片由杭州萧山区第三人民医院谢亚羽医生提供）；
B. 胃镜检查显示胃角溃疡（该图片由杭州萧山区第三人民医院谢亚羽医生提供）

　　【临床价值及诊断要点】应用均质有回声型口服超声造影检查法，诊断胃溃疡符合率可达 89.2%，并能显示直径小于 0.5cm 的溃疡。由于其无创伤，无痛苦，患者易接受，可反复多次检查，适于接受药物治疗的溃疡患者的疗效观察，尤其适宜于老弱幼小、不宜行胃镜检查的患者。

　　通常对胃壁黏膜面出现固定的单处凹陷和圈状、点片状强回声附着，周围壁有增厚，即可提示胃溃疡。对于胼胝性溃疡、巨大溃疡首先必须与溃疡型胃癌鉴别，若连续观察中出现溃疡凹陷不规则扩大，形态僵硬，周缘壁隆起高低不对称，则应高度警惕恶变可能。在实际工作中，仅从声像图上确定良恶性溃疡较为困难，可进一步行双重超声造影，了解病灶的血流灌注特点，胃镜下活组织检查以获得病理学的结果。对于直径小于 3mm 以下的溃疡和浅表性溃疡易漏诊。

第四节 胃 癌

【定义】胃癌是源自胃黏膜上皮细胞的恶性肿瘤，占胃恶性肿瘤的95%。早期无明显症状，当形成溃疡或梗阻时才出现明显症状。临床表现为无节律性上腹痛，恶性呕吐、消瘦、黑便、乏力、食欲减退等，晚期胃癌尚表现腹部肿块、腹水、淋巴结转移、恶病质等。

【病理生理】

1. **早期胃癌** 癌组织限于黏膜层和黏膜下层，无论是否有淋巴结转移，称为早期胃癌。其分型简化为三型：隆起型、平坦型、凹陷型。微小胃癌为早期胃癌的始发阶段，直径小于0.5cm的胃癌统称为微小胃癌。

2. **进展期胃癌** 癌组织浸润达肌层或浆膜层称为进展期胃癌，也称为中、晚期胃癌，一般把癌组织浸润肌层称为中期，超出肌层称为晚期胃癌。大体分为九型：结节蕈伞型、盘状蕈伞型、局部溃疡型、浸润溃疡型、局部浸润型、弥漫浸润型、表面扩散型、混合型、多发癌。

【检查操作要点】口服均匀有回声型超声造影剂，使胃保持充盈状态，在左中上腹进行多方位连续扫查，变换体位，重点观察胃小弯、胃窦部和贲门胃底部的胃壁情况。检查残胃癌时应注意正确辨别残胃形态。

【诊断依据】

1. **早期胃癌** 胃壁局限性低回声隆起或增厚，病变形态不一，周缘毛糙，一般起始于黏膜层，当侵犯黏膜下层时，局部回声可出现断续现象。病变黏膜面也可呈小火山口样征象。依据早期胃癌的病理分型，超声也可分为隆起型、表浅型和凹陷型（图6-4-1～图6-4-4）。

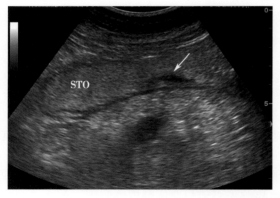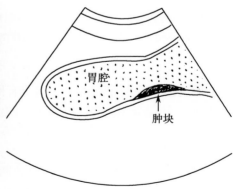

图6-4-1 胃体后壁隆起型早期癌

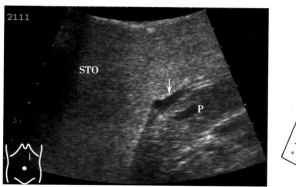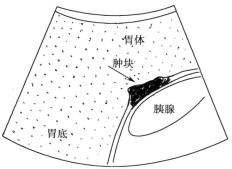

图 6-4-2　胃体后壁表浅型早期癌

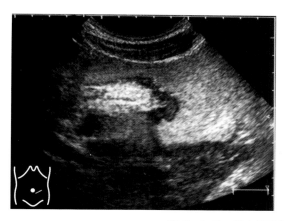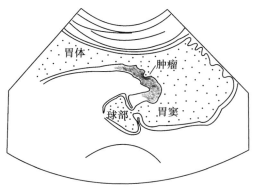

图 6-4-3　胃小弯表浅型早期癌声像图

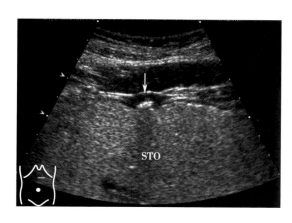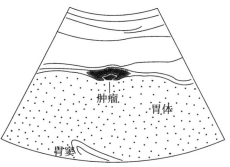

图 6-4-4　胃体前壁凹陷型早期癌

2. **进展期胃癌**　胃壁异常增厚隆起，形态不规则，内部回声较低、不均质，壁层次破坏，病变通常侵犯肌层或浆膜层，可表现壁结构紊乱、中断，浆膜回声线不完整。通常壁隆起最大范围大于 5.0cm，厚度大于 1.5cm，黏膜面显示多峰征与多凹征，胃腔狭窄，胃蠕动跳跃、减弱或消失。据进展期胃癌的不同类型，超声图像一般可分为肿块型、溃疡型和浸润型（图 6-4-5~ 图 6-4-14）。

3. 残胃癌 声像图表现与进展期胃癌基本类似，主要显示胃壁低回声肿物或增厚隆起，内部回声不均质，层次破坏，吻合口变形，胃腔不同程度狭窄，黏膜面不规整，出现凹陷或凸出。

4. 胃癌转移征象

（1）淋巴结转移：显示胃旁及周围淋巴结转移，出现单个、多个或融合的淋巴结肿大。

（2）直接扩散：癌肿蔓延浸润到肝脏、胰腺网膜和腹壁，声像图显示胃壁浆膜回声线中断，癌肿与邻近器官分界模糊，并发生粘连，局部出现异常肿物等。

（3）远处转移：可经门静脉转移到肝脏，也可转移至肺、骨、脑等处。肝转移常多发性，典型声像呈"靶心样"变化。

（4）种植性转移：声像图显示腹膜结节、卵巢肿物、腹水等。

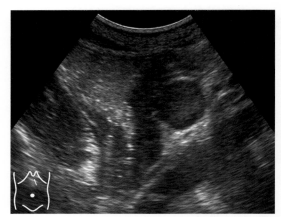
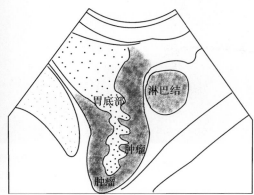

图 6-4-5 胃底弥漫浸润型癌伴周围淋巴结转移

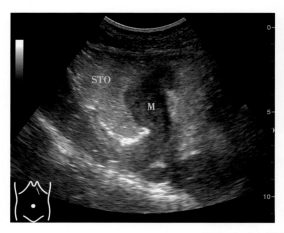
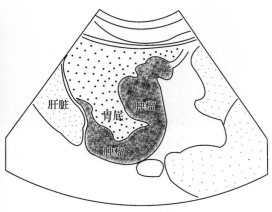

图 6-4-6 胃底弥漫浸润型癌

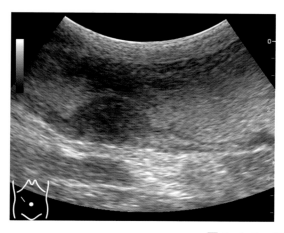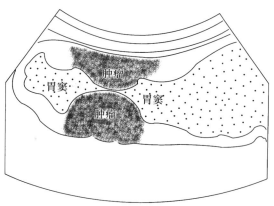

图 6-4-7　胃窦部浸润型癌

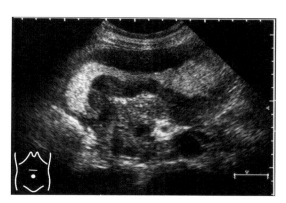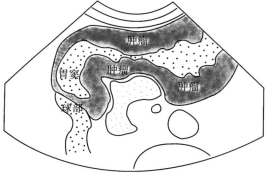

图 6-4-8　胃体、胃窦部弥漫浸润型癌

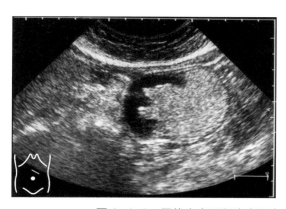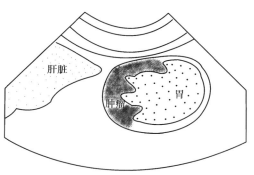

图 6-4-9　胃体小弯浸润溃疡型癌，显示"多峰"征与"多凹"征

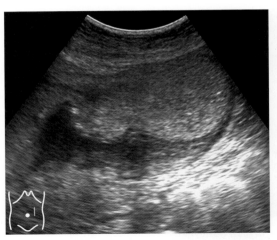
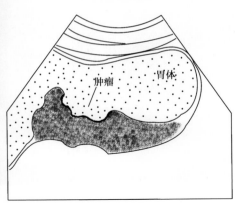

图 6-4-10 胃体后壁浸润溃疡型癌

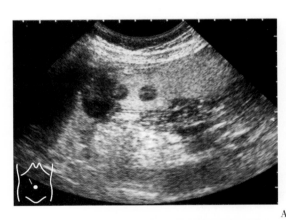
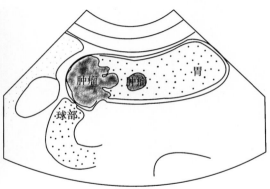

A

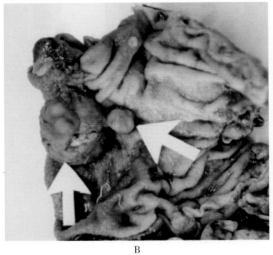

B

图 6-4-11 胃窦部肿块型癌
A.胃窦部肿块型癌；B.患者手术标本

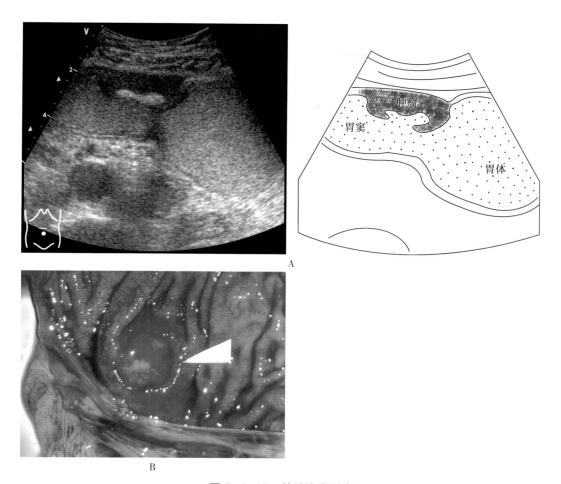

A

B

图6-4-12　前壁溃疡型癌
A.前壁溃疡型癌；B.患者手术标本

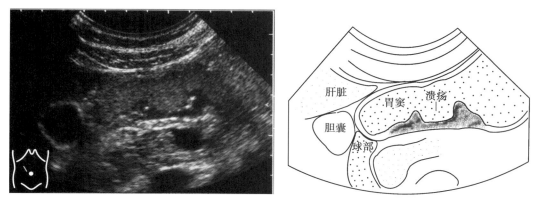

图6-4-13　胃窦后壁溃疡癌变声像图

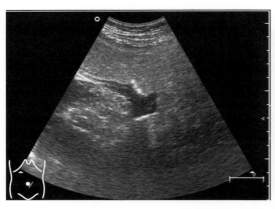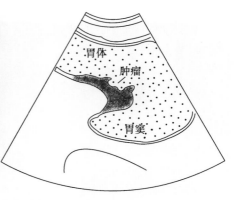

图 6-4-14　胃角溃疡型癌

【诊断与鉴别诊断要点】早期胃癌声像图应特别注意黏膜层的不匀称增厚征象，通常要与胃炎症性病变和活动性胃溃疡鉴别。

典型的进展期胃癌，超声诊断不难，对部分非典型表现的溃疡型胃癌易与活动性溃疡混淆。此外，肿块型胃癌须与息肉、胃间质瘤等相鉴别，并及时配合进行胃镜活检。

第五节　胃壁间质瘤

【定义】胃间质瘤是指发生于消化道含有梭形细胞、非普通型上皮样细胞或含有两种细胞，免疫组化表达 KIT 蛋白（CD117）阳性，遗传上存在频发性 *c-kit* 基因突变的起源于间叶源性的肿瘤，是近年来随着免疫组化及电镜技术发展而提出的新的病理学概念。胃间质瘤临床并不少见，占胃肠道间质瘤 60%~70%，年龄 50 岁以上者多见，男女发病率相近。瘤体小于 2cm 者可无任何症状，当肿瘤较大或伴溃疡形成时，可导致胃受压或上消化道出血等症状，并可触及肿块，恶性者伴体重减轻等其他恶病质体征。

【病理生理】胃间质瘤有两种基本的组织学结构，梭型和上皮样细胞型，两种细胞型常出现在一个肿瘤中。上皮样瘤细胞圆形或多边形，嗜酸性；部分细胞体积较大，核深染，形态多样；可见糖原沉积或核周空泡样改变。梭型瘤细胞与平滑肌瘤细胞很相似，呈梭形或短梭形，胞质红染，核为杆状，核形两端稍钝圆、漩涡状，呈束状和栅栏状分布。间质可见以淋巴细胞和浆细胞为主的炎性细胞浸润，大型肿瘤常可见间质黏液变性、透明变性、坏死、出血及钙化。有特殊的免疫表型及组织学特点，具有多向分化的特征，可以向平滑肌、神经或不定向分化，其生物学特性难以预测，是一种具有恶性潜能的肿瘤。胃间质瘤有 70%~80% 为梭形细胞型，20%~30% 为上皮样细胞型。

【检查操作要点】口服超声造影剂，使胃保持充盈状态，在左中上腹进行系列纵向、横向和斜向连续检查，重点观察胃壁肌层的局限性低回声肿块。

【诊断依据】

1. **胃壁内局限性肿块**　起始于肌层，可呈圆状、哑铃状、分叶状和不规则状。

2. **肿块呈低回声或极低回声**　周缘境界清晰，良性肿瘤内部回声均质。

3. **多发于胃体上部**　以单发为主，大小一般在 5cm 以内。

4. **按肿瘤的生长部位** 可表现为腔内型、壁间型和腔外型。

5. 部分肿瘤黏膜面伴有溃疡凹陷。

6. **彩色多普勒** 显示部分病变内部丰富血流。

7. **伴以下征象要考虑恶性变化可能：**

（1）起始于胃壁肌层的肿块较大：直径常大于 5cm。

（2）肿块形态不规则：周缘回声毛糙，内部回声不均质，可见液化区，部分伴有不规则强回声。

（3）肿块黏膜面伴较大溃疡：形态不规则，与液化区贯通，形成假腔。

（4）注意瘤体周边胃壁的层次结构及浆膜层的完整性：显示不清晰时嘱患者深呼吸或加压探头，观察有无与周围组织相对移动征象，以明确周围有无浸润粘连。

（5）周围淋巴结肿大。

具体声像图表现见图 6-5-1~ 图 6-5-6。

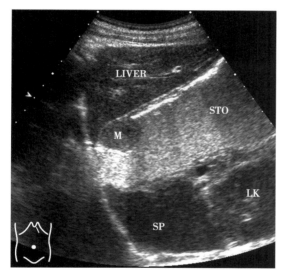
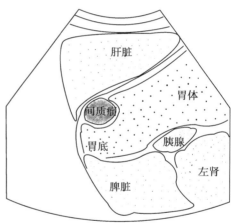

图 6-5-1　胃体近贲门口处间质瘤表现为腔内型

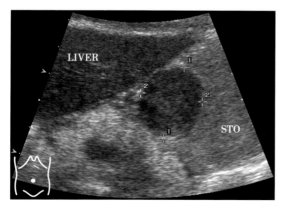
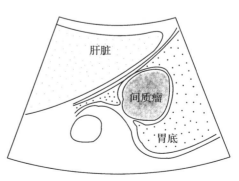

图 6-5-2　胃底部间质瘤呈腔内型

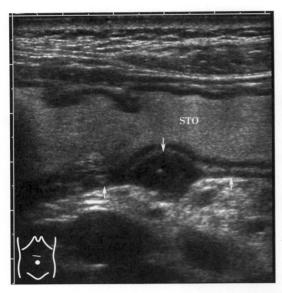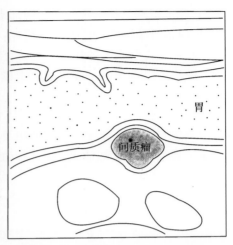

图 6-5-3 胃窦后壁肌层内间质瘤呈壁间型，伴钙化

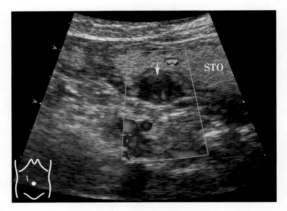

图 6-5-4 胃窦后壁间质瘤，壁间型，病变内部丰富血流

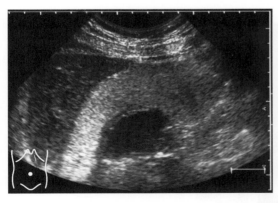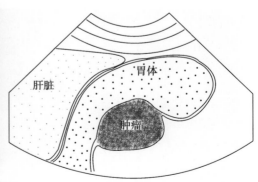

图 6-5-5 胃体后壁间质瘤，表现为腔外型

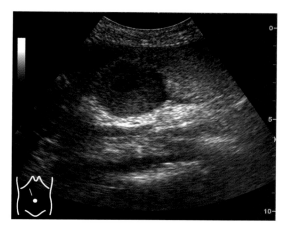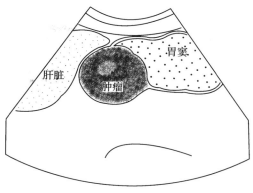

图 6-5-6　胃窦后壁间质瘤腔外型，内伴液化区

【诊断与鉴别诊断要点】超声显示起自胃壁肌层的局限性肿块，呈低回声，境界清楚，首先应考虑胃间质瘤。如肿瘤直径大于 5cm，表面出现不规则溃疡，形态不规整，内部回声不均质，病变部位浆膜层显示不清与周围组织粘连以及胃周出现转移病灶者，则要考虑恶性可能。

胃间质瘤须与肿块型胃恶性淋巴瘤鉴别，恶性间质瘤应注意与胃癌相鉴别。

由于胃间质瘤生长的位置，胃镜检查时在黏膜表面常常不易发现病灶，或仅发现表面有隆起，超声造影具有独到之处。

第六节　胃恶性淋巴瘤

【定义】胃恶性淋巴瘤属非上皮性胃恶性肿瘤，原发于胃黏膜下淋巴组织，占胃恶性肿瘤的 4.5%~5.0%，占胃肉瘤 60% 左右。

男性多于女性，常表现为缺乏特征的上腹饱胀与疼痛，并伴体重减轻、恶心、呕吐食欲减退，部分患者可出现呕血、便血和上腹扪及易活动肿块等。

【病理生理】胃恶性淋巴瘤分为淋巴肉瘤和霍奇金病。可发生于胃的任何部位，较多侵犯胃的远端，最常见于窦部，其次为体部，贲门、幽门。肿瘤直径 2~18cm 不等，可单发或弥漫浸润性生长，逐渐累及整个胃壁，并可扩展至邻接的十二指肠、食管或周围邻近脏器，常有胃周淋巴结转移，也可见反应性增生所致的区域淋巴结肿大。病理分浸润型、溃疡型、结节型、肿块型四种，可混合出现。按组织学可分为网织细胞（大细胞型淋巴肉瘤）和淋巴细胞肉瘤（小细胞型淋巴肉瘤）。

【检查操作要点】口服超声造影剂，使胃保持充盈状态，在左中上腹进行系列纵向、横向和斜向连续检查。

【诊断依据】

1. 胃壁弥漫增厚或肿块形成，病变起始于黏膜下层。

2. 增厚的胃壁或肿物呈低回声或近似低回声，后方组织回声略增强，提高增益可见肿块内部呈多结节状。

3. 肿块质地较软，导致胃腔狭窄的程度较轻。

4. 肿块黏膜面可显示溃疡凹陷，以及不规则斑状强回声。

5. 依据声像表现，可区分为浸润型、多结节型、肿块型和溃疡型。

6. 胃周围淋巴结肿大。

胃恶性淋巴瘤声像表现见图 6-6-1。

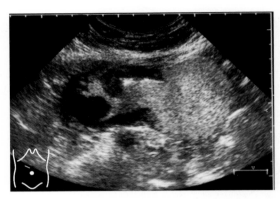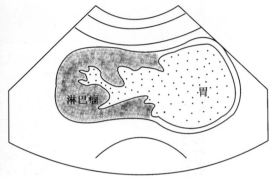

图 6-6-1　胃淋巴瘤声像图

【诊断与鉴别诊断要点】

胃淋巴瘤呈实质性低回声，胃壁增厚的程度比胃癌明显，本病须与胃癌、胃巨皱襞症鉴别。与胃癌的鉴别需胃镜检查病理学确诊。胃巨皱襞症以黏膜增粗肥大为主，胃壁的层次正常，易于区别。

第七节　胃　息　肉

【定义】胃息肉是指黏膜面凸到腔内过度生长的组织，发病年龄平均在 40 岁以上，早期无明显症状，如息肉表面发生糜烂、溃疡者可出现上腹不适、腹痛、恶心呕吐及消化道出血等，部分患者可出现间隙性幽门梗阻症。

【病理生理】胃息肉的组织结构和生物学特性各不相同，可分成非肿瘤性息肉（包括增生性息肉、错构瘤性息肉、炎性息肉、异位性息肉等）和肿瘤性息肉（包括扁平腺瘤和乳头状腺瘤）。非肿瘤性息肉中的炎性息肉无恶变倾向，错构瘤性和异位性息肉很少发生癌变，增生性息肉是由增生的胃小凹上皮组织及固有腺体组成，其细胞分化良好，有时伴间质增生和排列紊乱的平滑肌束，癌变率较低，但病变增大发生局部腺瘤样变，则容易出现癌变。息肉表面可发生糜烂或溃疡，而导致消化道出血。幽门窦息肉易出现幽门梗阻。

【检查操作要点】口服超声造影剂，使胃保持充盈状态，在左中上腹进行系列纵向、横向和斜向连续检查，重点观察胃壁黏膜面凸到腔内的异常回声。

【诊断依据】

1. **病变自胃壁黏膜层向胃腔突出** 以略低或中等回声为主，肿块内部回声均匀。

2. **肿块形态多样** 一般呈圆形或类圆形，境界清晰，表面光滑，大小为 1~2cm 之间。

3. **肿块基底部较狭窄** 与胃壁紧贴，不随体位变动而分离，常形成蒂状，部分呈"豆芽状"。基底部较宽者可呈"锥状"或"半球形"回声。

4. **病变可以多发** 呈分叶状，其后方无声影，局部胃壁黏膜层与黏膜下层难以分辨。

5. **彩色多普勒** 可显示蒂部的供血血管及病变内的血流信号。

胃息肉声像表现见图 6-7-1~6-7-6。

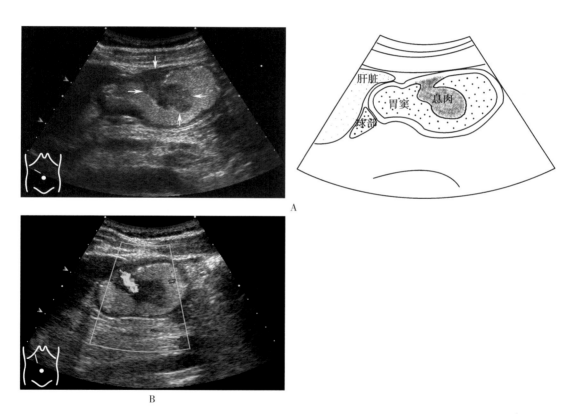

图 6-7-1 胃息肉
A. 胃窦前壁息肉；B. 息肉血流丰富

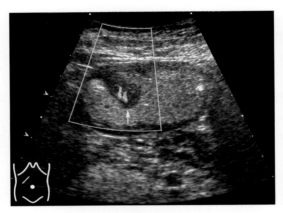

图 6-7-2　胃体前壁息肉彩色血流

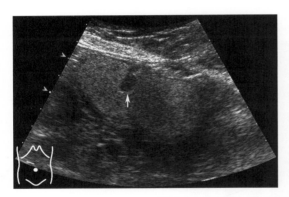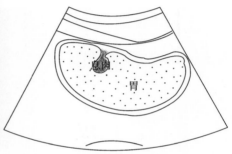

图 6-7-3　胃体前壁小息肉呈"豆芽状"

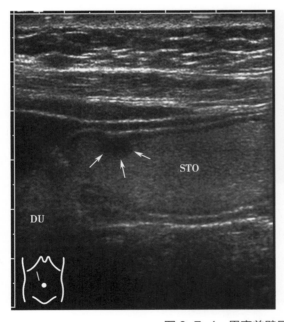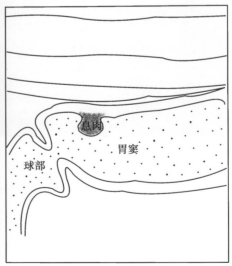

图 6-7-4　胃窦前壁呈半球形小息肉

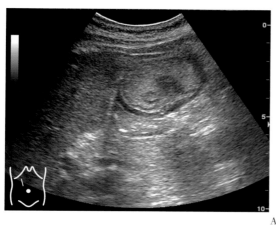
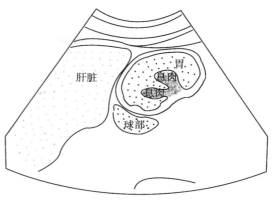

A

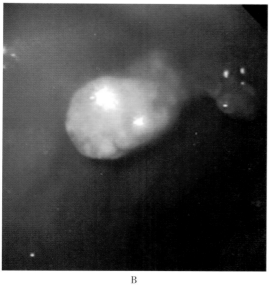

B

图 6-7-5　胃体后壁息肉

A. 后壁息肉（分叶状）声像图；B. 患者胃镜照片

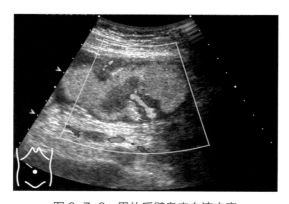

图 6-7-6　胃体后壁息肉血流丰富

【诊断与鉴别诊断要点】

超声显示胃内附壁带蒂的肿块即可提示胃息肉，但应注意与较小的胃癌、向腔内生长胃间质瘤以及胃巨皱襞症等鉴别。

第八节 胃巨皱襞症

【定义】胃巨皱襞症又称慢性增生性胃病，是一种原因未明的黏膜及腺体增殖病。此病男性多于女性，以 40~60 岁为多，轻者无任何症状，重者表现上腹不适、食欲减退、呕吐、消瘦或上消化道出血，并可继发贫血、低蛋白血症、水肿等。

【病理生理】黏膜皱襞显著增厚是其特征，首先发生在近侧胃，沿胃大弯曲折迂回，呈脑回状，部分呈螺旋形或息肉样向胃腔凸起，病变皱襞黏膜面可出现糜烂或溃疡。与正常的皱襞界限分明，局部胃壁不僵直。

【检查操作要点】口服超声造影剂，使胃保持充盈状态，在左中上腹进行系列纵向、横向和斜向连续检查，重点观察胃壁黏膜皱襞的形态改变。

【诊断依据】

1. 胃壁黏膜呈多乳头状凸入胃腔，形成"琴键征"，病变多位于胃体或胃底。

2. 凸入胃腔的黏膜皱襞明显增粗，厚度大于 1.2~1.5cm，其黏膜层完整，表面光滑，黏膜肌层明显增厚，呈低回声；黏膜下层呈强回声，境界不清。

3. 增厚凸起的黏膜皱襞不随胃蠕动起伏而变化。

4. 黏膜皱襞表面有糜烂者，局部可附少量斑状强回声。

胃巨皱襞症超声表现见图 6-8-1。

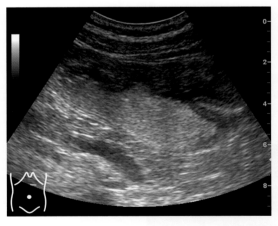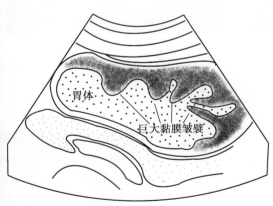

图 6-8-1 胃体前壁及大弯侧壁巨大黏膜皱襞

【诊断与鉴别诊断要点】超声显示胃底、体部多处凸入胃腔的黏膜皱襞，厚度大于 1.2cm，提示胃巨皱襞症；厚度大于 1.6cm 者，提示较严重的胃巨皱襞症。此病要与多结节型胃恶性淋巴瘤、多发性胃息肉及肥厚性胃炎相鉴别。

第九节　胃黏膜脱垂症

【定义】胃黏膜脱垂症系指因某种原因使胃窦部黏膜迂曲冗长、肥大、松弛，而脱入十二指肠所引起的一种疾病。多见于 30~60 岁男性，其常见症状为非周期性和节律性上腹不适或疼痛，并受体位影响。

【病理生理】病因多为胃窦部黏膜的慢性炎症、溃疡、水肿等引起局部黏膜皱襞肥大、冗长、松弛。当蠕动增强时，使胃窦部黏膜脱入幽门管。少数为窦部黏膜皱襞畸形，卷成环形，或幽门部黏膜下层先天性松弛所致。此外，本病的发生与胃蠕动异常有关，当黏膜出现病变如水肿、炎症等情况时，可随蠕动而挤向幽门，容易脱入十二指肠。

大多数胃黏膜脱垂是可复性的，所以手术或尸体解剖时未必能证实其存在。严重脱垂的黏膜表面充血、水肿，可伴有局部黏膜面糜烂、溃疡或息肉状增生，以及幽门部增厚和幽门口变宽，并可产生幽门不全梗阻。显微镜下可见幽门部黏膜及黏膜下层充血、水肿和腺体增生，并有不同程度的淋巴细胞、浆细胞及嗜酸性粒细胞浸润。

【检查操作要点】口服超声造影剂，使胃十二指肠保持充盈状态，在上腹部进行多方位连续扫查，重点观察胃窦部、幽门部及十二指肠球部黏膜及随胃蠕动的形态变化情况。

【诊断依据】

1. 胃窦壁黏膜明显增粗、增厚，黏膜呈带状低回声凸入胃腔。

2. 实时超声显示带状低回声随胃蠕动经幽门口进入十二指肠球（图 6-9-1），再随蠕动解除回复到胃窦部，如此周而复始。

3. 幽门管径可大于 0.4cm，当黏膜脱垂发生嵌顿时，造影剂难以进入十二指肠。

4. 球部，球基底部形态不规则（图 6-9-2），充盈较差。

5. 局部黏膜伴溃疡者可显示凹陷，凹陷表面附少量斑状强回声。

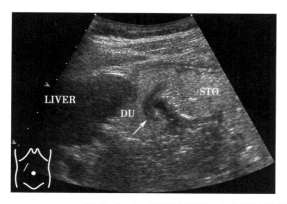 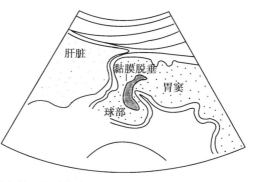

图 6-9-1　胃黏膜脱垂，显示带状低回声随胃蠕动经幽门进入十二指肠

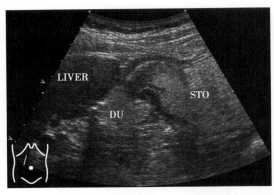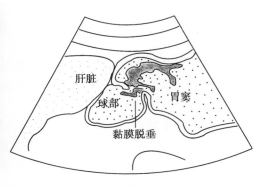

图 6-9-2　胃黏膜脱垂，显示带状低回声进入十二指肠

【诊断与鉴别诊断要点】

超声显示胃窦部粗大增厚的黏膜，呈带状低回声随胃蠕动经幽门管进入十二指肠者即可诊断胃黏膜脱垂。通常超声对黏膜脱垂嵌顿者难以确诊。鉴别诊断应注意与带蒂胃息肉脱入幽门管及幽门肌肥大等病变相区别。

第十节　慢性胃炎

【定义】慢性胃炎主要指不同病因引起胃黏膜弥漫性或局部炎性和萎缩性改变。为一种常见病，中年以上多见，主要症状是上腹疼痛和不适，部分患者可反复上消化道出血，也有部分患者无自觉症状。

【病理生理】幽门螺杆菌是慢性胃炎的重要致病因素，自身免疫、胆汁反流、全身性疾病亦与该病有关。病理改变主要在黏膜层，表现为炎性粒细胞浸润，其实质是胃黏膜上皮遭受反复损害后，由于黏膜特异的再生能力，致使胃黏膜发生改建，最终导致不可逆的固有腺体萎缩，数量明显减少，甚至消失，而发生肠上皮化生和异型增生。

通常将慢性胃炎分为慢性浅表性胃炎，慢性萎缩性胃炎和慢性肥厚性胃炎。

【检查操作要点】口服超声造影剂，使胃十二指肠保持充盈状态，上腹进行多方位连续扫查，重点观察胃黏膜及随胃蠕动的形态变化情况。

【诊断依据】

1. 胃壁黏膜皱襞增粗、增多、增厚，厚径常大于 0.6cm，但不超过 1.2cm，胃壁层次可辨（图 6-10-1）。

2. 胃壁可呈区域性增厚，最厚径通常不超过 1.2cm，增厚胃壁层次可辨（图 6-10-2），可有局限性"小丘状"增厚（图 6-10-3），以黏膜下层增厚为主，为散发；呈区域性变薄，黏膜皱襞变细小，甚至平坦，厚度小于 0.4cm，黏膜下层增厚。

3. 胃窦壁回声减低，黏膜皱襞增多、紊乱，伴激惹和痉挛现象（图 6-10-4）。

4. 幽门管出现反流现象，窦部可见暂时性反流暗区。

5. 部分伴糜烂者局部黏膜面可见点片状附壁强回声，不随胃腔内回声移动。

6. 手术后的残胃显示吻合口周围黏膜皱襞增粗、增多、增厚，厚径大于 0.6cm，考虑残胃炎（图 6-10-5）。

【诊断注意点】

1. 普通型胃炎的黏膜皱襞厚径大于 0.6cm，小于 1.0cm，但其胃体部皱襞均比窦部厚，如相反则要考虑伴发胃窦炎。

2. 胃窦黏膜皱襞厚径大于等于 1.0cm 者一般提示重度胃窦炎，不考虑肥厚型胃炎。

3. 肥厚型胃炎主要显示胃体底黏膜皱襞厚径大于 0.9cm，小于 1.3 cm（图 6-10-6）。

4. 萎缩型胃炎除了显示黏膜皱襞稀少，厚径小于 0.4cm 之外，尤为重要的是结合病变部位黏膜下层的声像图变化。

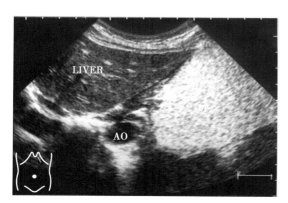 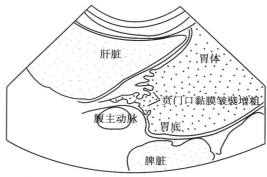

图 6-10-1　贲门炎显示贲门口黏膜皱襞增粗、增多

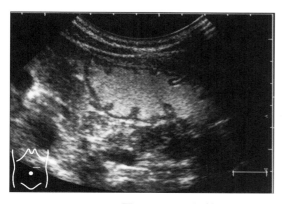 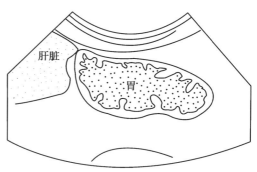

图 6-10-2　慢性胃炎显示胃体周壁黏膜皱襞增粗、增多

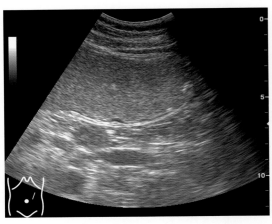
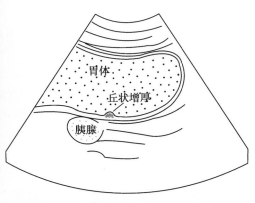

图 6-10-3 疣状胃炎显示胃体后壁"小丘状"增厚

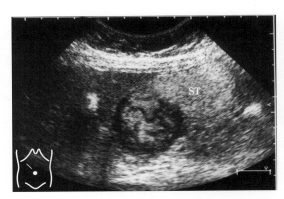
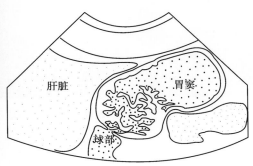

图 6-10-4 胃窦炎显示胃窦部黏膜皱襞增粗、增多，伴紊乱

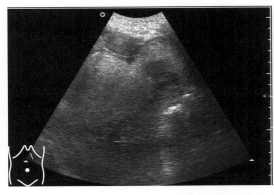
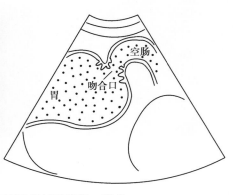

图 6-10-5 残胃炎显示吻合口周围黏膜皱襞增粗、增多

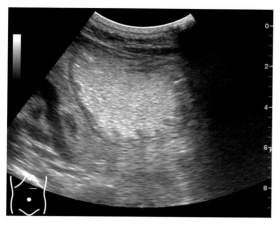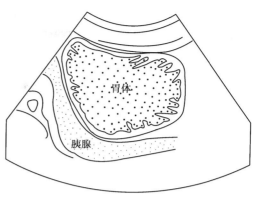

图 6-10-6　肥厚型胃炎显示胃体周壁黏膜皱襞明显增粗、增多

【诊断与鉴别诊断要点】目前胃镜检查仍是诊断慢性胃炎的"金标准"。对超声诊断慢性胃炎一直存有较大争议，主要原因是慢性胃炎的声像图表现也常见于一些正常人，而其中大多数人又缺乏胃镜及活组织检查结果的对照。

须注意与胃巨皱襞症、早期胃癌区别。胃巨皱襞症的胃壁黏膜明显增多，凸入胃腔的黏膜皱襞呈"琴键征"，厚度大于 1.2cm，有别于肥厚性胃炎；而大部分早期胃癌的黏膜层改变较慢性胃炎明显，但少部分声像图上难以鉴别，须结合胃镜活检来确诊。

第十一节　胃　下　垂

【定义】胃下垂是指站立时，胃下缘达盆腔，胃小弯弧线最低点下降至髂嵴连线以下。此病多见于体型瘦长的女性。主要症状有慢性腹痛与不适感，腹胀，恶心，嗳气与便秘等，轻度胃下垂多无症状。

【病理生理】由于膈肌悬吊力不足，胃肝、胃膈韧带松弛无力，腹内压下降及腹肌松弛等原因，加上体形或体质等因素，使胃呈极低张的鱼钩状，胃底、体部狭长，十二指肠球向左偏移。

【检查操作要点】口服超声造影剂，使胃内保持充盈状态，取站立位，用探头在腹部脐周进行连续上下横扫，重点观察胃大、小弯最低点的体表投影位置，测量与脐平面的数据。

【诊断依据】口服 500~600ml 超声造影剂后，患者坐位或立位时，胃底部和上胃体形态狭长，充盈不佳，下胃体及胃窦部则松弛膨大，部分伴胃壁蠕动减弱，横扫胃角水平低于脐平面（图 6-11-1）。当胃角回声平面低于脐下，小于 3cm 者为轻度胃下垂；低于脐下 3~5cm 者为中度胃下垂；低于脐下，大于 5cm 者则为重度胃下垂。

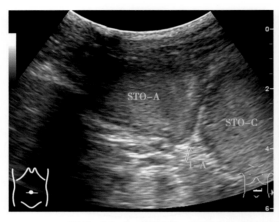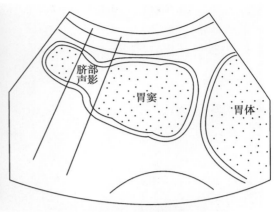

图 6-11-1　胃下垂，患者立位时脐水平横切面扫查显示胃角双环回声明显分离

【诊断与鉴别诊断要点】超声诊断胃下垂并不难，检查时可直接测量，观察胃的位置，可作为一种常规诊断胃下垂的首选方法。

须注意与急性胃扩张及幽门梗阻相鉴别，后两者均有胃腔扩张，伴有胃内容物潴留、幽门排空受阻等超声表现，而急性胃扩张可显示扩张的十二指肠球，这可与幽门梗阻区别。

第十二节　胃底静脉曲张

【定义】胃底静脉曲张是门静脉高压的重要并发症之一，临床主要症状为脾大、脾功能亢进、腹水、消化道出血等。任何原因导致的门静脉高压，均可能引起胃底静脉曲张，而肝硬化是主要发病原因，肝硬化时门静脉高压的发生率高达 80% 以上。

【病理生理】肝硬化过程中，肝细胞的坏死、再生结节的形成、肝组织结构的改建和弥漫性结缔组织增生，造成肝内血液循环紊乱，门静脉小支、肝静脉小支和肝动脉小支之间出现短路，血管床减少及血管受到再生结节的挤压，导致门静脉压力升高（超过 12mmHg，正常值为 10~12mmHg），形成侧支循环。

胃贲门部的侧支循环，由门静脉系统的胃左静脉与腔静脉系统的肋间静脉、膈、食管静脉及半奇静脉相吻合，构成了食管及胃底部的静脉曲张。胃底静脉曲张大部分由胃左静脉，小部分由胃短静脉扩张所致。

【检查操作要点】口服超声造影剂，使胃内保持充盈状态，在中上腹进行多方位连续扫查，重点观察贲门、胃底部胃壁，同时注意观察肝脏、门静脉和脾静脉。

【诊断依据】

1. 胃底壁出现凸入胃腔的囊性暗区，形态可呈小圆形、串珠状或葡萄状，内部多可见线状管壁回声（图 6-12-1~ 图 6-12-3）。

2. 胃底部囊性暗区紧附胃壁，黏膜表面完整，境界清晰，后方无声衰减，形态不随体位改变而变化，加压扫查出现形态变化。

3. 彩色多普勒血流显像，扩张、迂曲的管状无回声区内呈现红色或蓝色的血流信号

（图 6-12-4），并测得低速连续性的静脉血流频谱，平均流速（15.73 ± 3.22）cm/s。常可显示与扩张的胃冠状静脉或胃短静脉相连。

4. 常伴肝硬化、门静脉高压及脾大的声像图表现。

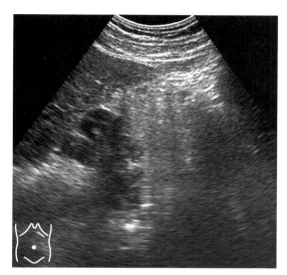
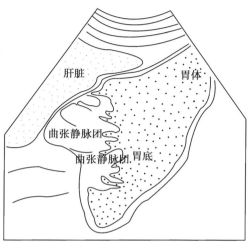

图 6-12-1　胃底静脉曲张，局部呈葡萄状低回声内可见管壁回声

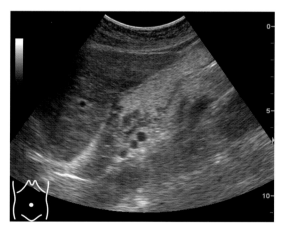
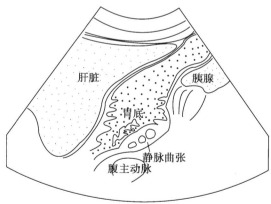

图 6-12-2　胃底静脉轻度曲张

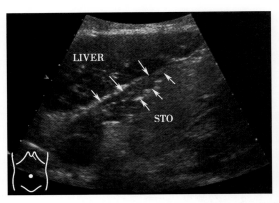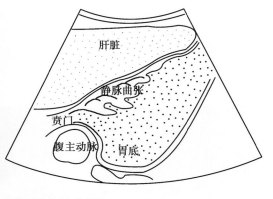

图 6-12-3 贲门部及胃体垂直部静脉曲张

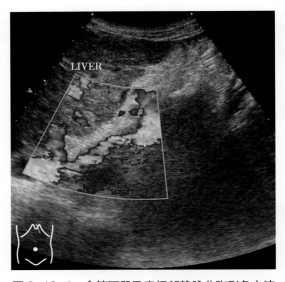

图 6-12-4 食管下段及贲门部静脉曲张彩色血流

【诊断与鉴别诊断要点】明显的胃底食管下段静脉曲张在空腹时就可以发现。在胃充盈下超声检查可准确显示曲张静脉位置、大小，判断程度。彩色多普勒超声能显示曲张静脉内的血流信号，利于胃底部癌肿、囊肿鉴别，可以反复进行，是一种较好的无创性检查方法，但对病变轻微、范围较小时则较难显示。

鉴别诊断应注意与胃底部癌肿、囊肿相鉴别。

第十三节 十二指肠溃疡

【定义】指发生于十二指肠的慢性溃疡，是常见病，多发于球部，青壮年多见，男性多于女性。临床表现为中上腹周期性、节律性疼痛，伴泛酸、嗳气，疼痛规律通常为疼痛 – 进食 – 缓解 – 疼痛。伴并发症时，有呕吐咖啡样物，以及黑便、梗阻、穿孔等相应症状。

【病理生理】溃疡的形成有各种因素，其中酸性胃液对黏膜的消化作用是溃疡形成的基本因素。十二指肠溃疡主要见于球部，约5%发生在球后部位，称球后溃疡。在球部的前后壁或大、小弯侧同时出现溃疡者，称对吻性溃疡。胃和十二指肠均有溃疡者，称复合性溃疡。十二指肠溃疡的直径一般 < 1.0cm，溃疡相对浅表，表面常覆以纤维素膜或纤维脓性膜。溃疡进一步发展，穿透胃或肠壁全层，与周围粘连穿透入邻近器官，或形成包裹，称为穿透性溃疡。溃疡病急性穿孔，是溃疡病的严重并发症之一，临床以十二指肠球部溃疡穿孔多见。溃疡多次复发，愈合后可留瘢痕，瘢痕收缩可引起溃疡病变局部畸形和幽门梗阻。

【检查操作要点】口服超声造影剂，使胃内保持充盈状态，在中上腹进行多方位连续扫查，变换体位，重点观察十二指肠球部形态、充盈情况及球壁和幽门管通过情况。

【诊断依据】

1. 十二指肠球部形态不规整，球面积变小，多数小于3.0cm²（图6-13-1）。

2. 球壁黏膜面出现凹陷，凹陷表面附少量增强回声（图6-13-2），不同切面分别显示"强圈征"（图6-13-2）、"强双点"（图6-13-3）或"强回声斑"（图6-13-4，图6-13-5），并不随体位改变而变化。

3. 凹陷处球壁层次模糊不清，回声减低，周围球壁呈局限性增厚（图6-13-2），厚径一般大于0.4cm，小于1.0cm，少数可大于1.0cm。

4. 球部充盈不佳，常伴刺激征象，并影响幽门开放功能。

5. 多发性溃疡者，可表现球形态极不规则，并可获得多处球壁凹陷征（图6-13-6）。

6. 球后溃疡者，除局部肠壁凹陷外，肠管常发生痉挛、收缩或瘢痕狭窄，造影剂通过呈"线样征"改变（图6-13-7），球底部宽径常大于3.0cm。当累及周围组织造成粘连时，加压探头或属患者呼吸时而出现同步移动征象。

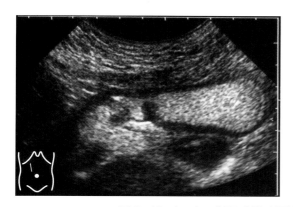
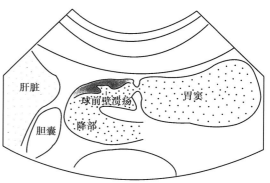

图6-13-1　十二指肠球前壁慢性溃疡显示球变形、幽门管偏位

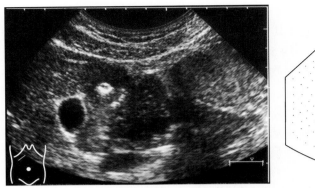
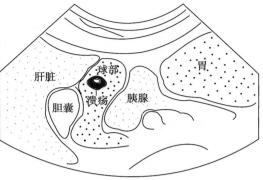

图 6-13-2　十二指肠球前壁溃疡显示"强圈征"

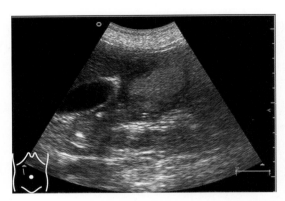
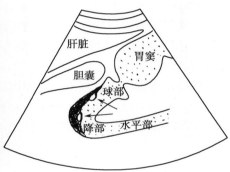

图 6-13-3　十二指肠球前壁慢性溃疡显示"强双点"

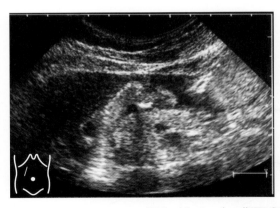
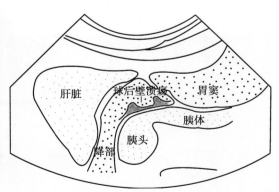

图 6-13-4　十二指肠球后壁溃疡显示"强回声斑"
（该图片由杭州萧山区第三人民医院谢亚羽医生提供）

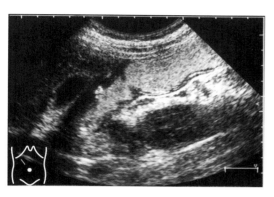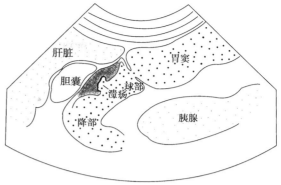

图6-13-5 十二指肠球前壁溃疡显示"强回声斑"

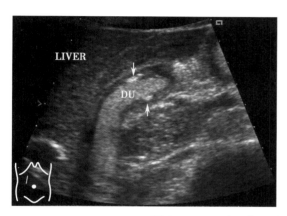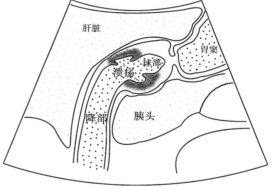

图6-13-6 十二指肠球前壁和后壁溃疡呈对吻性

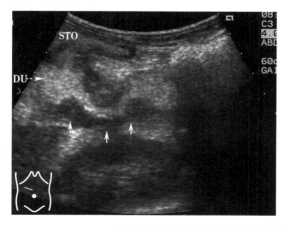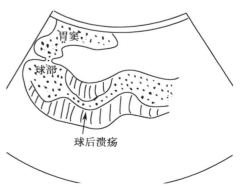

图6-13-7 十二指肠球后溃疡造影剂通过呈"线样征"

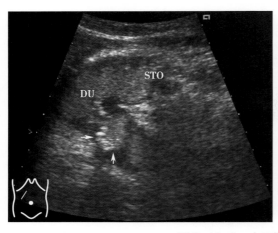
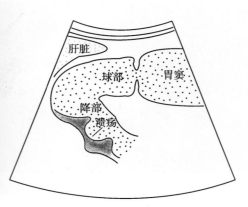

图 6-13-8　十二指肠球后溃疡

【诊断与鉴别诊断要点】口服超声造影显示球部形态不规则，球面积变小，球壁黏膜面出现凹陷，结合球部充盈差，出现痉挛或激惹现象，即可诊断十二指肠球溃疡。应注意与十二指肠球炎及球部气体鉴别，发生在十二指肠球后部的溃疡（图 6-13-8）应与十二指肠癌、克罗恩病或胰头部肿瘤侵犯十二指肠时相区别。

第十四节　十二指肠球炎

【定义】十二指肠炎为慢性非特异性感染，多发生在球部。临床表现仅有上腹轻度不适、压痛，重者可出现酷似消化性溃疡的各种表现。

【病理生理】病理可分表浅型、间质型及萎缩型，与胃炎相似，以表浅型居多，炎症限于黏膜层。胃腺化生是慢性十二指肠炎的重要特征，其杯状细胞数增加，腺管上皮细胞活动性增加，绒毛明显减少或萎缩，核呈过度染色，胞质减少；黏膜固有层出现严重炎症细胞浸润，包括淋巴细胞、浆细胞和肥大细胞，而中性粒细胞浸润常提示炎症活动；组织中血管增多，并出现黏膜下血肿及炎性渗出。

【检查操作要点】口服超声造影剂，使胃内保持充盈状态，在中上腹进行多方位连续扫查，变换体位，重点观察十二指肠球部形态、充盈情况。

【诊断依据】

1. 球壁黏膜皱襞增粗、增厚，厚径 ≥ 0.4cm（图 6-14-1），局部黏膜纹紊乱。

2. 球部形态规整，但充盈差，球面积偏小，通常小于 $3.0cm^2$（图 6-14-2）。

3. 球壁层次欠清，多数患者伴有十二指肠球激惹征。

4. 常伴有慢性胰腺炎和慢性胆道炎。

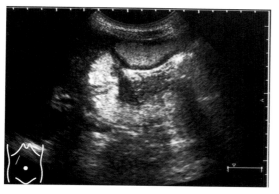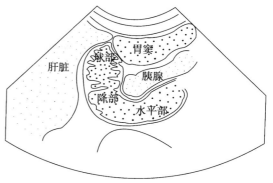

图 6-14-1　十二指肠球炎，显示黏膜皱襞增粗、增厚

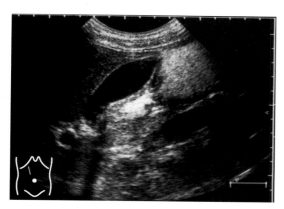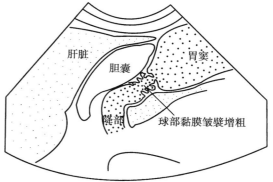

图 6-14-2　十二指肠球炎，显示球面积偏小

【诊断与鉴别诊断要点】口服超声造影显示十二指肠球充盈受限，球壁黏膜异常增厚、增粗，球面积偏小，球形态尚规整，即可提示十二指肠球炎。鉴别诊断主要与十二指肠球溃疡相区别。

第十五节　十二指肠肿瘤

【定义】指原发于十二指肠组织的良、恶性肿瘤，由于发病率低，起病隐匿，缺乏特异性症状，早期诊断困难。好发于老年，以 50~60 岁居多，男女之比为（2~3）:1。临床表现为上腹持续隐痛或胀痛，向背部放射，可出现间歇性黄疸、频繁呕吐、呕血及黑便等。

【病理生理】肿瘤好发部位以十二指肠降部为多，其次是水平部和球部。病理类型有溃疡型、息肉型、环状狭窄型和弥漫浸润型。组织学以腺癌为多，约占 73%，其余分别为间质瘤、淋巴瘤和类癌等。

十二指肠恶性肿瘤可分原发恶性肿瘤和转移癌，前者包括十二指肠癌、乳头部癌、肉瘤和类癌，后者主要为胆总管末端癌和胰头癌对十二指肠的直接侵蚀。十二指肠癌按部位分壶腹上型、壶腹下型和壶腹周围型。

【检查操作要点】口服超声造影剂，使胃内保持充盈状态，在上腹进行多方位连续扫查，变换体位，重点观察十二指肠周壁和幽门管通过情况。

【诊断依据】

1. 十二指肠形态变异，造影剂通过不畅，幽门口径增宽，通常大于 0.5cm。

2. 病变部位隆起（图 6-15-1），厚度大于 1.0cm，形态不规则。

3. 隆起病变黏膜表面可见少量不规则附壁强回声或凹陷。

4. 肠腔出现狭窄，病变近端肠管可出现不同程度扩张。

5. 良性肿物周围肠壁正常，肿物内部回声均质，境界清晰，病变直径通常小于 3.0cm（图 6-15-2）。

6. 恶性肿物境界不规则，内部回声不均质，病变处壁僵硬，蠕动消失（图 6-15-3）。

7. 晚期伴胆道梗阻，周围淋巴结明显肿大和胰、肝等器官转移征象。

8. 彩色多普勒可显示病变内血流丰富（图 6-15-4）。

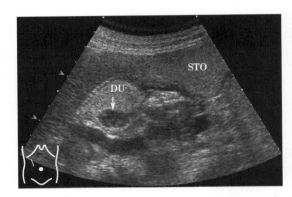
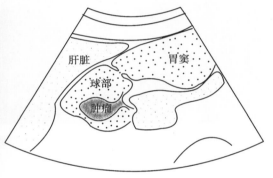

图 6-15-1　十二指肠球部间质瘤

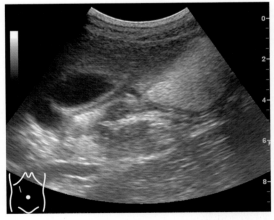
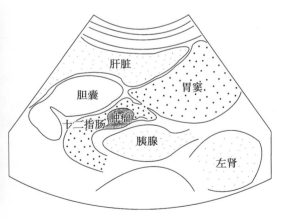

图 6-15-2　十二指肠球后壁间质瘤

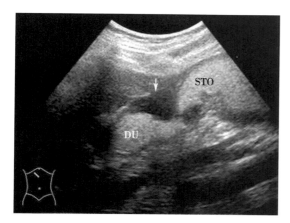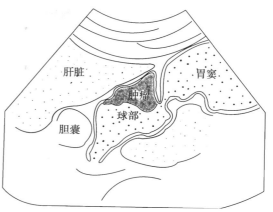

图 6-15-3　十二指肠球部非霍奇金病

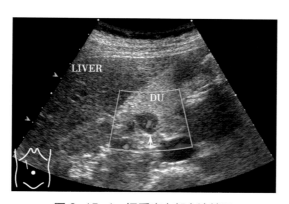

图 6-15-4　间质瘤内部血流情况

【诊断与鉴别诊断要点】口服超声造影显示十二指肠降部和水平部出现梗阻，局部肠壁呈不规则低回声隆起，厚度大于 1.0cm，内部回声不均质，黏膜面不规则，可提示十二指肠肿瘤可能。本病易与胰头肿瘤、壶腹部肿瘤混淆，也应与十二指肠球后部溃疡、克罗恩病等相鉴别。由于十二指肠降部、水平部及升部超声显像不很满意，应结合临床及其他检查分析。

（郭心璋　顾世明　余秀华　施红）

第十六节 胃双重超声造影

胃口服超声造影弥补了常规超声检查的不足，方法简便无创，为胃十二指肠疾病的诊断提供了重要的临床信息。虽然，通过口服超声造影能大致了解病变的位置和形态，但难以对病灶内部的血流灌注特征、囊实性改变、病灶侵犯胃壁的深度和范围以及周围脏器的转移情况等作出更进一步的判断。在口服超声造影的基础上，联合应用静脉超声造影的方法，称之为双重超声造影（double contrast-enhanced ultrasonography，DCEUS）。该方法在口服造影显示病灶解剖结构的图像后，再获取病灶内部、胃壁及其周围组织的血流灌注状况，提供了又一种新的无创诊断方式，尤其对于良恶性病灶的鉴别，胃癌的早期发现及病变进展的观察有重要意义。

一、检查操作要点

1. 检查前准备 患者需作必要的胃肠道准备。应禁食 6~8 小时以上，有需要者可在检查前半小时肌注阿托品针 0.5mg 以抑制胃肠道蠕动。检查前应辅导患者进行屏气练习。准备好具有静脉超声造影程序的高分辨超声诊断仪。

2. 检查方法

（1）造影检查前：首先行常规二维超声检查，了解患者空腹状态下胃肠、肝、胆、胰、腹水等情况，有否肿大的淋巴结等。

（2）准备静脉超声造影剂。

（3）先口服均质有回声型胃超声造影剂：该造影剂排空慢，为检查提供充足的时间。口服胃超声造影的方法请参考前面有关章节。

（4）发现病灶并确定双重造影检查时需观察的目标：优化二维图像，对病灶区域进行局部放大，然后进入造影程序，注射造影剂后开始同步计时，观察病灶的大小形态、增强模式、浸润深度和范围等，并将图像进行动态存储以备分析。

（5）对怀疑恶性肿瘤者：在注射超声造影剂后 2 分钟左右，即相当于肝脏延迟期，作全肝扫查，可发现肝内的转移病灶。

二、适应证和禁忌证

1. 适应证

（1）在经口服超声造影的基础上发现可疑病灶，需进一步明确性质者；

（2）有明显上腹部不适症状，并拒绝接受内镜检查者；

（3）肝炎、肝硬化患者出现上消化道出血症状者；

（4）胃镜或其他方法检查考虑胃肿瘤者；

（5）存在贲门或幽门不全梗阻，内镜检查无法完成者；

（6）发现继发病灶（如肝内转移灶、左侧锁骨上肿大淋巴结等），需寻找原发病灶者。

2. 禁忌证

（1）六氟化硫及其他造影剂组分过敏史；

（2）近期急性冠脉综合征或临床不稳定性缺血性心脏病者；

（3）近 7 天内，安静状态下出现典型性心绞痛者；

（4）近 7 天内，心脏症状明显恶化者；

（5）近期接受冠脉介入手术或其他提示临床不稳定的因素；

（6）急性心衰，心功能衰竭Ⅲ / Ⅳ级及严重心律紊乱者；

（7）伴有右向左分流的心脏病患者；

（8）重度肺动脉高压患者（肺动脉压 > 90mmHg）；

（9）未控制的系统性高血压患者；

（10）成人呼吸窘迫综合征患者；

（11）孕妇或哺乳期妇女。

三、正常胃壁双重超声造影表现

口服胃超声造影显示胃壁结构自内向外依次为黏膜层（低回声）、黏膜下层（强回声）、肌层（低回声）、浆膜层（强回声），壁厚度匀称，层次清晰（图 6-16-1）。静脉超声造影显示正常胃壁为 3 层（两层高增强，中间为低增强）：①黏膜层及黏膜下层，血供较丰富，造影时呈带状高增强；②肌层，血供相对较少，呈带状低增强；③浆膜层，亦呈线状或带状高增强（图 6-16-2）。在层次清晰的胃壁灰阶声像图上，可见动脉期含有造影剂微泡的血流信号自胃壁浆膜层向黏膜层迅速增强。造影剂开始到达的时间（AT）为 7~13 秒，达峰时间（TTP）为 21~25 秒。胃壁光整，厚度均匀，造影剂缓慢消退。胃腔被口服造影剂充填，由于无血供，因此无增强，与口服造影相反。

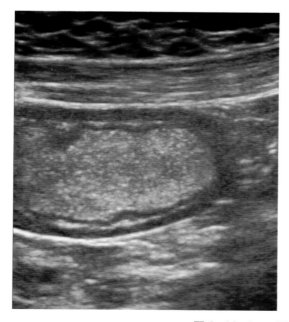
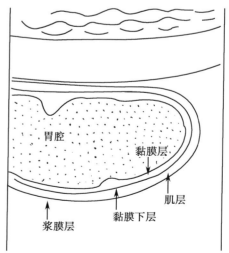

图 6-16-1　口服超声造影

显示胃壁四层结构，由内向外：黏膜层（低回声），黏膜下层（高回声），
肌层（低回声）和浆膜层（高回声）

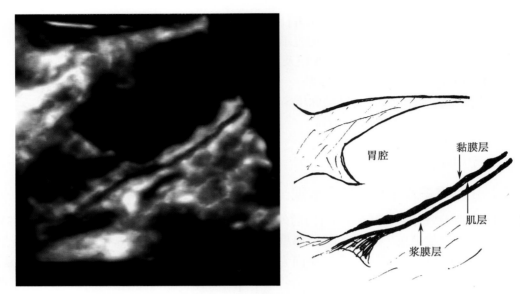

图 6-16-2　双重超声造影三维显像

显示胃壁三层结构，由内向外：黏膜层和黏膜下层（高增强），
肌层（低增强），浆膜层（高增强）

四、胃双重超声造影病例介绍

1. 肿块型胃癌　超声造影表现见图 6-16-3~ 图 6-16-5。

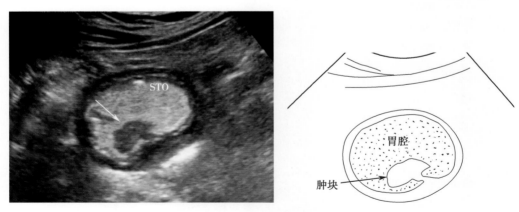

图 6-16-3　口服超声造影

显示一向胃腔内突起的低回声肿块（箭头）

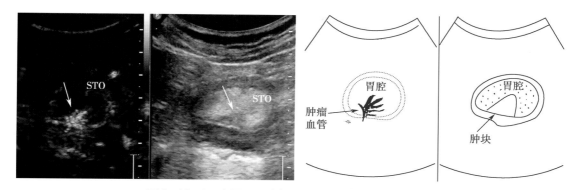

图 6-16-4　上图同一病例双重超声造影双幅同步显示

左图为静脉造影，右图为口服造影（低机械指数状态）。左图示动脉期周围胃壁尚未完全增强，
病灶组织已先期增强，见不规则的滋养血管

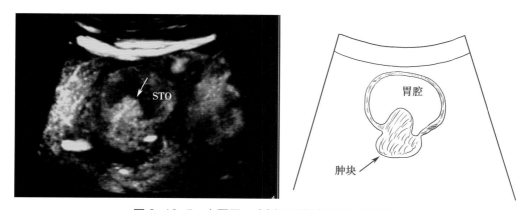

图 6-16-5　上图同一病例双重超声造影三维显像

当胃壁完全增强时显示出病灶完整的形态和范围，不仅向胃腔内突起，同时向胃后壁侵犯。
提供了比单纯口服造影更多的诊断信息

2. 溃疡型胃癌 超声造影表现见图 6-16-6~ 图 6-16-8。

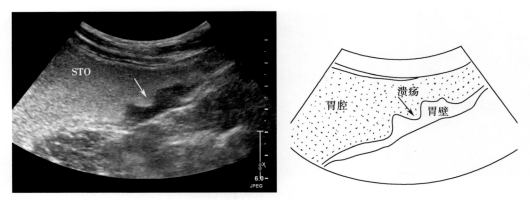

图 6-16-6 口服超声造影
显示胃窦后壁局部胃壁增厚隆起，中间凹陷（箭头）

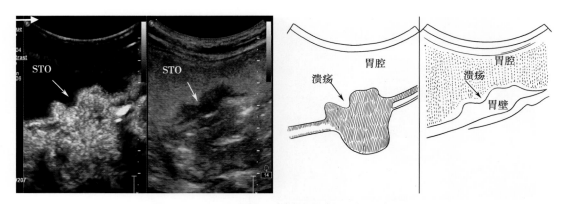

图 6-16-7 上图同一病例双重造影双幅同步显示
左图为静脉造影，右图为口服造影。左图显示隆起的胃壁呈高增强，胃壁层次破坏，病灶向胃后壁外侵犯，
较口服造影更完整显示出病灶大小和病变范围，为临床诊断和治疗提供更精准的信息

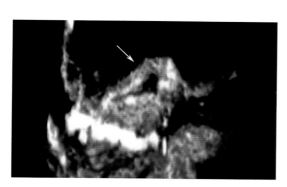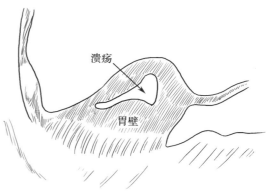

溃疡

胃壁

图 6-16-8　上图同一病例双重超声造影三维显像

显示病灶 C 平面，完整显示溃疡面的形态大小和周围隆起的胃壁

3. 弥漫浸润型胃癌　超声造影表现见图 6-16-9~ 图 6-16-11。

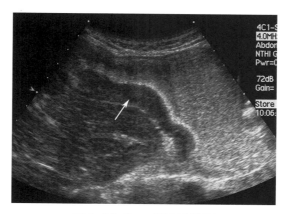

图 6-16-9　口服超声造影

显示胃壁广泛增厚呈低回声

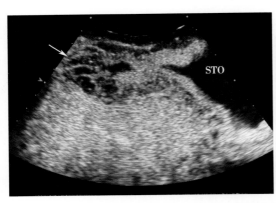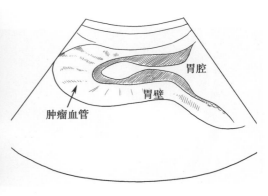

图 6-16-10 上图同一病例双重超声造影
显示动脉期穿过胃壁的血管（箭头）

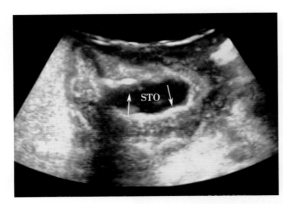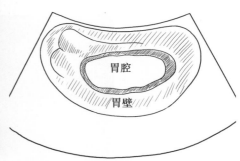

图 6-16-11 双重超声造影
胃体横断面显示广泛增厚的胃壁呈"面包圈"样，黏膜面高增强，肌层为不均匀低增强，
胃壁失去正常结构，胃腔狭小

4. 残胃癌 超声造影表现见图 6-16-12，图 6-16-13。

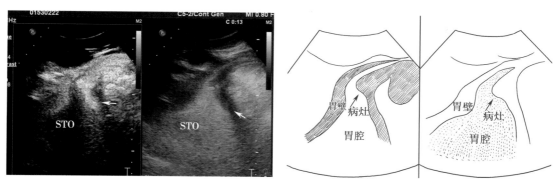

图 6-16-12 残胃癌双重超声造影双幅同步显示

左图为静脉造影示局部胃壁动脉早期呈高增强，右图为口服造影示吻合口附近胃壁不规则增厚

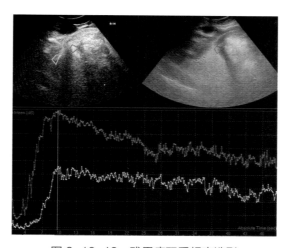

图 6-16-13 残胃癌双重超声造影

同一病例造影时间 – 强度曲线显示病灶处（红色曲线）造影剂到达时间早于周围对照组织（黄色曲线），
峰值强度明显高于对照组织。提示病灶处微血管生成和血流灌注的改变，考虑为残胃癌表现

5. 贲门癌 超声造影表现见图 6-16-14，图 6-16-15。

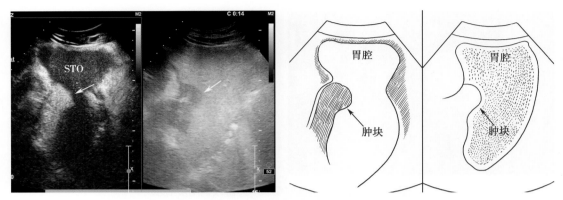

图 6-16-14 双重超声造影双幅同步显示
右图为口服造影，显示贲门处一低回声凸起（箭头）；
左图为静脉造影，显示动脉期病灶呈高增强（箭头）

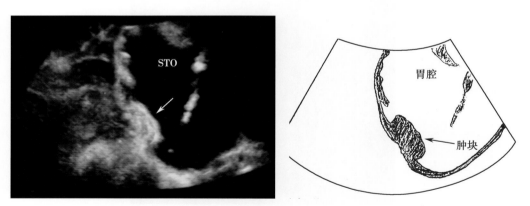

图 6-16-15 双重超声造影三维显像
显示贲门处一高增强的团块向胃腔内凸起，较二维显像更为清晰完整

6. 胃溃疡 超声造影表现见图 6-16-16。

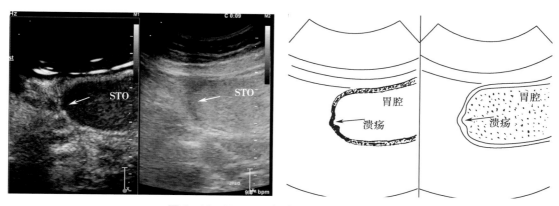

图 6-16-16 双重超声造影双幅同步显示
右图为口服造影（低机械指数），左图为静脉造影，显示胃壁一较浅的凹陷（箭头），
局部胃壁增厚不明显，增强强度与周围组织相近。胃镜活检为良性溃疡，治疗后痊愈

7. 胃息肉 超声造影表现见图 6-16-17。

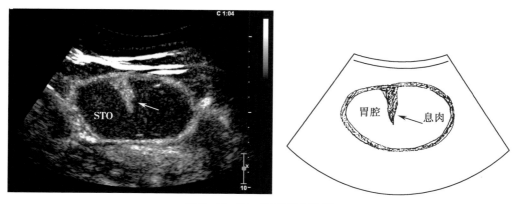

图 6-16-17 双重超声造影
显示一"锥状"肿物向胃腔内凸起（箭头），其增强时间和强度与周围胃壁一致，提示为良性病变

8. 胃间质瘤 超声造影表现见图 6-16-18，图 6-16-19。

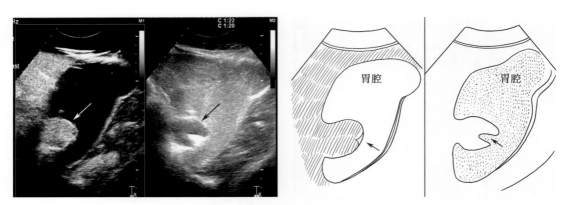

图 6-16-18 胃间质瘤伴溃疡形成双重超声造影双幅同步显示

右图为口服造影显示一低回声肿块向胃腔内凸起，表面有一凹陷（箭头），内有高回声的口服造影剂充填。
左图为静脉造影，示肿块表面黏膜层呈高增强，肿块内部与胃壁肌层等增强，提示病灶位于肌层

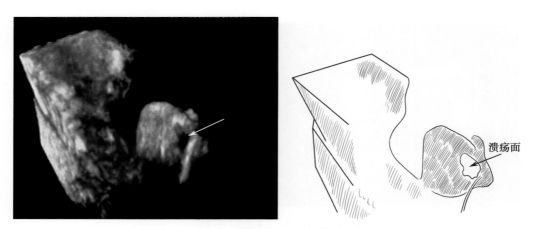

图 6-16-19 上图同一病例双重造影三维显像
显示溃疡面凹陷处的完整形态（箭头）

9. 慢性胃炎　超声造影表现见图6-16-20,图6-16-21。

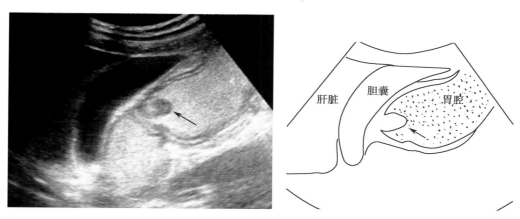

图6-16-20　口服超声造影
显示胃壁一低回声隆起（箭头），胃壁层次清晰可见

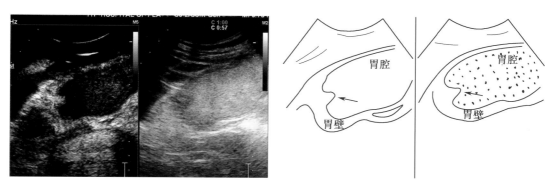

图6-16-21　上图同一病例双重超声造影双幅同步显示
右图为口服造影（低机械指数），左图为静脉造影，显示胃壁的隆起处（箭头），
该处增强时间和增强强度均与周围正常胃壁组织相同，胃镜活检为慢性胃炎

10. 胃内食物残留　超声造影表现见图 6-16-22。

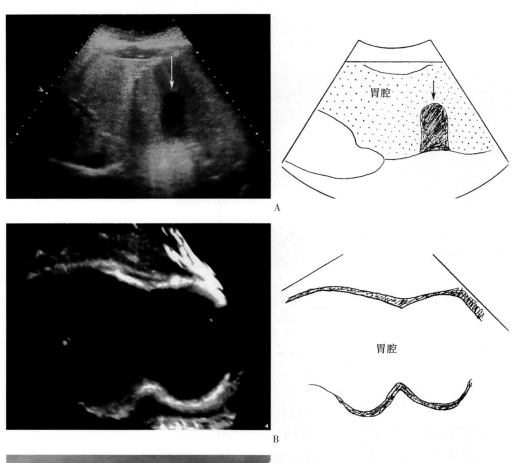

A

B

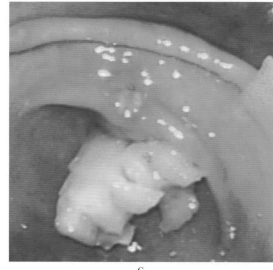

C

图 6-16-22　胃内食物残留
A. 口服超声造影：患者反复胃痛数月，超声显示胃腔内一低回声凸起（箭头），疑为间质瘤；B. 同一病例双重超声造影：清晰显示增强的胃壁，胃腔内无增强，排除胃内肿块，考虑为残留的食物；C. 上图同一病例胃镜显示为食物竹笋(患者数月前曾食用)

（施红　余秀华　张宏　郭心璋）

第七章 肠道疾病的超声诊断

本章主要讲述除十二指肠外的系膜小肠和大肠疾病的超声诊断。小肠镜和纤维结肠镜是肠道疾病的重要诊断方法，但随着高分辨率超声检查技术的普及应用，超声检查在筛查肠道疾病的诊断中起着越来越重要的作用。

第一节　解剖概要

一、小肠

小肠上端开始于十二指肠球部，下端经回盲部结肠口续接大肠，分无系膜的十二指肠和带系膜的空肠和回肠三个部分，长 5~7m。系膜小肠主要盘踞在结肠围成的方框和小骨盆内，前面被大网膜不同程度覆盖和前腹壁接触，活动度较大。系膜小肠上 2/5 为空肠，主要位于左上腹和脐部，下 3/5 为回肠，主要位于右下腹和盆腔。空肠管径较粗，管壁较厚，黏膜皱襞较多，回肠管径较细，管壁较薄，黏膜皱襞较少。系膜小肠的血供来自肠系膜上动脉，静脉回流经肠系膜上静脉注入门静脉。

小肠壁由黏膜、黏膜下层、肌层和浆膜四层组成。

二、大肠

大肠分为盲肠、阑尾、结肠、直肠和肛管。成人大肠全长约 1.5m，起自回肠，全程形似方框，位于腹腔外围，围绕在空肠、回肠的周围。盲肠和升结肠位于右侧腹背侧，降结肠位于左侧腹背侧。结肠右曲（肝曲）位于右肝下部后方，结肠左曲（脾曲）位于脾脏后方。阑尾附于盲肠后下端，形如蚯蚓。乙状结肠接于降结肠，呈乙字形弯曲，向下入盆腔。直肠为大肠的最末段，全长约 16cm，上端于第 3 骶骨上缘处接乙状结肠，下接肛门终于会阴部（图 7-1-1）。

大肠的血供右半侧来源于肠系膜上动脉，左半侧来源于肠系膜下动脉。这两条内脏动脉血供的分界点在邻近脾曲的远端横结肠。

大肠在外形上与小肠有明显的不同，一般大肠口径较粗，肠壁较薄，盲肠和结肠还具有三种特征性结构：①在肠表面，沿着肠的纵轴有结肠带，由肠壁纵行肌增厚形成；②由肠壁上的横沟隔成囊状的结肠袋；③在结肠带附近由于浆膜下脂肪聚集，形成许多大小不等的脂肪突起称肠脂垂。大肠壁由浆膜、肌层、黏膜下组织及黏膜层构成。阑尾管壁结构如结肠。

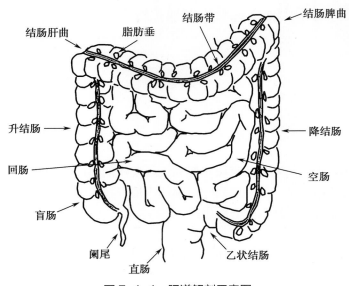

图 7-1-1　肠道解剖示意图

第二节　肠道超声检查方法

肠道的超声检查一般采用 2~5MHz 的凸阵探头经腹检查，对位置浅表的可疑病灶部位可换用 7.5~10MHz 高频线阵探头以获得更清晰的解剖结构和病理改变，直肠的检查可采用 3~9MHz 高频经直肠腔内探头。

小肠检查前最好空腹 6h，并可饮水以充盈肠腔和减少气体干扰。结肠检查前需排便、排气。经腹超声检查时，先用低频凸阵探头按顺序全腹扫查，发现可疑病灶时局部多切面扫查，浅表病灶可换用高频线阵探头扫查。检查结肠时，超声探头沿着结肠走行，由右下腹回盲部开始，依次向上、向左、向下滑行。也可在上腹部纵切确定横结肠后向左右追踪扫查。最好先用横切面扫查各段结肠。有局限性腹痛患者可着重扫查疼痛部位。扫查时，局部持续加压有助于排除气体干扰，显示后方结构。

正常小肠壁较薄，在 0.3cm 以下，结肠壁稍厚，在 0.3~0.4cm 之间。高分辨率超声可显示肠壁各层结构。最外层为浆膜层和肠周腹膜、脂肪等组织形成的高回声带，向内依次为固有肌层（低回声）、黏膜下层（高回声）、黏膜层（低回声），最内层为黏膜与肠腔内容物界面形成的高回声带。小肠内径较细，一般充盈情况下在 3.0cm 以下。结肠纵切面肠壁轮廓呈高低起伏波浪形。右半结肠通常充满粪便和气体，左半结肠通常处于收缩状态。结肠直径可达 5cm，盲肠直径还要大。正常阑尾超声显示概率较低，长 5~10cm，直径为 0.3~0.5cm。小肠和结肠正常声像图见图 7-2-1、图 7-2-2。

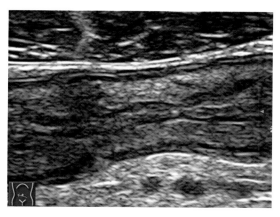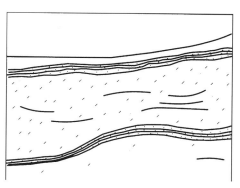

图 7-2-1　正常回肠声像图

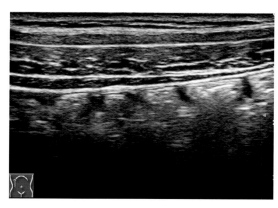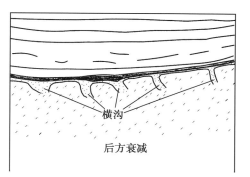

图 7-2-2　正常升结肠声像图

第三节　肠道肿瘤

一、小肠肿瘤

（一）小肠腺癌

【概述】小肠腺癌临床少见，约占胃肠道恶性肿瘤的 1%，多发生在十二指肠下曲、十二指肠空曲、回肠末端。早期无明显临床症状，随肿瘤增大出现肠梗阻症状，患者有呕吐、腹痛、呕血或便血等。

【相关病理】小肠癌肿瘤的形态学变化是肠壁不规则增厚，肿块形成，使肠腔不同程度狭窄，严重时导致肠梗阻。肿瘤周围和腹膜后淋巴结常有肿大。

【超声表现】病变处小肠壁不规则增厚，增厚肠壁呈低回声，分布均匀或不均匀，局部管腔狭窄，常呈"假肾征"或靶环征。也可表现为肿块型，向肠腔内凸出。彩色多普勒检查增厚肠壁或肿块内可探及点状或条状血流信号。周围腹腔内或腹膜后可出现转移性肿大的淋巴结（图 7-3-1）。

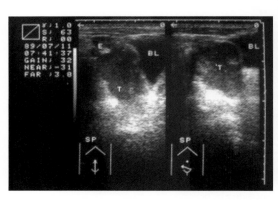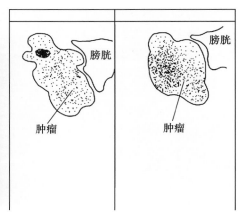

图 7-3-1　小肠腺癌

患者下腹胀，隐痛、稀便，平卧时摸及肿块，超声显示膀胱后上方低回声块，
边界不清，前上方与肠管融合一起，病理报告小肠腺癌

（二）小肠平滑肌肉瘤

【概述】小肠平滑肌肉瘤起源于小肠壁的平滑肌组织，临床少见，占小肠恶性肿瘤第三位。可分布于整个小肠，以空肠最为多见。早期瘤体小而无溃疡者常无症状，肿瘤生长到一定体积或出血时方有症状。可有腹痛、腹胀、腹部包块和消化道出血，可有贫血、消瘦、乏力、食欲减退、发热等。

【相关病理】按生长部位可分为腔内型、壁内型、腔内－腔外型和腔外型，其中以腔外型最多，且瘤体较大，中央可变性坏死、出血及囊性变。

【超声表现】腔外型肿瘤通常体积较大，表现为腹腔内肿块回声，边界清，内回声不均匀，可伴坏死无回声区或钙化强回声，肿瘤一侧与肠管相连续。腔内型肿瘤表现为肠管腔内低回声块，易引起肠梗阻表现（图 7-3-2）。

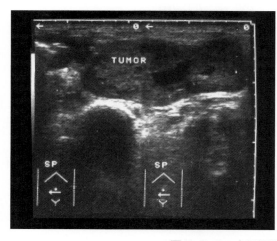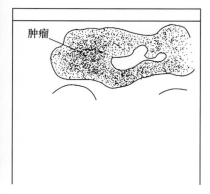

图 7-3-2　小肠平滑肌肉瘤

患者间歇性腹痛，自摸及肿块 1 周，超声检查脐周类椭圆形肿块，边界清，
内伴无回声暗区，左缘与肠管融合，手术病理报告小肠平滑肌肉瘤

（三）小肠神经纤维瘤

小肠神经纤维瘤临床上很少见，超声上常表现小肠腔内低回声肿块，可导致肠腔梗阻，甚至肠套叠（图 7-3-3）。

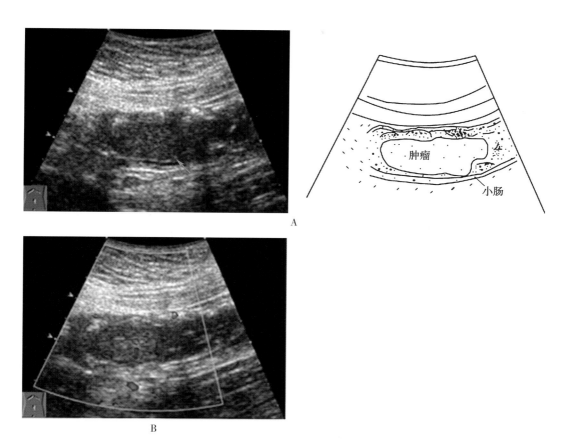

图 7-3-3　小肠神经纤维瘤
A. 灰阶超声；B. 彩色多普勒超声

（四）小肠间质瘤

【概述】小肠间质瘤占胃肠道间质瘤的 20%~30%，多发生在十二指肠和空肠，以向腔外生长为主。临床症状主要与肿瘤的大小、部位、肿瘤与肠壁的关系及肿瘤的良恶性有关。肿瘤较小者常无症状，较大者，则可引起各种症状，如腹部不适、腹部肿块及便血等。

【超声表现】超声常表现为腹腔内类圆形或分叶状低回声肿块，边界欠清，内回声不均匀，可伴坏死或钙化，彩色多普勒肿块内可见血流信号。肿块可有蒂与肠壁相连续，但有时不能显示。少数表现为"假肾征"（图 7-3-4）。

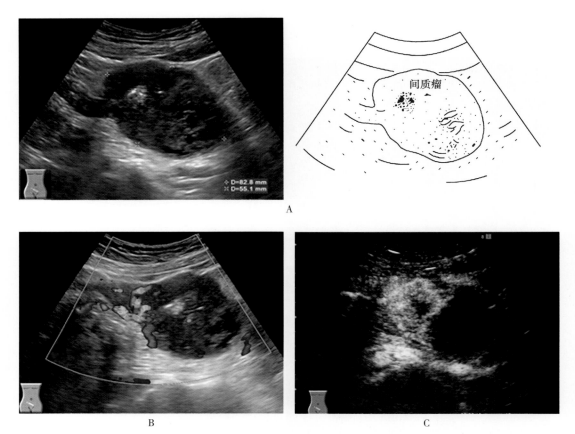

图 7-3-4 小肠间质瘤
A. 灰阶超声；B. 彩色多普勒超声；C. 超声造影，注入造影剂后第 18s，
肿瘤呈不均匀增强，内可见坏死无增强区

二、大肠癌

【概述】大肠癌是常见的消化道恶性肿瘤，包括结肠癌和直肠癌。大肠癌的发病率从高到低依次为直肠、乙状结肠、盲肠、升结肠、降结肠及横结肠，其发病与生活方式、遗传、大肠腺瘤等关系密切。大肠癌早期无症状，或症状不明显，仅感不适、消化不良、大便潜血等。随着癌肿发展，症状逐渐出现。右半结肠癌的主要临床症状为食欲缺乏、恶心、呕吐、贫血、疲劳、腹痛。左半结肠癌的主要临床症状为便秘、便血、腹泻、腹痛、肠梗阻等。直肠癌的主要临床症状为便血、排便习惯的改变及梗阻。肿瘤侵及周围组织或器官时，造成相应的临床症状。

【相关病理】早期大肠癌，癌肿局限于黏膜及黏膜下层，大体分型有：①息肉隆起型；②扁平隆起型；③扁平隆起伴溃疡型。进展期大肠癌肿瘤侵入固有肌层，大体分型有：

①肿块型，肿瘤呈菜花样肿物向肠腔内凸起；②浸润型，局部肠壁不规则增厚；③溃疡型，多在管壁增厚基础上，肿瘤中央出现凹陷溃疡。大肠癌最常见的浸润形式是局部侵犯，侵及周围组织器官，远处转移主要有淋巴转移和血行转移。

【超声表现】经腹超声检查，早期大肠癌难以显示。进展期大肠癌根据大体类型有不同的声像图。肿块型表现为局部肠壁明显增厚，呈低回声肿块向肠腔内凸出，局部肠腔变窄。浸润型表现为局部肠壁环状不规则增厚，呈低回声，肠腔不同程度狭窄，声像图横切面呈"靶环征"，纵切或斜切面呈"假肾征"，病变周边部位呈实性低回声，中央为受压肠腔，可含少量气体，呈高回声。溃疡型在低回声肿块表面可见凹凸不平，表面附着絮状黏液呈不规则中等或强回声。彩色多普勒检查实性低回声内常有较丰富血流信号。较大的进展期大肠癌常以腹部肿块形式出现（图7-3-5~图7-3-7）。

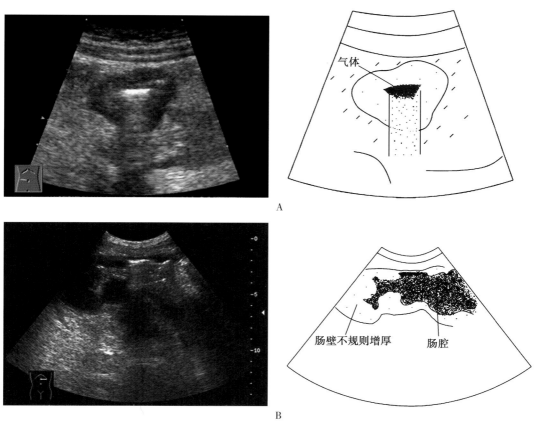

图 7-3-5　横结肠癌上腹部横切见横结肠壁不规则增厚，
肠管扩张时局部受限狭窄，手术病理报告横结肠癌

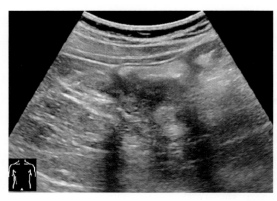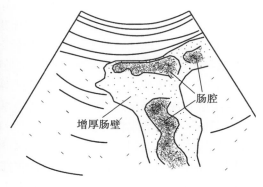

图 7-3-6 升结肠癌
肠壁不规则增厚，局部呈低回声肿块向肠腔内凸出

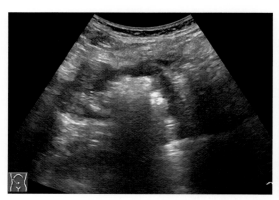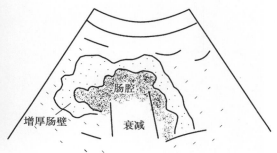

图 7-3-7 升结肠癌
肠壁不规则增厚，斜切面呈"假肾征"

第四节 肠道非肿瘤性疾病

一、肠道炎症性疾病

由于炎症导致肠壁增厚超声常表现"靶环征""假肾征"或低回声灶。

（一）克罗恩病

【概述】克罗恩病（Crohn's disease）是一种慢性非特异性炎症，可发生在全消化道任何部位，以回肠末端最为常见。常见症状有腹痛、腹泻、稀便或黏液便，累及结肠时可有脓血便，少数有脂肪泻、发热。

【相关病理】病变肠段肠壁充血水肿，黏膜下肉芽肿性增生致肠壁增厚、变硬，黏膜面常有多发溃疡，浆膜面纤维素性渗出使邻近肠段或器官粘连。病变呈节段性、透壁性，肠壁增厚肠腔狭窄可致肠梗阻，继发感染可致脓肿或瘘管形成。病变区肠系膜淋巴结常有肿大。

【超声表现】回肠末端、回盲部或其他病变处肠壁全周性增厚，呈均匀性低回声，管壁厚达 1.0~1.5cm。肠壁结构常不清，内膜面不光滑，局部管腔狭窄，肠壁穿孔时肠周可有瘘管、粘连、脓肿形成。彩色多普勒检查病变肠壁可见散在血流信号（图 7-4-1）。

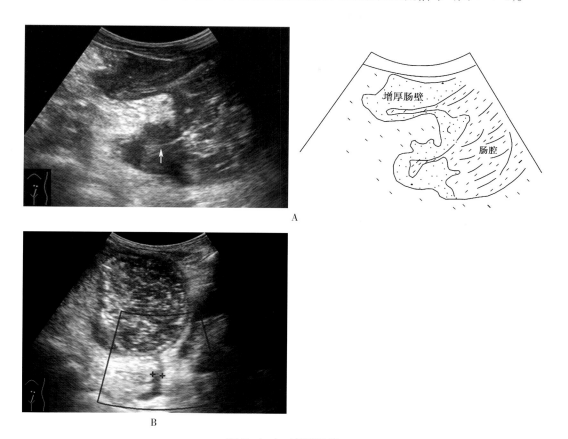

图 7-4-1　克罗恩病

A.下腹部扫查肠壁不规则增厚，肠腔扩张；B.下腹部扫查肠腔扩张，
局部肠壁回声中断，肠液外漏，提示肠穿孔

（二）溃疡性结肠炎

【概述】溃疡性结肠炎是一种病因不明的结肠和直肠慢性非特异性炎症性疾病，病变多位于乙状结肠和直肠，也可延伸至降结肠，甚至整个结肠。病程漫长，常反复发作。主要临床症状有腹泻、黏液便、脓血便，左下腹痛，全身乏力、消瘦等。本病见于任何年龄，但 20~30 岁最多见。

【相关病理】病变局限于结肠黏膜及黏膜下层，早期黏膜充血、水肿、渗血，肠壁增厚，进而形成黏膜隐窝小脓肿，黏膜坏死脱落形成浅溃疡；向深部侵及黏膜下层，严重时达肌层和浆膜层，引起结肠周围脓肿、穿孔、瘘管，并与邻近脏器粘连。溃疡愈合形成瘢痕可致肠腔狭窄、肠管缩短；病灶被周围纤维组织包围，上皮增生可形成炎性息肉或假性息肉。

【声像图】肠壁增厚（0.6~1.5cm），以黏膜及黏膜下层为主，回声减低。肠壁结构清晰时，各层可分辨；肠壁结构不清晰时，呈弥漫的低回声，较均匀，可累及全肠壁，一般不呈团块状。肠腔黏膜呈节段性回声增强、增厚，有的可见凹陷，浆膜层回声清晰完整。病变肠管与正常肠管间可见渐进的过程。病变沿肠管走向弥漫性扩展，范围较广，常常超过10cm以上，肠管有僵硬感。增厚的肠壁血流增多。病变所致肠腔狭窄，肠腔一般不偏移，肠壁病变呈环形。病变肠管蠕动不明显，但肠内容经过较迅速，无明显存留。肠间可见淋巴结肿大，或伴有少量积液。肠壁穿孔时肠壁连续性中断，局部结构紊乱，周围可有脓肿形成（图7-4-2~图7-4-4）。

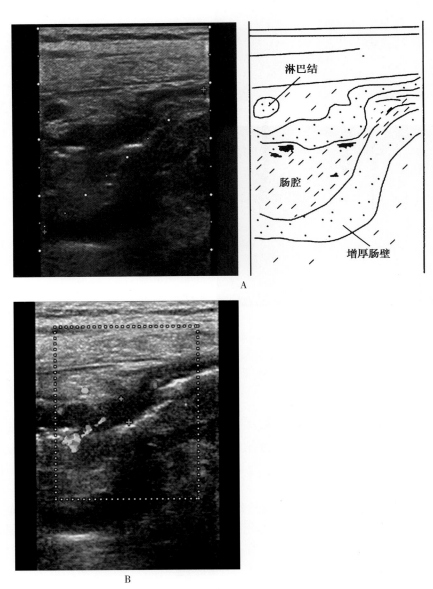

图 7-4-2 溃疡性结肠炎
A. 右侧腹肠管壁不规则增厚，层次不清；B. 溃疡性结肠炎

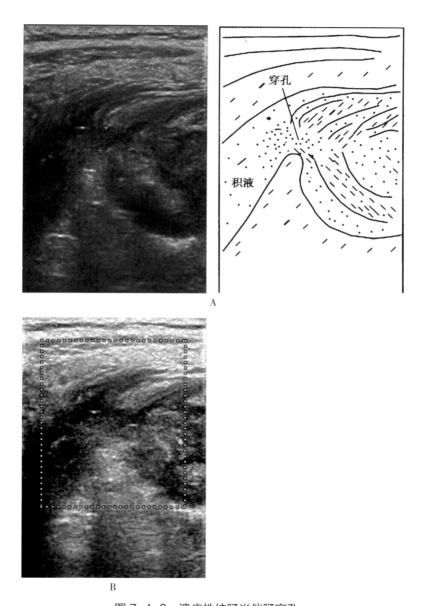

图 7-4-3　溃疡性结肠炎伴肠穿孔

A.局部肠壁回声中断；B.彩色多普勒显示穿孔部位外周少许血流信号

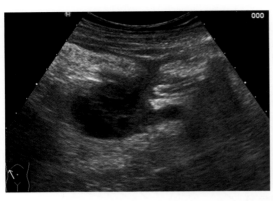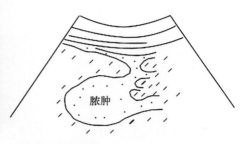

图 7-4-4　溃疡性结肠炎，肠间隙脓肿形成

二、肠梗阻

【概述】主要指肠管内容物的下行发生了急性通过障碍。

【病理生理】引起肠梗阻的原因常见有小肠肿瘤、大肠肿瘤、炎症或腹部手术后粘连、肠套叠等，此类病因造成的肠梗阻称机械性肠梗阻，麻痹性肠梗阻常由手术麻醉等引起。病理生理改变主要是由梗阻以上肠管扩张、积液、积气。时间过长严重者引起肠穿孔、肠壁坏死。

【临床表现】以腹部阵发性绞痛、腹胀、呕吐、肠鸣音亢进为主，严重者可发生水电解质紊乱和休克，完全梗阻时患者无排便、排气。

【声像图表现】①肠管扩张，扩张的范围取决于梗阻部位的高低，扩张的肠管内积液造成无回声暗区伴肠内容物形成的点状、条状高回声。②肠壁黏膜皱襞水肿、增厚，部分形成"鱼背骨刺"状排列。③机械性肠梗阻时可见肠蠕动明显增强，肠内容物随蠕动来回漂移。④肠道肿瘤可产生肠梗阻，此时可发现实质性低回声块、"靶环征或假肾征"，由于肿瘤的生长方式不同，表现不一，外生型及溃疡型很少出现肠梗阻，肠壁增厚型及肿块较大凸向肠腔内易产生肠梗阻，少数患者可伴有肠外器官转移灶如肠周淋巴结或肝内转移。⑤肠套叠导致肠梗阻，超声表现多层肠管平行套入，纵切时内呈管状暗区，上方肠管扩张，横切时呈圆形团块，内回声杂乱，无回声暗区伴套入水肿增厚的肠壁形成低及高回声，团块内彩色多普勒显示血流丰富，肠壁血管受挤压后导致相对狭窄，频谱表现流速增快。有些患者是因肠道肿瘤、儿童可因肠系膜淋巴结肿大引起肠套叠，超声检查均可发现其特有的表现。

【诊断价值】机械性肠梗阻有典型超声表现，诊断不难。重要的是寻找梗阻病因，大部分患者超声能找到梗阻原因，扫查时根据肠管体表投影可初步判断梗阻部位。肠管高度积气，无法显示扩张的肠管和积液，需进行放射学检查。

肠梗阻的声像图表现见图 7-4-5、图 7-4-6：

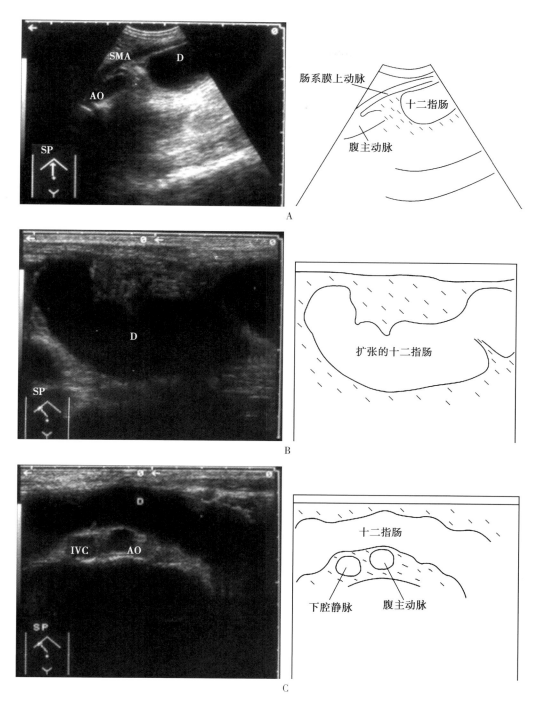

图 7-4-5　肠梗阻

男性，52 岁。胃手术（毕罗氏 II 式）后 2 个月，腹胀难忍。A. 上腹部纵切见肠系膜上动脉后方类圆形无回声暗区为十二指肠横断面，诊断为十二指肠输出梗阻；B. 上腹斜切见十二指肠降部及横部呈"腊肠"状扩张；C. 上腹横切扩张的十二指肠跨越在下腔静脉、腹主动脉前方

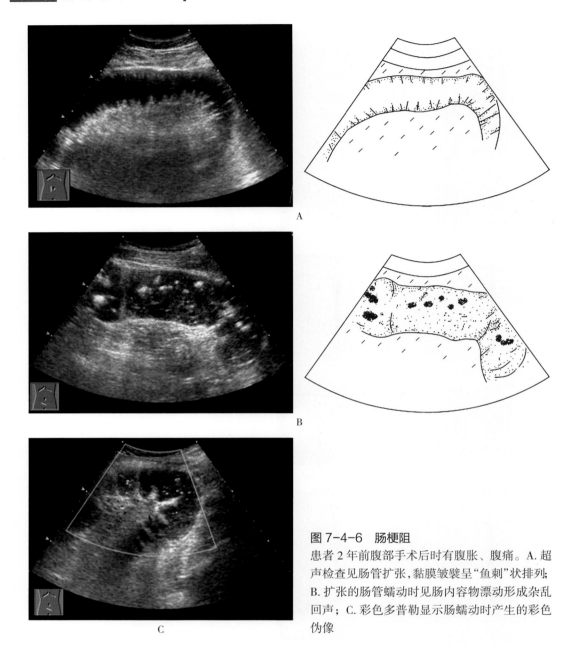

图 7-4-6 肠梗阻

患者 2 年前腹部手术后时有腹胀、腹痛。A. 超声检查见肠管扩张,黏膜皱襞呈"鱼刺"状排列;B. 扩张的肠管蠕动时见肠内容物漂动形成杂乱回声;C. 彩色多普勒显示肠蠕动时产生的彩色伪像

三、肠套叠

【概述】伴有肠系膜结构的肠管被套入相连接的另一段肠腔内称为肠套叠。常见于小儿科急诊,成人则多继发于肿瘤。主要临床表现为突然发生的间歇性腹痛、呕吐、血便、腹部包块。

【相关病理】被套入的肠管因血液循环障碍使肠壁充血水肿,继而发生坏死。肠套叠几乎都伴有近端肠管梗阻扩张。

【超声表现】套叠的肠管长轴切面上可见肠管重叠的"套筒"样征象，多层肠管平行排列，远端被套入的肠壁反折处可见肠管上下对称的折曲现象。短轴切面为大、中、小三个环状结构形成的偏心性"同心环"或"靶环"状，外环为最外面的非套入远端肠管，没有管壁增厚现象，中间和内部两个环状结构是被套入的近端肠管，其管壁因充血水肿而又轻度均匀性增厚，呈低回声，中环和内环交界处可见到呈强回声的肠系膜。彩色多普勒检查可观局部肠壁血流信息，判断肠壁循环变化。

肠套叠的声像图表现，见图7-4-7。

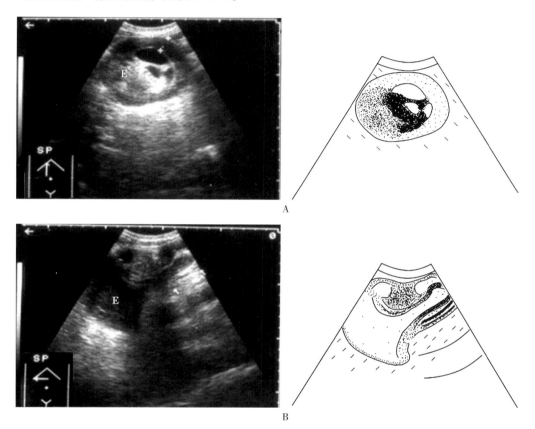

A

B

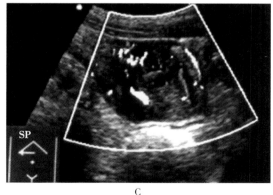

C

图7-4-7 肠套叠

患者腹胀、腹痛2天。A.腹部横切面显示圆形团块，外缘肠壁水肿增厚、内回声杂乱，有高回声及无回声，似"夹心饼"样；B.纵切显示套入的肠管部分内呈管状，前后缘肠壁不规则增厚，回声不均，上方肠管明显扩张；C.彩色多普勒（翻拍资料）显示套入的肠壁受挤压后血流加速，表现团块内血流丰富

四、阑尾炎

【概述】是由各种原因引起阑尾血液循环障碍，使阑尾黏膜受损，继发感染。

【病理和临床表现】病理上分为单纯性阑尾炎、化脓性阑尾炎和坏疽性阑尾炎，从阑尾充血水肿、细胞浸润到明显肿胀、脓肿形成和阑尾壁缺血坏死、甚至穿孔。临床以转移性右下腹痛、右下腹压痛、白细胞增高和发热为主。

【声像图表现】早期阶段可因肠壁水肿、肠管积气明显，超声检查无阳性发现。典型者阑尾增大，通常内径 >6mm，壁水肿增厚或呈双层，横切面可呈"同心圆"征，盲肠部肠壁也水肿增厚，阑尾腔内伴有点状高回声或强回声团（粪石），后方伴声影。阑尾脓肿表现为右下腹一团混合回声，内见阑尾腔增大或阑尾腔显示不清，回声强弱不等，外周有网膜包裹形成的高回声或炎性渗出的片状无回声暗区，彩色多普勒见散在血流信号，化脓性阑尾炎及阑尾穿孔时均可伴有局限性积液和淋巴结肿大（图7-4-8~图7-4-12）。

【诊断价值】大多数急性阑尾炎超声检查有上述表现，超声检查时应注意右下腹髂腰肌内前方，后位阑尾时应注意升结肠后方。因体胖或腹内积气明显的患者往往显示不清阑尾，女性患者要注意与右侧附件病变鉴别。极少数患者阑尾位于左下腹。

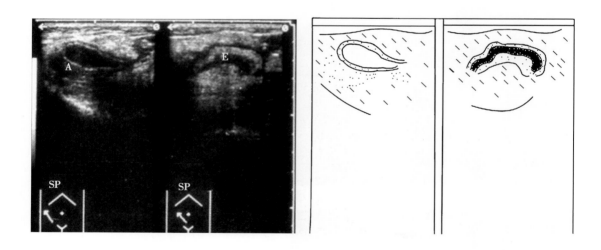

图7-4-8 阑尾炎
患者右下腹痛1天，超声见阑尾增大，壁水肿呈双层，
外周伴低回声区，右图显示盲肠壁也水肿增厚

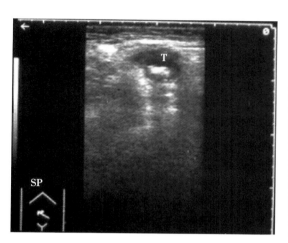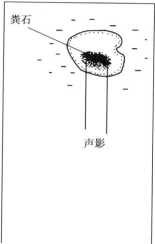

图 7-4-9　阑尾炎

患者右下腹痛，超声显示阑尾腔增大，壁增厚，边界不清，
内见强回声伴声影（粪石）

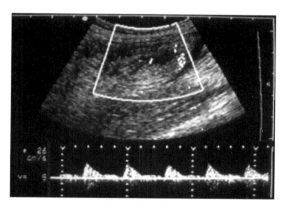

图 7-4-10　阑尾炎

患者右下腹疼痛难忍 2 天，阑尾增大，壁增厚层次不清，
外缘与周围组织融合伴液性暗区，彩色多普勒（翻拍资料）见散在点状血流

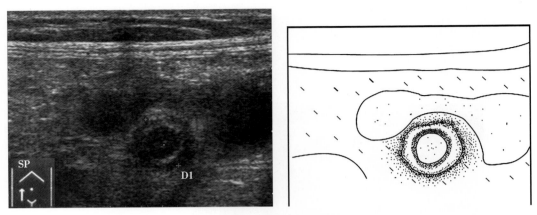

图 7-4-11 急性化脓性阑尾炎
超声显示阑尾增大、壁水肿增厚、浆膜层模糊伴周围片状液性暗区

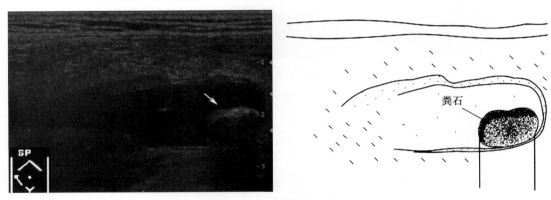

图 7-4-12 急性化脓性阑尾炎
阑尾增大、外周网膜包裹形成片状高回声、阑尾壁模糊不清、腔内高回声团后伴声影

（洪玉蓉　闻卿　刘学明）

第一节 肾脏疾病

一、肾脏解剖

1. **形态、位置和构造** 成对的实质性器官，位于腹膜后脊柱两旁的肾窝中，外形呈"蚕豆形"，上极相当于第 11 或 12 胸椎，下极相当于第 2 或 3 腰椎平面。右肾较左肾低 1~2cm，左肾较右肾略大。

肾脏的外侧缘为凸面，内侧缘为凹面，中部有一切迹，称为肾门，是肾的血管、淋巴、神经和肾盂进出所在。从正面观：肾动、静脉居中，肾盂在后。从上面观：肾动脉在上，肾静脉居中，肾盂在最下方。

肾脏分为肾实质和肾窦两部分。皮质在外层，并有一部分伸入到髓质锥体之间，形成肾柱。髓质在内层，由 15~20 个锥体组成。肾锥体在肾窦周围呈放射状排列。肾锥体的尖端即为肾乳头。肾乳头与肾小盏相接，输尿管上端扩大部分组成肾盂，并自肾门进入肾窦（图 8-1-1）。

2. **肾血管**

（1）肾动脉：肾动脉起自腹主动脉，肾动脉入肾在肾门处分成五支，分别是上极支、前上支、前下支、后支和下极支，称段动脉。段动脉再分出大叶间动脉进入肾柱，沿锥体周围向肾表面伸展，待达到锥体底部的髓质和皮质交界处时，叶间动脉呈弓状转弯称弓形动脉。自弓状动脉起，小叶间动脉呈直角形向皮质分出。

（2）肾静脉：肾静脉分支在肾门附近汇合成肾静脉。右肾静脉短而细，出肾门后沿右肾动脉

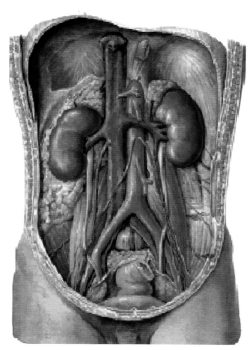

图 8-1-1 肾脏解剖图

前方，直接汇入下腔静脉。左肾静脉长而粗，离开左肾后沿左肾动脉前方向内侧，绕过腹主动脉前方，穿过肠系膜上动脉与腹主动脉之间向右汇入下腔静脉（图8-1-1）。

二、扫查方法与正常图像

肾脏：检查前无需准备。体位：仰卧、侧卧和俯卧位。探头频率：成人3.5MHz，小儿5.0~8.0MHz。扫查切面：经侧腰部冠状切面、横切面、纵切面、斜切面和后背部的纵切。

1. **正常肾脏二维声像图**　肾外脂肪层较厚呈较强回声，肾包膜为包绕在肾皮质外层较薄的带状强回声，表面光滑，连续性好。肾实质为低回声，其中肾皮质回声强度略低于肝脏和脾脏的内部回声，呈均匀分布的点状低回声，正常人肾皮质厚度约1cm左右；肾髓质回声较肾皮质更低，呈弱回声，围绕肾窦呈放射状排列。由肾皮质伸展到各髓质之间的柱状体为肾柱，其回声强度与皮质回声相同。肾窦回声强，明显高于人体内实质脏器回声，其内包含有肾盏、肾盂、血管和脂肪等组织回声（图8-1-2~图8-1-7）。

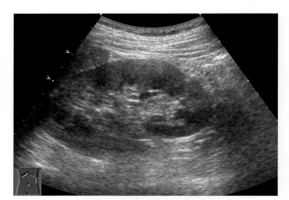
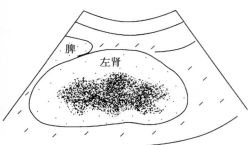

图 8-1-2　正常左肾冠状切

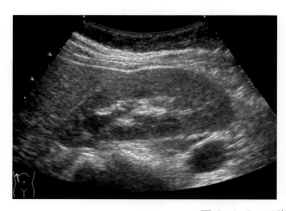
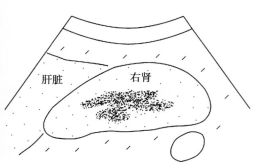

图 8-1-3　正常右肾冠状切

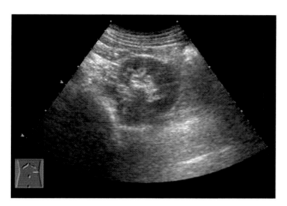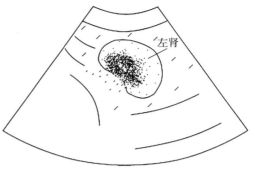

图 8-1-4　正常左肾横断面

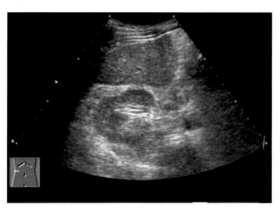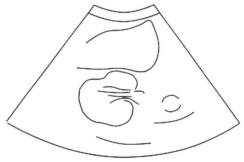

图 8-1-5　右肾横断面

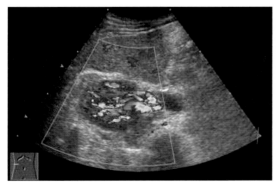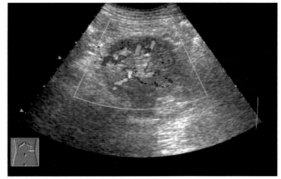

图 8-1-6　正常右肾横断面彩色多普勒图　　　图 8-1-7　正常左肾横断面彩色多普勒图

2. 正常值 成人肾脏大小性别上略有差别（表8-1-1）。

表8-1-1 正常肾脏超声测值（$X\pm SD$）

	长径（cm）	宽径（cm）	厚径（cm）
男	10.6 ± 0.6	5.6 ± 0.5	4.2 ± 0.4
女	10.4 ± 0.6	5.4 ± 0.4	4.0 ± 0.5

肾主动脉内径：0.5~0.6cm（表8-1-2）；左肾静脉内径：1.0~1.2cm，右肾静脉内径：0.8~1.1cm。

表8-1-2 正常肾动脉树血流参数测值（$X\pm SD$）

	管径（cm）	V_{max}（cm/s）	RI	PI
肾动脉	0.51 ± 0.01	73.1 ± 9.91	0.65 ± 0.05	1.19 ± 0.28
段间动脉	0.38 ± 0.02	55.7 ± 7.00	0.64 ± 0.04	1.12 ± 0.15
叶间动脉	0.27 ± 0.03	41.9 ± 7.20	0.62 ± 0.04	1.07 ± 0.14
弓状动脉	0.14 ± 0.01	29.2 ± 6.50	0.60 ± 0.05	1.00 ± 0.17

3. 正常肾脏彩色多普勒血流图和频谱图 肾脏血供极其丰富，肾脏接受的血液占整个心输出量的20%~25%，而肾皮质接受的血液又占整个肾脏90%，肾髓质仅占10%。肾内动脉的最大特点就是没有交通支，肾内动静脉伴行（图8-1-8，图8-1-9），入肾后呈树枝状分叉（图8-1-10），即肾主动脉入肾门后即分为五支段动脉（位于肾窦内）；段动脉又分叶间动脉（行走于肾锥体之间）；接下来又分弓形动脉（位于皮髓交界处）；弓形动脉最终分为小叶间动脉（位于肾皮质）。

肾动脉血流频谱为高速低阻型，肾动脉流速自上而下逐渐递减；收缩早期上升支陡直，收缩中晚期直至舒张期为缓慢下降（图8-1-11）。

肾静脉血流频谱呈持续性的血流波形，常受呼吸影响呈高低起伏状；呼气时流速增高；吸气时流速变低（图8-1-12）。

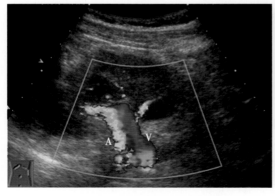

图8-1-8 左肾冠状切肾动脉与静脉

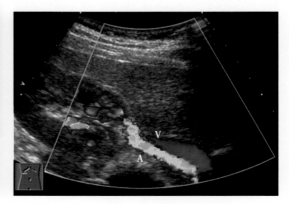

图8-1-9 右肾肋下斜切肾动脉、静脉主干

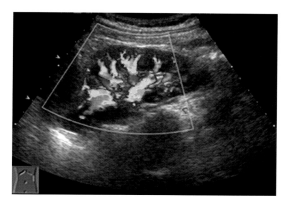

图 8-1-10 左肾冠状切彩色多普勒图

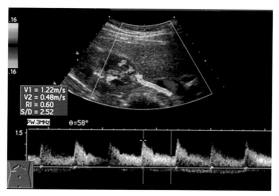

图 8-1-11 右肾动脉频谱

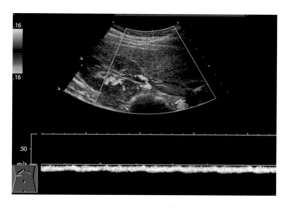

图 8-1-12 右肾静脉频谱

三、肾先天性异常

在泌尿系统疾病中，肾脏先天性异常占有重要的位置。不但较为多见，而且种类繁多。其中包括肾的数目、大小、位置、形态、结构、轴向、肾盂及血管等异常。

（一）孤立肾

【概述】临床无任何症状，常在体检时发现一侧肾脏缺如。因一侧输尿管芽未形成，该侧生肾索尾端失去输尿管芽的诱导作用，即不能诱导后肾原基分化为后肾，可导致该侧无肾。

【检查要点】检查时发现一侧肾缺如，反复在同侧和对侧腹腔和盆腔及肾窝上方近膈处均未发现肾脏。健侧肾脏代偿性增大，其结构、形态、回声及血流均正常。

【诊断依据】一侧肾脏缺如，并在同侧和对侧腹腔和盆腔及肾窝上方近膈处均未发现另一个肾脏，而未缺如的肾脏径线增大，且患者无任何临床症状即可明确诊断。

【鉴别诊断要点】本病容易诊断。应注意的是应与异位肾相鉴别。异位肾常位于同侧或对侧的腹腔或盆腔，少部分位于胸内，较正常肾脏径线明显缩小。

（二）先天性肾发育不全

【概述】单侧肾发育不全临床通常无症状，是由于胚胎期后肾肾原性胚芽、后肾小管和（或）肾血管发育障碍所致。

【检查要点】根据肾发育不全程度的差异，声像图多有不同。但通常多表现为检查时发现一侧肾形过小，肾结构清楚，声像图就像缩小的正常肾脏，CDFI 血流分布正常，膀胱三角区可见到输尿管开口，同时对侧肾脏代偿性增生（图 8-1-13，图 8-1-14）。鉴别诊断要点：单侧肾发育不全主要与肾萎缩相鉴别，通过病史及患肾结构、血流以及对侧肾脏有无代偿性增生综合分析诊断。

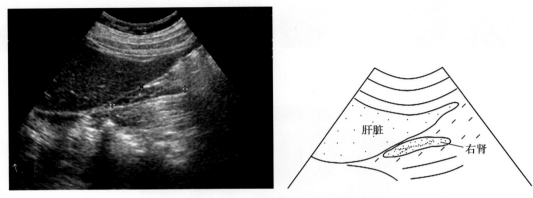

图 8-1-13　右肾先天性发育不全

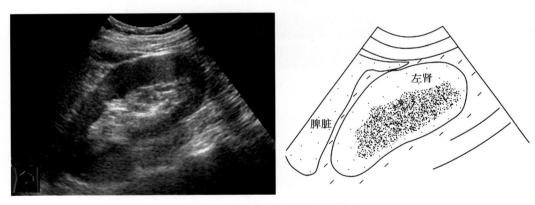

图 8-1-14　同一患者左肾代偿性增大

（三）重复肾

【概述】重复肾（duplex kidney）属于先天性肾盂异常的一种，发生率为 0.4%~4%，是指肾分为上下两部分，两部各存在肾盂和输尿管。重复肾的形成自胚胎时期，输尿管芽自中肾管下端突出而上升，顶端破原始生肾组织包围，分为两支，该两支为肾大盏的前驱，而输尿管芽形成肾盂。若分支过早，则形成重复输尿管。也就是胚胎时期输尿管芽顶部分化将结束时，其主干出现分裂所致。它包括部分或完全肾脏集合系统的重复、双肾盂、双输尿管。重复肾多数融合为一体，表面有一浅沟。但肾盂、输尿管的上端及血管明显分开。一般上极肾体积较小，功能较差，引流不畅，较易并发感染、积水和结石。无尿失禁的患者，早期多无明显临床症状，或继发反复泌尿系感染。可出现镜下血尿或肉眼血尿、偶见异形细胞、腰痛和发热。早期通常无临床症状。当一个肾盂或输尿管积水或积脓时，常出现尿路反复感染。

【检查要点】肾外形与轮廓改变：重复肾的外形与轮廓多数正常。或仅有轻度异常改变，纵断扫查，肾长径大于正常；横断扫查，上极肾因发育较差，其超声测值较小。下极肾测值多为正常。

肾窦回声的改变：肾窦分为两组，每组都较正常肾的肾窦回声为小，尤以上极肾窦明显小于正常，形态欠规则，多可见轻度分离扩张。有肾盂积水者，必有输尿管积水。沿输尿管扫查，可见扩张的输尿管回声，严重者呈腊肠样。横断面膀胱后方常见圆形无回声区，是检出重复肾合并输尿管积水最敏感的部位。概括为：肾盂扩张，常是上肾盂扩张；输尿管扩张，下腹见迂曲的输尿管；输尿管囊肿（图 8-1-15~ 图 8-1-21）。

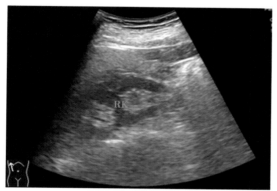
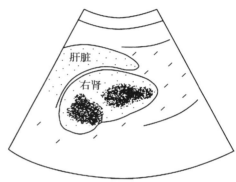

图 8-1-15　双肾盂、集合系统呈二团高回声中间不相连

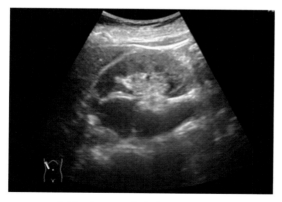
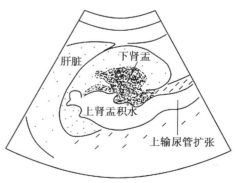

图 8-1-16　右肾内上不规则无回声暗区伴输尿管扩张与上方集合系统不相通

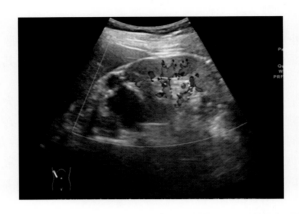

图 8-1-17　同上病例彩色多普勒检查无回声区内未见血流

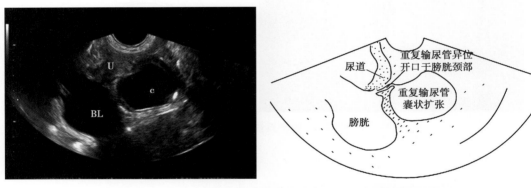

图 8-1-18　同上病例经阴道检查见膀胱后下方输尿管囊状扩张

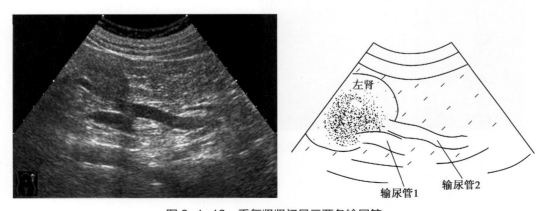

图 8-1-19　重复肾肾门显示两条输尿管

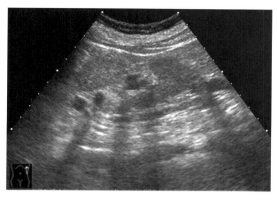

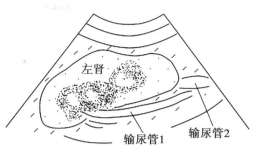

图 8-1-20　同上病例，肾内两个肾盂均分离，延伸至肾外

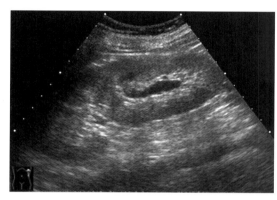

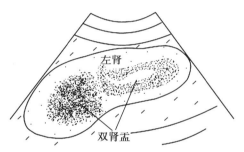

图 8-1-21　同上病例，肾内两个肾盂中间不相连，下方肾盂分离

【诊断依据】当肾盂无扩张时，常不容易诊断。若某一肾盂积水，极易诊断。超声造影：对扩张的肾盂进行超声引导下穿刺，注入声学造影剂，可以发现扩张的输尿管及输尿管的开口。

【鉴别诊断要点】双肾盂畸形是指上下组肾盏过早地分别汇合成两个肾盂，然后再汇集于一个输尿管。也和重复肾一样有两个肾盂，但无重复输尿管。声像图也与重复肾一样表现为肾窦回声分为不连接的两个部分，但无输尿管积水和肾盂积水的征象。比较影像学可以帮助诊断：静脉尿路造影多数因肾功能受损不显影，或仅显示一个未扩张的输尿管。若显影可见上下排列的双肾盂及双输尿管。逆行肾盂造影：若寻找到输尿管异位开口，可插管造影予以证实。

（四）马蹄肾

【概述】是最常见的一种融合肾，两肾下极或上极融合者，形成马蹄肾（horseshoe kidney），以下极相连者多见。常合并其他畸形，如多囊肾、肾上腺缺如或异位、隐睾症。临床表现：腰腹部疼痛，肾盂积水、结石、肾盂肾炎、中下腹部肿块。

【检查要点】仔细检查肾脏长轴，若发现下极或上极变窄，肾窦回声不明显，就应选择上腹的横切，由右向左依次扫查。

【诊断依据】二维声像图显示肾长径和宽径缩小，当肾下极或上极融合时，肾下极或肾上极弯曲变窄，肾窦回声基本消失。腹主动脉与下腔静脉前方见融合的肾实质回声（图

8-1-22~ 图 8-1-25)。彩色多普勒血流图可以发现融合肾实质内的树枝样血流，这是肾脏特征性血流。

【鉴别诊断要点】两肾正常形态有异常，下极或上极变窄且弯曲向正中，于脊柱、腹主动脉和下腔静脉前方有左、右肾实质的融合即可诊断。应与某些肠道肿瘤和腹腔肿瘤相鉴别，肿瘤与肾脏有一定界限，且无肾的特征性血流。

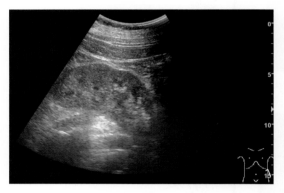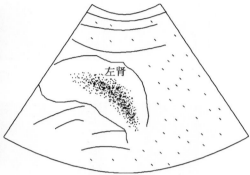

图 8-1-22　马蹄肾左肾冠状面（下极显示不清）

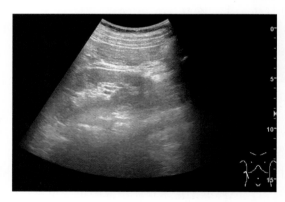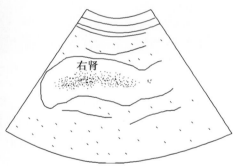

图 8-1-23　马蹄肾右肾冠状面（下极显示不清）

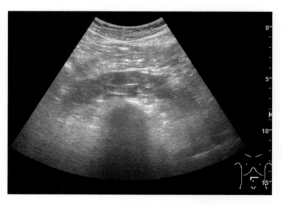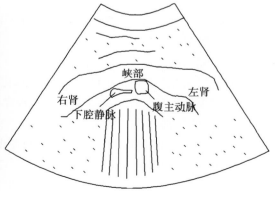

图 8-1-24　马蹄肾横断面（由右向左横跨脊柱和腹主前方的肾实质）

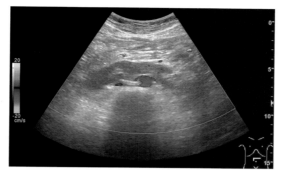

图 8-1-25　彩色多普勒显示腹主动脉前方左、右部分肾实质连成一片

（五）异位肾

【概述】后肾发育成熟后未达到正常位置，即形成异位肾（ectopic kidney）。通常以盆腔异位最常见（50%）；其次是交叉异位肾和胸腔异位肾。盆腔异位肾常伴有肾旋转不良，肾主动脉既可来源于腹主动脉，也可来源于髂总或髂外动脉，输尿管短而细，于同侧进入膀胱。交叉异位肾是指一侧同时有两个肾，而对侧缺如，左侧异位到右侧多见，两肾均有各自的输尿管，输尿管下行近膀胱时，异位肾的输尿管仍回原侧进入膀胱。胸腔异位肾是指一侧或两侧肾全部或部分通过横膈进入胸腔纵隔内。异位肾临床无明显症状，但易并发感染、结石和肾积水。

【检查要点】一侧肾窝内未发现肾脏回声，应重点检查盆腔和对侧腹腔及盆腔。两侧均未发现肾时，应借助其他影像学方法检查胸腔。

【诊断依据】异位肾通常较小且旋转。肾区无肾脏回声，在下腹部、盆腔或对侧肾下方或其他部位发现较小的肾脏回声（图 8-1-26~ 图 8-1-28），较小的肾回声正常其肾内血流也无异常，而 CDFI 常可发现肾主动脉起源于髂动脉。

【鉴别诊断要点】若在原位没发现肾脏，应按上述部位仔细寻找。仍未发现应与孤立肾相鉴别。同时应与重度肾下垂及肠道肿瘤形成的"假肾"征相鉴别。

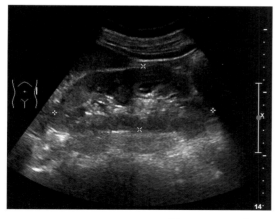
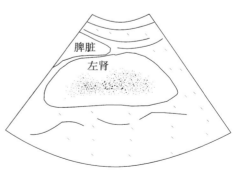

图 8-1-26　左肾位于正常左肾区

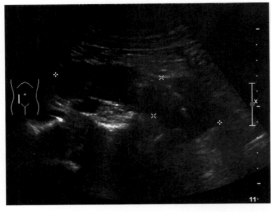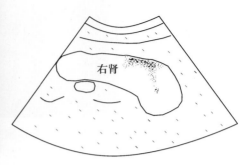

图 8-1-27　右肾位于右侧下腹部脊柱旁，肾门向上

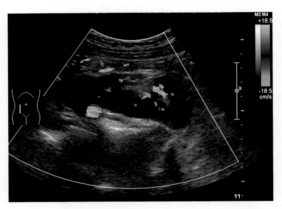

图 8-1-28　彩色多普勒显示肾门向上，手术证实异位肾伴旋转不良

（六）肾柱肥大

【概述】本病属于肾的先天性变异，肥胖人更常见。临床上无症状，无血尿。这类人群大多数在体检超声时才发现，无需任何处理。

【检查要点】重点检查肾外侧中部，冠状切和横切更能发现。CDFI观察肥大肾柱的血流不能缺少，该处肾血流多正常分布，或从两侧边缘流向肾表面。

【诊断依据】肾脏大小正常，肾包膜光整，肾皮质回声均匀，皮髓之间分界清楚。中部外侧肥大的肾柱伸向肾窦，其回声较低，酷似肿瘤回声。但肥大肾柱与肾窦分界十分清楚，两者交界处十分整齐，低回声的均匀度、回声强度与肾实质相同，横断面显示低回声与肾皮质相连续，相互间无明显分界（图8-1-29，图8-1-30）。彩色多普勒显示此处的叶间动脉不受压，其血流流速及阻力指数在正常范围。定期随访无变化。

【鉴别诊断要点】在肾中部常见，仔细观察肥大肾柱与肾窦之间的分界，另外其旁的叶间动脉正常，较易诊断。该异常需定期随访，同时应与小肾癌相鉴别：肾癌的边界多不光整，旁边的血管受压，流速阻力升高，高分辨力的彩色多普勒常能看到肿块内的小血管。短期内随访肿块大小、回声及供血会有明显变化。必要时进行超声造影，其造影特征与肾皮质相同（图8-1-31~图8-1-34）。

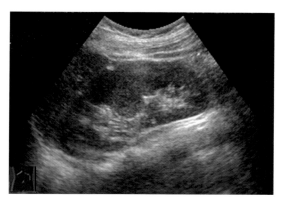
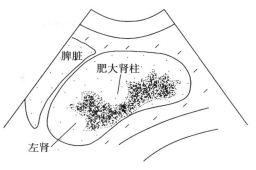

图 8-1-29　左肾中部见肾皮质呈结节状压向集合系统

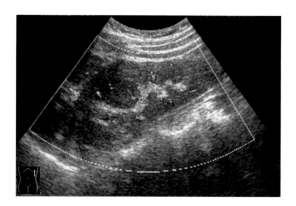

图 8-1-30　左肾中部肥大的肾柱内见彩色血流

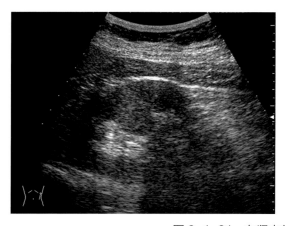
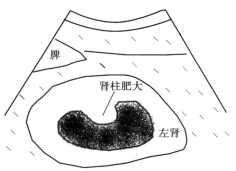

图 8-1-31　左肾中部肥大的肾柱

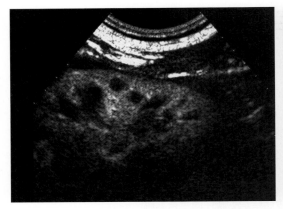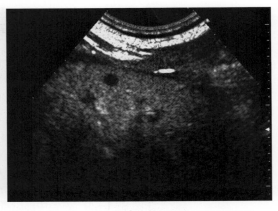

图 8-1-32　左肾肾柱肥大在造影各期增强与　　　　图 8-1-33　左肾肾柱肥大在造影各期增强与
　　　　　　肾皮质同步，强度一致　　　　　　　　　　　　　　肾皮质同步，强度一致

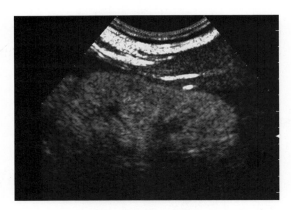

图 8-1-34　左肾肾柱肥大在造影各期增强与肾皮质同步，强度一致

四、肾积水

【概述】由于尿路梗阻后，尿液积聚在肾盂和肾盏内，导致肾脏体积增大及肾实质萎缩统称肾积水。肾积水根据梗阻原因不同又分为原发性和继发性两大类，原发性肾积水又称先天性肾积水，多见于小儿患者，主要原因有神经肌肉发育不全、输尿管瓣膜或皱襞、肾盂高位出口和异位血管压迫等。继发性是由于肾盂和输尿管任何部位出现梗阻所致。早期轻度积水临床多无症状。偶有或积水增多后腰部胀痛，腰酸和严重积水后腰部可触及肿块等。另外，继发原因引起的临床症状和体征。

【检查要点】肾、输尿管、膀胱和腹腔及盆腔等部位都是检查的重点。一旦肾窦扩张>1.0cm，肾积水诊断就能成立。肾积水观察时应取经背切面更为准确。

【诊断依据】肾脏积水依据积水量的多少常分为轻、中、重三种。

轻度肾积水无回声仅局限在肾盂内，肾窦分离扩张程度小，肾皮质厚度无改变，肾脏大小及外形在正常范围，肾窦扩张，最大前后径在 2~3cm（图 8-1-35）。

中度以上肾积水，肾体积不同程度增大，肾盂扩张明显，肾皮质轻度受压。肾盂积水的冠状切面呈"手套"状、"烟斗"或"莲头"状，最大前后径在 3~4cm（图 8-1-36）。

重度肾积水肾各径线显著增大，形态改变，肾皮质明显变薄或菲薄呈线状，肾冠状切面呈"调色板"状或"囊"状，最大前后径 >4.0cm（图 8-1-37）。

CDFI 可见肾内血流随肾积水程度有明显变化：轻度无改变；中度肾内动脉阻力指数轻度上升；重度时肾血流稀疏，甚至消失（图 8-1-38，图 8-1-39）。

鉴别诊断要点：超声表现肾窦分离扩张，扩张的肾窦内为无回声区，有时伴输尿管扩张。典型的肾积水可见多个无回声区互相贯通。典型的肾积水在排除受检者短期大量饮水或者膀胱过度充盈后非常容易诊断，不典型的肾积水应与下列疾病相鉴别：

（1）肾囊肿：肾盂旁肾囊肿和肾盂源性肾囊肿容易与肾盏积水相混淆。肾盂肾盏积水有造成梗阻的病因及特征性的声像图表现，有的疑难病例需借助超声造影和 X 线来帮助诊断。

（2）肾结核性空洞：空洞也呈无回声区，但边缘多毛糙不规则，内部透声较差。

注意要点：肾积水为尿路发生梗阻后，尿液排出受阻，造成肾盂内压力升高，导致肾盂扩张，而后引起肾盏扩张。肾积水分为原发性和继发性两大类。原发性肾积水多见于小儿，主要病因有神经肌肉发育不全、输尿管瓣膜或皱襞、输尿管先天性狭窄、肾盂高位出口或异位血管压迫等。继发性肾积水常见有结石、肿瘤、结核、损伤和外在压迫等。另外，前列腺疾病和膀胱疾病及尿道狭窄等常引起双侧肾盂积水。而膀胱充盈和妊娠导致的肾积水常 <1.0cm，排尿后和产后积水消失。

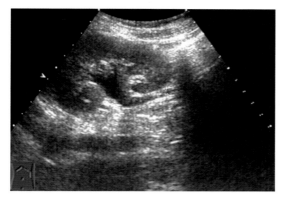
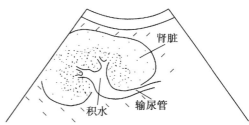

图 8-1-35　左肾盂积水轻度分离伴输尿管扩张

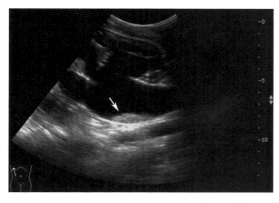
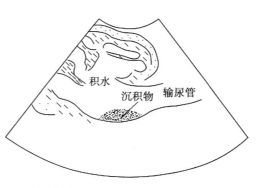

图 8-1-36　右肾盂中重度分离伴输尿管扩张

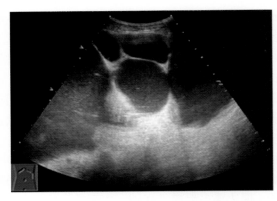
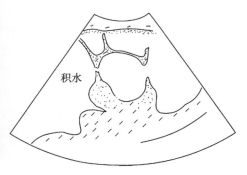

图 8-1-37 左肾盂重度积水，肾皮质受压变薄

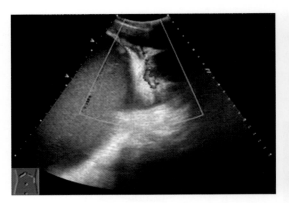
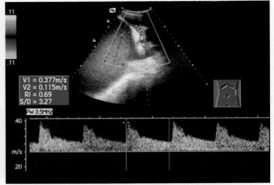

图 8-1-38 同上图重度积水后肾内血管稀疏　图 8-1-39 肾内动脉频谱显示阻力指数稍增高

五、肾囊性病变

【概述】单纯性肾囊肿（renal cyst）好发于中老年人。其产生机制不清，可能与退行性变有关。好发部位在肾皮质。肾囊肿较小时，多无症状。较大的肾囊肿，多引起压迫症状。患侧腰部或上腹部可有不适和胀痛，活动及劳累后加重。多囊肾（polycystic kidney）是先天性遗传性疾病，常染色体显性遗传。分为婴儿型和成人型，婴儿型临床少见，在出生后或婴儿期即死亡。而成人型多囊肾临床上主要表现有腰痛、血尿、高血压和肾功能不全。

【检查要点】检查整个肾，冠状位和横切位，必要时后背部纵切。>1.0cm 的肾囊肿很容易检出。如果 <1.0cm 的肾囊肿位于肾上、下极，有时会漏检。多囊肾中晚期极易诊断，而早期无数小囊 <1.0mm 时不易发现，应注意肾的径线变化和无数小囊肿后方增强的特征。

【诊断依据】单纯性肾囊肿根据囊肿的数量分为孤立性肾囊肿和多发性肾囊肿。肾内可见圆形或椭圆形无回声区，壁薄而且光滑，所以有侧边声影（图 8-1-40），后方回声增强。若见 2 个以上囊肿，则称多发性肾囊肿。囊肿内有分隔，形成互不相通的小房者称多房性肾囊肿；囊肿内含大量的细小结石称钙乳症肾囊肿；来源于肾窦内淋巴管的囊肿称为肾盂旁囊肿；囊液内含大量胆固醇结晶者称含胆固醇结晶型肾囊肿。有时囊内有出血或感染，囊内见点状回声（图8-1-41），彩色多普勒检测囊肿内无血流信号，超声造影表现为囊肿内部始终无造影剂增强。

多囊肾早期时双肾大小增大不明显，双肾结构无明显变化，仅在肾实质内见多个<1.0mm的囊肿，由于囊肿小，囊壁会产生多层反射，因此，声像图上显示为肾实质内的星点状强回声。这种早期的多囊肾声像图表现，常常容易误诊和漏诊。

中晚期多囊肾，双肾明显增大，包膜凹凸不平，双肾结构消失，取而代之的是大小不等的囊肿（图8-1-42），囊内无回声区透声较好，有时可显示个别囊肿内有云雾状回声，为囊肿感染或囊内出血所致，肾窦形态不规则，回声 弥散，重者甚至显示不清。

【鉴别诊断要点】单纯性肾囊肿和中晚期多囊肾容易诊断。只有当肾囊肿内有出血或感染时，应与囊性肾癌相鉴别；囊性肾癌囊壁厚，囊内呈多分隔，且分隔厚薄不均，常存在乳头状突起的实性成分。而囊肿壁薄，分隔细，无乳头状突起。超声造影能更清楚区分出两者的不同；囊性肾癌除囊性部分不增强外，其余均增强。而囊肿无增强。

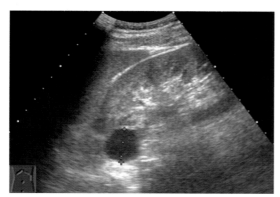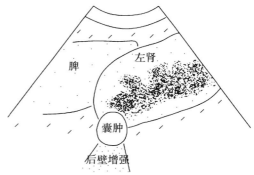

图8-1-40 左肾典型囊肿

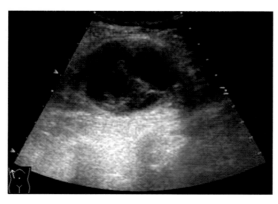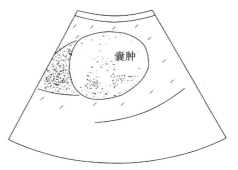

图8-1-41 右肾囊肿出血，囊内见凝血块形成高回声

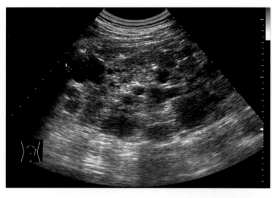
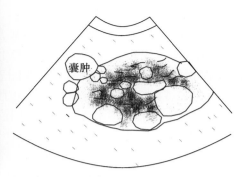

图 8-1-42　典型多囊肾、多个大小不等的无回声暗区

六、肾髓质囊肿

【概述】肾髓质囊肿，也称海绵肾（medullary sponge kidney，MSK）。MSK 是具有遗传倾向的先天性良性髓质囊性病变。主要病理损害是远端集合管扩张，形成小囊或囊腔。小囊内囊液积聚常引起结石或感染，髓质常伴有钙盐沉着。MSK 多为双侧肾病变，少有仅一侧或个别乳头受累者。MSK 可以在很长时间内无临床症状。1/3 的患者伴有吸收性高尿钙症及集合管结石。若出现感染，患者可出现发热、腰痛和脓尿等。

【检查要点】重点显示肾髓质。

【诊断依据】MSK 的诊断仅靠二维声像图就能诊断。典型的声像图特征为肾髓质回声显著增强，高回声锥体围绕肾窦呈放射状排列，与皮质分界清楚，内部呈光亮的细点状回声，无声影，肾皮质和肾窦回声正常（图 8-1-43）。

【鉴别诊断要点】肾髓质回声显著增强，皮质和肾窦回声正常，即可诊断本病。本病应与肾钙质沉着相鉴别。肾钙质沉着表现为肾乳头回声增强，并伴有声影。患者有血和尿钙升高的原发病史，两者不能单从声像图进行鉴别，应结合临床资料做出鉴别。

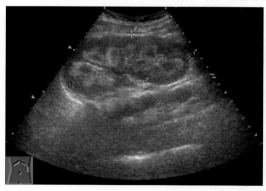
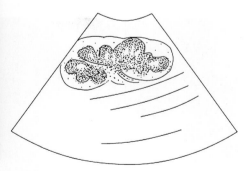

图 8-1-43　肾髓质高回声围绕呈"花朵样"

七、肾肿瘤

肾脏原发肿瘤可分为良性和恶性两种，以恶性肿瘤占多数。良性肿瘤常见的有血管平滑肌脂肪瘤（又称错构瘤）和嗜酸细胞瘤。恶性肿瘤包括肾实质肿瘤和肾盂肿瘤。

（一）肾细胞癌

【概述】肾细胞癌（renal cell carcinoma，RCC）是最常见的肾上皮恶性肿瘤，男性发病率高于女性，多发生于50~70岁男性，单侧多见。无痛性血尿和肾区扪及肿块是首期症状。常见病理类型包括透明细胞型、乳头状型、嫌色细胞型和未分化型。可血行转移至肺和骨骼。早期无任何临床症状，仅在日常体检时被发现。若出现腰痛和腹部肿块，预示瘤体较大。近几年肾细胞癌发病率逐年升高，尤其是中青年人群。

【检查要点】重点检查双肾，为防止漏检，应进行多体位和多切面扫查肾脏，屏气和深呼气，来观察双肾内的结构。较小的肿瘤且回声与肾内结构相同时，容易漏检，高度可疑时，应进行超声造影和其他影像学检查。

【诊断依据】①常规超声显示：肾实质内肿块回声，并向外或不突出，向内挤压肾窦。根据肿块大小不同二维声像图多呈低回声、混合回声和高回声，有部分肿瘤于瘤体周边能显示低回声或略强回声的假包膜（图8-1-44~图8-1-47），较大的瘤体（大于3.0cm）内常能检出无回声的出血坏死区。如晚期向周围广泛浸润时，肾与周围组织分界不清，侵及肾静脉和下腔静脉时，罹患血管的内径增宽，内有不规则的低、中等强度的团块状回声，出现远处转移时，可在相应脏器中见肿瘤之声像图表现。②彩色多普勒血流图显示：多数肿块有较丰富的供血且多为动脉，阻力指数较高，仍有少部分的RCC是少血供的，仅有点状血供，或者乏血供的，未见明显血流信号。③超声造影特征：大部分肾透明细胞癌超声造影特征为高增强、强化不均匀、延迟期强化减退以及瘤周环形高强化包绕，即假包膜。而乏血供的肾乳头状细胞癌造影特征为皮质期晚于肾皮质增强、低增强、延迟期强化减退。造影也同时突出显示了瘤体内出血和坏死区的显示，但对于较小的瘤体（<3.0cm），瘤内出血坏死较少，因此强化多呈均匀强化。肾细胞癌的超声造影有助于发现肿瘤的结构特征和血供特点，帮助鉴别肾的良恶性肿瘤，弥补了常规超声难以显示的瘤体特征（图8-1-48~图8-1-54）。

【鉴别诊断要点】肾实质内显示低回声区、等回声区、以无回声为主的混合回声（图8-1-55，图8-1-56）或高回声区，小于3.0cm时患者常无任何临床症状。常规超声和超声造影结合，出现以上特征，容易诊断。需与肾柱肥大、肾血管平滑肌脂肪瘤、肾炎性假瘤和肾其他类型的肿瘤相鉴别。它们没有RCC的超声特点，部分良性肾肿瘤与RCC有类似的超声特征，其鉴别有一定难度，需结合其他的检查方法和临床特征综合分析，而超声的定期随访更为重要。

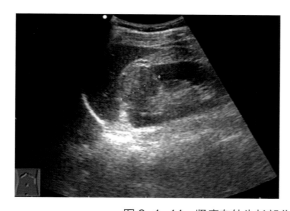
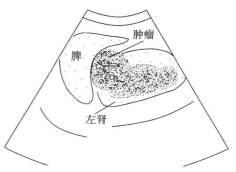

图8-1-44　肾癌向外生长部分边缘显示包膜样高回声

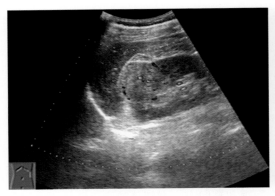
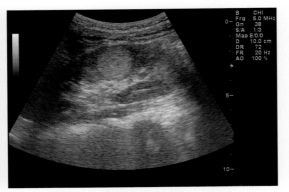

图 8-1-45 彩色多普勒稀疏,肾癌少血供 　　图 8-1-46 肾癌边缘显示低回声晕

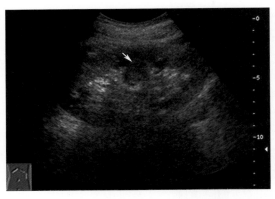
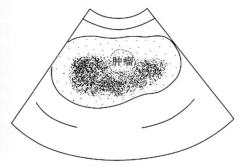

图 8-1-47 低回声型肾癌压向集合系统,边缘回声略高

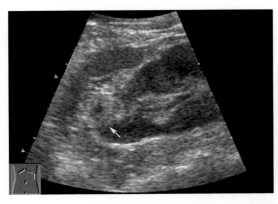
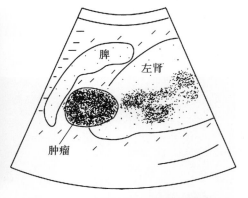

图 8-1-48 男性,41 岁,左肾上极高回声结节,边界不清,术后病理诊断透明细胞癌

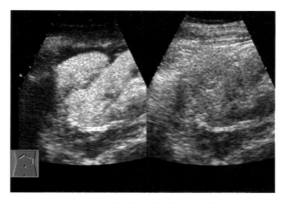

图 8-1-49　同上病例，超声造影动脉期快速灌注，持续时间达 4 分钟

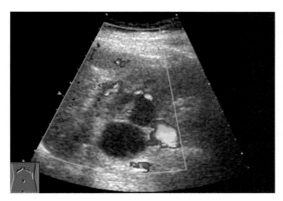

图 8-1-50　肾透明细胞癌

女性，42 岁，左肾囊性病灶旁结节富血供，超声造影动脉期不均匀性快速灌注，早期消退，手术证实透明细胞性肾癌

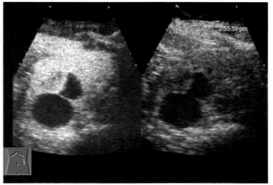

图 8-1-51　肾透明细胞癌

女性，42 岁，左肾囊性病灶旁结节富血供，超声造影动脉期不均匀性快速灌注，早期消退，手术证实透明细胞性肾癌

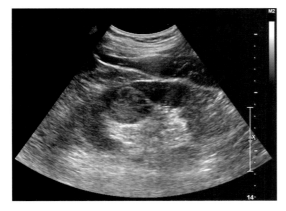

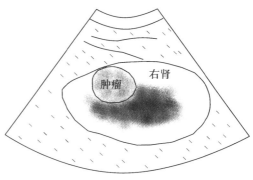

图 8-1-52　男性，右肾高回声结节，边界清，术后病理诊断透明细胞癌

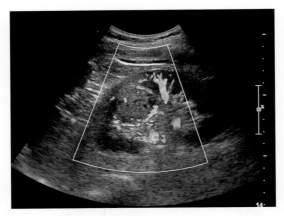

图 8-1-53 同上病例肿瘤周边可见抱球状血流信号，内部点状血流信号

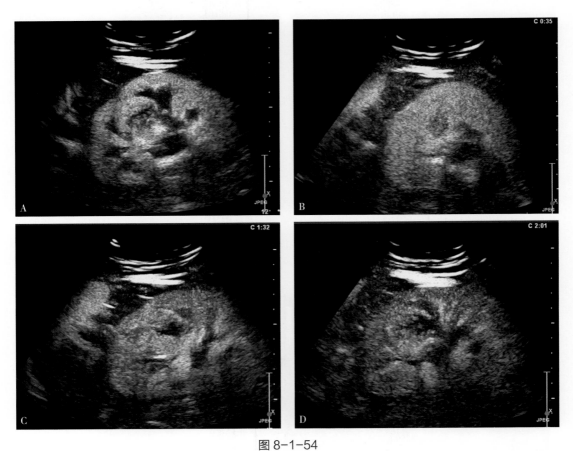

图 8-1-54
A. 18s 时肿块增强强度与肾皮质相似，整体呈不均匀增强；
B~D. 显示不同时间肿块增强轻度与周边肾皮质基本一致

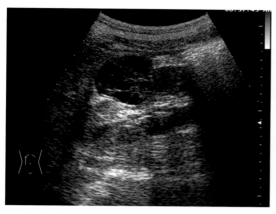

图 8-1-55　右肾囊性多房性肿块

男性，右肾囊性多房性肿块，边清

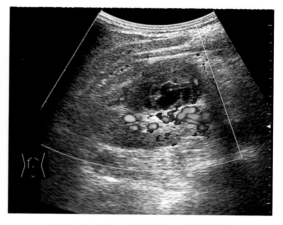

图 8-1-56　右肾囊性多房性肿块

彩色多普勒检查示右肾囊性多房性肿块边缘见少许血流，手术病理报告多房性囊性肾癌

（二）肾血管平滑肌脂肪瘤

【概述】肾血管平滑肌脂肪瘤（angiomyolipoma，AML），简称肾错构瘤。本病女性多于男性。瘤体较小（<5.0cm），生长部位远离肾门时，患者常无任何临床症状。若瘤体较大、挤压肾门或瘤体出血，患者常有腰痛腰酸，肾积水甚至血尿等。AML 是一种良性间叶性肿瘤，肿瘤内有多少不等的脂肪组织、梭形和上皮样平滑肌细胞以及异常的厚壁血管。AML 约占肾肿瘤的 1%，以往认为是一种少见肿瘤，现在应用超声技术使之发现率升高。

【检查要点】检查方法同上，尤其值得注意的是，有少部分巨大的错构瘤包绕在肾周围，而肾内仅有较小的瘤体，故常漏检了肾周较大的瘤体。

【诊断依据】①常规超声显示：肾内多见高回声肿块，也有低回声和混合回声。瘤体边界十分清晰，肾窦未见受压，瘤体后方回声不衰减（图 8-1-57）。②彩色多普勒瘤体周边和内部呈十分稀疏的点状供血，频谱多为静脉（图 8-1-58~ 图 8-1-60）。也有少部分较大的瘤体和少脂肪型的错构瘤，血流较丰富。③超声造影：错构瘤超声造影表现较复杂，通常表现为中等强化、均匀强化和缓慢消退；增强方式为先边缘环形增强，逐渐向中央或仅局部增强（图 8-1-61）；直径 <3.0cm 高回声错构瘤常表现为不增强，因肾实质增强明显，错构瘤反表现为"负增强"。还有一种少脂肪型的错构瘤，呈快进慢出，增强明显。但错构瘤与 RCC 超声造影最明显的区别在于：错构瘤多无假包膜征，强化均匀，同时强化时间显著延长，消退缓慢。体积较大的错构瘤会有自发出血现象，出血可引起腹痛和血尿，部分患者可出现出血性休克（图 8-1-62，图 8-1-63）。

【鉴别诊断要点】AML 呈高回声时，容易与典型的低回声 RCC 相鉴别。应当注意 AML 出血时或瘤旁有癌肿时，呈混合回声改变，超声造影多能鉴别。

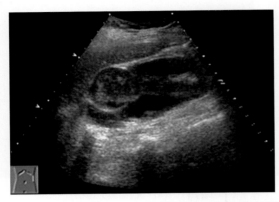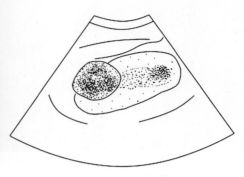

图 8-1-57 血管平滑肌脂肪瘤边界清晰，显示包膜回声，内回声欠均

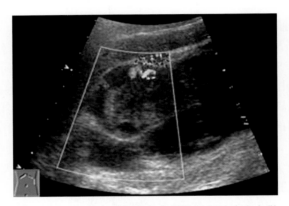

图 8-1-58 同上病例彩色多普勒显示肿瘤少血供

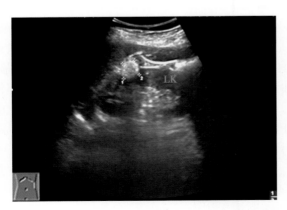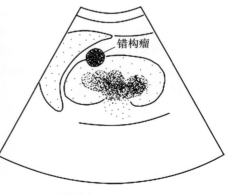

图 8-1-59 肾血管平滑肌脂肪瘤向包膜外生长

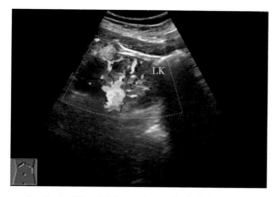

图 8-1-60 同上病例，彩色多普勒显示肿瘤
周围血管环绕

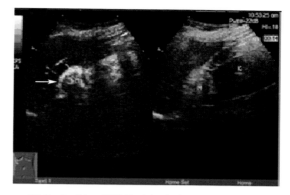

图 8-1-61 肾错构瘤超声造影边缘先增强
（箭头）

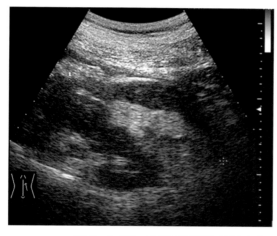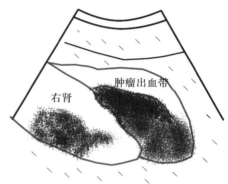

图 8-1-62 右肾下极错构瘤伴出血，急性期肿块周边可见低回声区

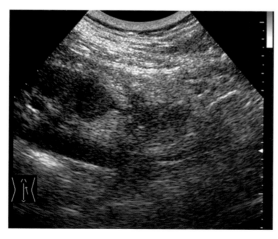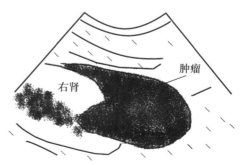

图 8-1-63 该患者随访 3 个月后肿块体积较前缩小，周边低回声区消失

（三）肾嗜酸细胞瘤

【概述】肾嗜酸细胞瘤（oncocytoma）是一种肾脏的良性上皮性肿瘤，肿瘤由胞浆嗜酸性的大细胞构成，其内线粒体丰富，来自上皮。发病年龄较广，高峰在70岁前后。男性约为女性的两倍，大多数呈散发性。临床大多无症状，多数是因其他原因做影像学检查时发现，少数患者出现血尿，季肋部疼痛或触及包块。

【诊断依据】

（1）常规超声显示：肿瘤多呈中等略强回声，这是因为瘤细胞排列方式多样，间质成分多，细胞与间质相间分布，形成多反射界面；肿瘤内部回声相对均匀，这是因为主要由嗜酸细胞构成，成分单一，瘤体生长缓慢，很少出血、坏死及钙化；肿瘤中央放射状低回声区是最具特征性表现（主要出现在33%大体积肿瘤），这是因为肿瘤生长缓慢，中央长期慢性缺血，癌巢逐渐变小，成纤维细胞增生，最终形成瘢痕；同时肿瘤边界清晰，有完整假包膜，这是因为肿瘤呈推挤式而非浸润性生长（图8-1-64）。

（2）彩色多普勒显示：肿瘤周边及内部血供丰富，可见轮辐状血流（图8-1-65）。

（3）超声造影显示：动脉期早于肾皮质增强，由周边向中央增强；呈高增强，且强化程度随时间延迟强化逐渐增加；强化程度略低于肾透明细胞癌，高于嫌色细胞癌；延迟期可早于也可晚于肾皮质消退；中央有不规则无增强区；瘤周可见细环状无增强区（即假包膜）；内部可见轮辐状增强（图8-1-66）。

【鉴别诊断】需与肾透明细胞癌鉴别，透明细胞癌生长速度快，体积大者易出血坏死而囊变；瘤细胞多片状分布间质成分少，声像图表现为低回声；可侵犯肾静脉、下腔静脉及淋巴结；对于体积小的病灶，两者不易鉴别；增强特征及增强程度有重叠，不易鉴别。

需与肾嫌色细胞癌鉴别，嫌色细胞癌呈中等血供，增强呈中等强化，钙化囊变比例高，轮辐状强化及星状瘢痕较少。

需与肾血管平滑肌脂肪瘤鉴别，肾血管平滑肌脂肪瘤多为高回声结节，回声强度高于嗜酸细胞瘤；超声造影呈中等或低增强，均匀增强，延迟消退。

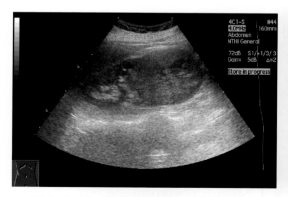

图8-1-64　肾嗜酸细胞瘤呈中等略强回声，中央见放射状低回声区

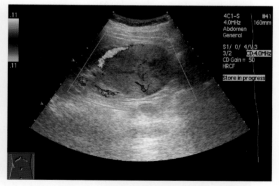

图8-1-65　彩色多普勒显示肾嗜酸细胞瘤周边及内部见较丰富血流

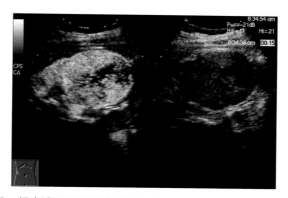

图 8-1-66　超声造影显示肾嗜酸细胞瘤呈高增强，中央有不规则无增强区

（四）肾母细胞瘤

【概述】肾母细胞瘤又称维尔姆斯瘤（Wilms tumor），80% 在 5 岁前检出，是父母给孩子洗澡或穿衣服时触及腹部包块而被发现。临床症状常见腹痛、血尿、高血压，外伤引起肿瘤破裂继发急腹症也可见。偶见贫血、肾素增多引起的高血压和肿瘤产生的红细胞生成素所致红细胞增多症。大多数肾母细胞瘤为单发，但有 7% 呈单侧肾多发，5% 累及双侧肾。肾母细胞瘤常见淋巴结、肺和肝转移，除此以外其他部位的转移少见。

【诊断依据】肿瘤较大，通常呈混合回声，多见有坏死、出血的无回声区（图 8-1-67，图 8-1-68）。彩色多普勒血流显示：肿块血流较丰富，粗大的血管伸入瘤体内或包绕瘤体周围（图 8-1-69）。

【鉴别诊断要点】小儿肾内有较大的肿瘤多考虑为肾母细胞瘤。肾上极的肾母细胞瘤需与肾上腺肿瘤和后腹膜肿瘤相鉴别。主要的鉴别点是观察肾脏结构是否完整，若结构完整，仅受压，可诊断为肾上腺或后腹膜肿瘤。

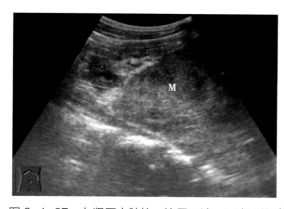
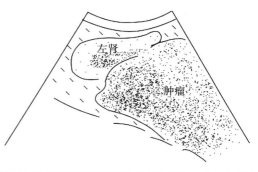

图 8-1-67　左肾巨大肿块，边界不清、回声不均（浙江大学医学院附属儿童医院蒋国平、俞静提供）

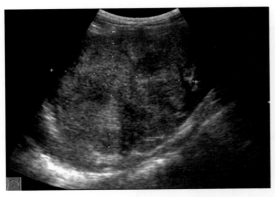
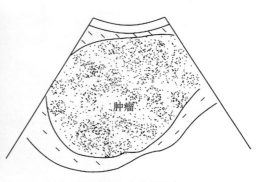

图 8-1-68　左肾巨大肿块，肾实质受压显示不清（蒋国平、俞静提供）

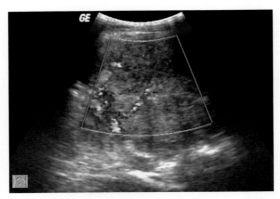

图 8-1-69　同上病例，彩色多普勒显示血流丰富（浙江大学医学院附属儿童医院蒋国平、俞静提供）

（五）肾盂肿瘤

肾盂癌（tumor of renal pelvis）属尿路系统肿瘤，而尿路上皮癌是泌尿系统最常见及最重要的肿瘤类型，早期诊断水平的提高为临床治疗及预后分析提供了重要的分级分期依据。肾盂癌最常见的病理类型是移行细胞癌，其次为鳞状细胞癌，腺癌。以下主要介绍移行细胞癌（transitional cell carcinoma，TCC）。

【概述】移行细胞癌临床表现的类型和严重程度依赖于肿瘤发生的部位及扩散范围，绝大多数患者至少首发症状均有镜下血尿，占患者总数的 85%。

【诊断依据】TCC 的声像图表现不一，取决于肿瘤的大小、位置、肿瘤的浸润程度和有无梗阻积水等。肿瘤在 1.0~2.0cm、又无积水的情况下，很难诊断。而当肿瘤 >2.0cm 时，并伴有积水时，才容易发现。通常在肾窦内见低回声区，向肾窦内或肾实质突出，肾盏壁不光滑僵直。彩色多普勒显示：肿块内有点状的血流（图 8-1-70，图 8-1-71）。超声造影：肾窦内低回声区，出现点状、条状和局部增强，可与肾盂内凝血块等相鉴别（图 8-1-72，图 8-1-73）。

【鉴别诊断要点】肾窦内有低回声区，患者有血尿，应高度怀疑有肾盂肿瘤。应注意与肾窦内血块和脓肿鉴别。肾窦内血块和脓液无血流色彩，造影时也没有增强。此时，应注意由容积伪像所产生的血流和增强。

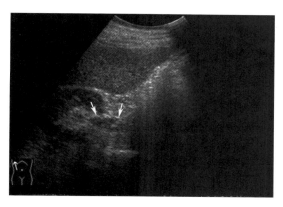

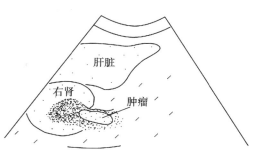

图 8-1-70 肾盂输尿管连接部低回声灶

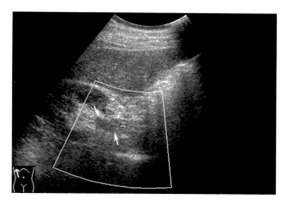

图 8-1-71 彩色多普勒检查病灶内少血流

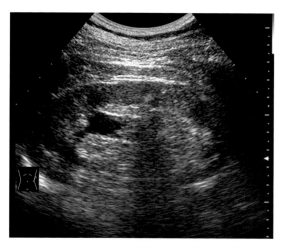

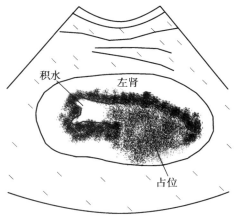

图 8-1-72 肾盂中下部占位，上盏轻度积水

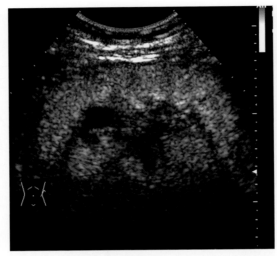

图 8-1-73 该患者造影后可见肾盂内低回声占位呈低灌注（1 分 32 秒）

八、肾脓肿

【概述】肾实质脓肿（abscess of kidney）多数为单一病灶，也可以数个。形成原因是使用免疫抑制剂和免疫力低下的体弱患者。患者可出现发热、寒战、腰痛等症状，严重时可出现脓尿。

【诊断依据】局限性的肾脓肿，肾实质内或肾包膜下见孤立或多发的低回声区，球体感不明显，边界不清晰，随着脓肿的进展，回声也随着变化，可以表现为无回声的液化区或混杂的组织条索等。彩色多普勒血流图显示：病灶区域内无明显的血流。超声造影显示：病灶区域内无增强（图 8-1-74）。

【鉴别诊断要点】肾实质内或肾包膜下病灶区内无血流或增强区，是与肾肿瘤的鉴别依据，但仍要结合临床资料和超声随访结果，才能明确诊断。关键是本病应与少血供型的肾肿瘤相鉴别。超声造影结果和临床资料，可以帮助诊断。

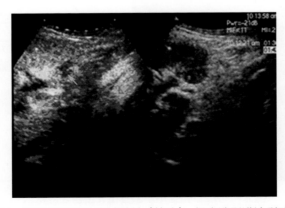

图 8-1-74 移植肾下极肾内脓肿灶（箭头），超声造影灌注稀疏、不均匀

九、肾结石

【概述】肾结石（renal stones）为泌尿外科常见病，常见的肾结石为草酸钙和磷酸钙结石，约占80%，其次是磷酸镁铵和尿酸，胱氨酸较少见。草酸钙和磷酸钙结石X线显影较佳，尿酸结石和胱胺酸结石透声好，声影多不明显。当结石嵌顿造成梗阻时，会引起肾积水，下腹部痛疼和血尿是结石的主要症状。

肾钙质沉淀症是指肾实质内有广泛的小钙质沉着，主要在髓质内，多发生高钙血症。

海绵肾是肾髓质囊肿内钙质沉淀形成的小结石，位于椎体扩张的集合管内，在肾椎体的乳头部，呈放射状排列。

【诊断依据】肾窦内伴有声影的强回声，即可诊断（图8-1-75）。较小的结石（＜5mm），无声影，呈点状强回声。CDFI可产生"闪烁"伪像（图8-1-76）。有些结石常伴有肾窦扩张积水（图8-1-77）。疼痛时，患侧肾脏内动脉血流阻力指数（RI）升高，而健侧RI正常，这也是诊断肾结石的佐证。

【鉴别诊断要点】肾结石声像图依结石大小、类型、形态、硬度、位置和透声以及是否伴有积水等，声像图有多种表现。本病应与肾内钙化灶和肾动脉钙化相鉴别。肾内钙化灶和肾动脉钙化，多位于肾皮质内，通常无声影，动脉钙化呈"等号"回声。超声对肾结石的诊断较容易，其优势超过X线，因为超声对结石无阴性和阳性结石之分，只是结石的大小对诊断有干扰，小于5.0mm结石，容易漏诊。

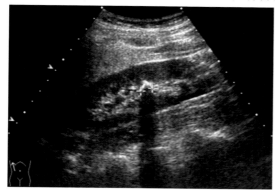
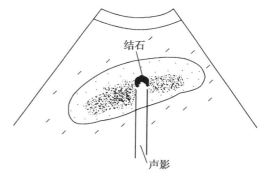

图8-1-75　右肾集合系统内强光团，后方清晰声影

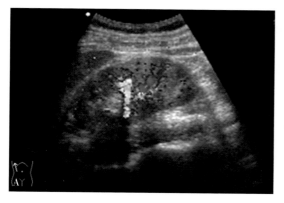
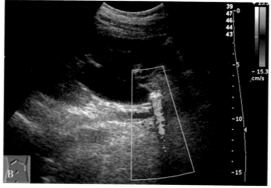

图8-1-76
A.结石后方垂直彩色闪烁伪像；B.结石伴闪烁伪像及肾盂积水

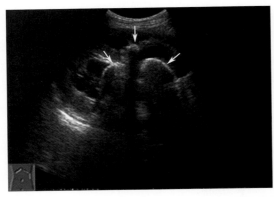
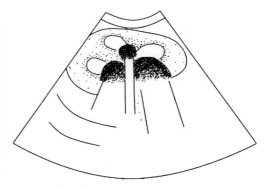

图 8-1-77 肾盂内多发性结石伴积水

十、肾衰竭

由于各种病因引起肾小球损害，均可导致肾衰竭，如红斑狼疮、糖尿病、高血压、肾盂肾炎、肾中毒、细菌和其他微生物感染、肾淀粉样变、风湿病、动脉粥样硬化、免疫性疾病、烧伤和外伤、多囊肾、白血病、肾病综合征和肾血管疾病。弥漫性肾损害的病因不同临床表现也各异，但患者均有不同程度的蛋白尿、血尿（镜下红细胞呈非均一型）和管型尿。

（一）急性肾衰竭

【概述】各种原因使双肾肾小球或肾小管在短期内（数小时至数周）损害，使肾小球滤过功能下降，血肌酐和尿素氮迅速升高并引起水、电解质及酸碱平衡失调及急性尿毒症症状。根据致病原因不同，通常分为肾前、肾源和肾后三种。

引起急性肾衰竭（acute renal failure，ARF）的常见病因有：

肾前性：各种原因导致急性血容量下降，心排血量减少，肾灌注不足。

肾源性：急性肾小球肾炎、急性肾小管坏死、挤压综合征、急性溶血和移植肾急性排斥等。

肾后性：肾梗阻导致的肾衰竭。

【诊断依据】肾前性和肾源性急性肾衰竭，双肾径线增大，肾实质明显增厚，肾皮质回声轻度增强，肾锥体回声降低、增大，与肾皮质和肾窦分界清晰，并有少量腹水。CDFI：肾内动脉血流搏动时间缩短，肾皮质内小叶间动脉明显减少。脉冲多普勒超声：肾内动脉阻力指数升高。

【鉴别诊断】双肾明显增大，皮质回声稍增强，即可明确诊断。关键是要找出病因，常常需进行超声引导下的肾活检。

（二）慢性肾衰竭

【概述】任何病因引起的肾损害，肾功能失代偿，血肌酐和血尿素氮升高，轻度贫血，血尿和蛋白尿，血脂升高等临床表现。引起慢性肾衰竭（chronic renal failure，CRF）的病因很多，本篇只介绍慢性肾小球肾炎。

【诊断依据】早期慢性肾小球肾炎，声像图无明显改变。中、晚期声像图显示肾皮质回声逐渐增强，皮质和肾脏径线逐渐变薄、变小（图8-1-78）。进一步发展可以出现肾皮质和髓质界限不清。CDFI：肾内彩色血流明显稀疏，严重时肾内血流呈小棒状和点状，RI明显升高（＞0.7）。

【鉴别诊断要点】CRF 大多数为肾源性的，超声是根据肾脏大小、皮质厚薄、皮质回声强弱程度和肾内动脉血流色彩多少，可以间接判断病变的轻重。为了弄清楚病因需进行超声引导下的肾活检和其他必要的检查。

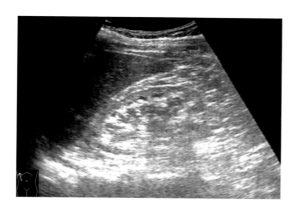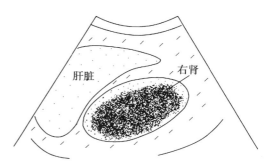

肝脏　　右肾

图 8-1-78　慢性肾炎，肾萎缩

十一、肾创伤

【概述】肾创伤（renal trauma）的病因主要为外伤和自发性。外伤：主要为外力伤和医源性创伤。自发性：积水、肿瘤和凝血异常。肾创伤分型较多，多数书中的分型是根据 Nunn 分型，Nunn 根据临床和放射检查所见与病理改变的关系，将肾创伤分为四种类型：Ⅰ型：肾挫伤；Ⅱ型：肾实质裂伤；Ⅲ型：肾盂、肾盏撕裂，但被膜完整；Ⅳ：肾广泛性撕裂或断裂，甚至肾蒂断裂。超声对肾创伤分三型：轻型：肾包膜下血肿；中型：肾实质裂伤伴肾包膜下血肿，但肾包膜完整；重型：肾实质断裂或肾蒂断裂。

【诊断依据】肾包膜下血肿，仅见损伤处肾包膜下见呈低回声区或无回声区，呈局限性，肾实质裂伤，肾弥漫性或局限性肿大，肾包膜局部向外膨出，肾实质内见不规则的低回声区或无回声区（图8-1-79~图8-1-82）。肾盂和输尿管上段内可见低回声或含点状的无回声积血或新鲜的出血。

【鉴别诊断要点】中和重型肾创伤，结合外伤史和血尿，诊断不困难。对轻度肾包膜下出血，可能会出现漏诊，必要时可用超声造影来明确诊断（图8-1-83~图8-1-87）。超声造影对判别活动性出血更有价值；肾包膜下血肿，若呈活动性，于血肿内可强回声的微气泡。如果撕裂伤与肾盂贯通，造影后在肾盂内和膀胱内出现微气泡回声，即说明有活动性出血。

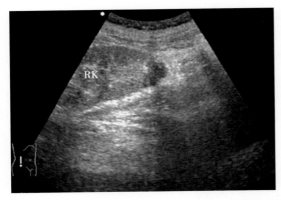
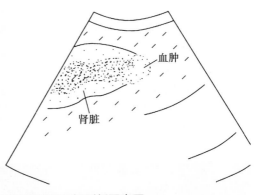

图 8-1-79　男性，外伤后急诊，右肾下极见不规则低回声区

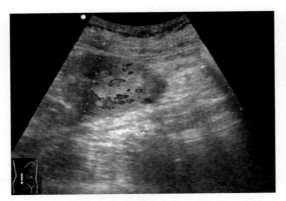

图 8-1-80　同上病例彩色多普勒检查低回声区未显示血流

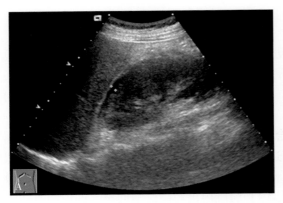
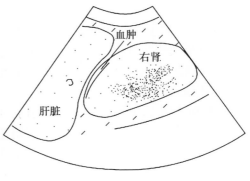

图 8-1-81　外伤后肾包膜下血肿

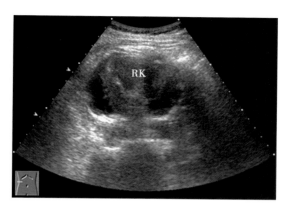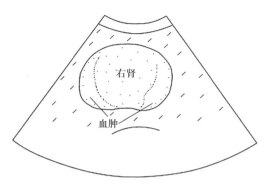

图 8-1-82　外伤后肾内巨大血肿

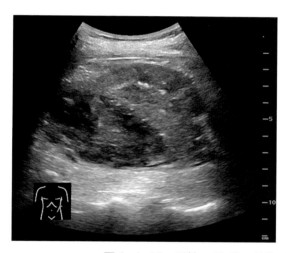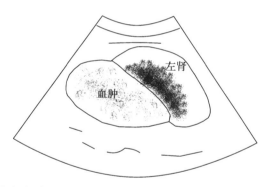

图 8-1-83　男性，43 岁，外伤后左肾血肿，血肿后方无增强效应

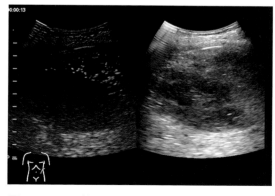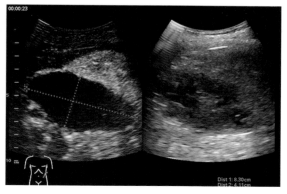

图 8-1-84　外伤后肾超声造影各期血肿部位均无
　　　　　　造影剂灌注

图 8-1-85　外伤后肾超声造影各期血肿部位均无
　　　　　　造影剂灌注（与图 8-1-84 为同一患者）

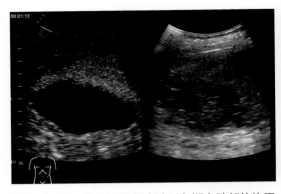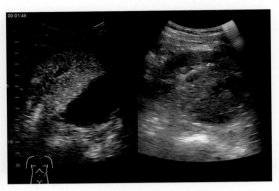

图 8-1-86 外伤后肾超声造影各期血肿部位均无 造影剂灌注

图 8-1-87 外伤后肾超声造影各期血肿部位均 无造影剂灌注

十二、移植肾

【概述】移植肾（transplanted kidney），通常将供体肾放于右髂窝内的腹膜外髂肌及腰大肌前。血管吻合有两种方式：端 - 侧吻合和端 - 端吻合：即端 - 侧吻合为肾血管与髂外血管吻合，这是目前最常用的方法；而端 - 端吻合是肾血管与髂内血管吻合。肾移植有自体肾移植、同质肾移植和同种异体肾移植。肾移植主要的并发症是排斥反应，排斥反应又分血管排斥和细胞排斥，其次是肾动脉吻合口狭窄、血栓、动脉瘤、血肿、尿囊肿、免疫抑制剂引起的肾毒性反应、出血、渗尿、淋巴管阻塞、急性肾衰竭和感染。

【诊断依据】排斥反应主要是同种异体肾移植出现。排斥反应按其性质分为超急性排斥反应、急性排斥反应和慢性排斥反应。按其发生的时间分为超急性期（< 1 周）、早期（1~4 周）和晚期排斥反应（> 1 个月）。二维声像图：早期和轻度的排斥声像图无明显改变。有时肾脏各径线值明显增大，肾锥体回声变低，皮质回声略增强，这表示移植肾有明显水肿（图 8-1-88）。CDFI：彩色血流对排斥的诊断，更具有临床价值，如果肾内血流减少，动脉血流色彩持续时间短，肾皮质内小叶间动脉稀疏，肾内动脉阻力指数 > 0.7（图 8-1-89，图 8-1-90），更严重时呈单峰，即舒张期无血流。三维声像图：主要显示肾皮质内小叶间动脉变少，稀疏，更直观更准确。

【鉴别诊断要点】排斥反应是一个动态的过程，轻度排斥时超声无法诊断，但声像图对排斥反应无特异性。药物毒性反应、肾静脉血栓和肾水肿都可以表现出相同表现。需结合其他的检查指标综合评价和判断。超声可以很好的评价排斥反应治疗的效果，简便、快捷和有效。超声对肾移植其他的并发症，如肾动脉吻合口狭窄、动脉栓塞、动脉瘤、血肿、尿囊肿、出血和渗尿有很好的诊断价值。

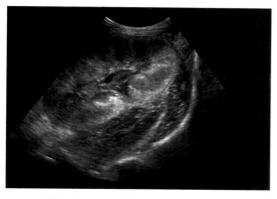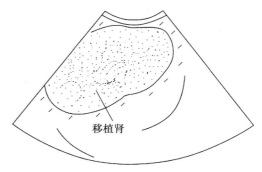

图 8-1-88　男性，52 岁，肾移植后 1 年，肾功能不全，肾肿大内回声增强，分布不均

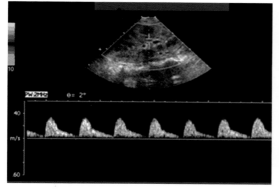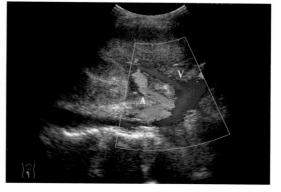

图 8-1-89　移植肾内动脉舒张期流速明显降低　　　　图 8-1-90　肾动脉、静脉主干血流通畅

十三、肾动脉血栓与栓塞

【概述】肾动脉血栓与栓塞（renal artery thrombosis and embolism，RAT，RAM）是指肾动脉主干及其分支的血栓或栓塞，致肾动脉管腔狭窄或闭塞，引起肾缺血，导致肾功能恶化。肾动脉血栓可因血管壁病变（血管炎、粥样斑块、创伤等）或血液凝固性增高而产生。肾动脉栓塞的栓子主要产生于心脏，其次是肿瘤。RAT 和 RAM 可致肾缺血和肾梗死。肾梗死的形成与多种因素有关，如堵塞血管口径、血管壁收缩与舒张的应变状态、侧支循环的状态等。当突发性肾动脉主干堵塞时，可造成动脉痉挛，全身症状严重，肾脏病变却不明显。肾动脉分支栓塞而无侧支循环，与该支支配的相应区域出现缺血坏死（锥形或楔形区域坏死）。急性肾梗死可出现突然剧烈腰腹痛、背痛、甚至出现肾绞痛、急性胆囊炎和急性胰腺炎类似症状。可出现发热、恶心、呕吐及患侧脊肋角叩痛。高血压，肾功能不全。

【诊断依据】二维声像图：仅能显示肾动脉主干内有血栓回声，肾内动脉栓塞无法显示，仅能在其支配的区域邻近肾包膜处，见到轻度的凹陷。长期肾主动脉的栓塞，可致肾脏径线明显变小。CDFI：可以显示肾动脉主干呈部分或完全栓塞，肾动脉主干内血流色彩明显变细或无色彩。肾内血流色彩减少。频谱显示：当肾主动脉部分栓塞时，残余管腔内收缩期流速升高，舒张期流速变低或缺失。频谱明显增宽。肾主动脉主干血栓或栓塞，甚至完全栓塞，但肾内仍有较好的血流，是因为副肾动脉的作用，许多肾主动脉有分支，形成副肾动脉，副肾动脉较细，超声对副肾动脉的显示较困难。超声造影：超声造影对肾主动脉栓塞和肾内小动脉栓塞，有非常好的显示。当肾主动脉完全栓塞或不完全栓塞时，肾主动脉远端不增强或呈狭窄型增强，肾皮质增强减弱和延迟，用时间－强度曲线与健侧肾脏对比，更能显示出肾皮质灌注的时间和强度，均晚于和低于对侧肾脏。肾内段动脉或叶间动脉栓塞则表现出他所支配的区域无灌注增强（图 8-1-91）。

【鉴别诊断要点】以上所述均能满足，则不难诊断，本病应与肾动脉狭窄相鉴别。由于少部分患者存在副肾动脉，给诊断带来一定的困难，必要时应考虑 DSA 肾动脉造影来明确诊断。

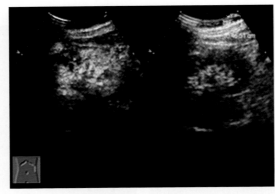

图 8-1-91 肾段动脉栓塞超声造影显示左肾中上部位低增强区

十四、肾动脉狭窄

【概述】肾动脉狭窄（stenosis of renal artery）是常见的继发性高血压的病因之一，也称肾血管性高血压（renovascular hypertension）。病变部位多见于肾主动脉，也可发生于肾段动脉或副肾动脉。引起肾动脉狭窄的病因有大动脉炎、动脉粥样硬化、纤维肌性发育异常。本病的特点是血压持续性升高，舒张压增高更明显，药物控制不理想。

【诊断依据】二维声像图：患者较瘦，腹腔气体少，狭窄发生在肾主动脉，较易发现；若患者肥胖，二维声像图很难发现，通常肾主动脉狭窄 > 80% 时，患侧肾会缩小，如果患肾小于健侧肾脏的 20%，排除其他病因，应考虑本病。因此，CDFI 和脉冲多普勒是诊断本病的主要方法。肾主动脉狭窄达 60% 以上，若取样容积置于狭窄段，流速 > 100cm/s，同时，腹主动脉在肾动脉开口处和肾主动脉狭窄段的收缩期最高流速之比 < 3.5（正常时是 1∶1，狭窄时 1∶3.5），也就是说肾主动脉狭窄段的收缩流速是异常升高，且大于腹主动脉在肾动脉开口处的收缩期最高峰 3 倍之多，而舒张期峰又明显降低甚至呈反向峰，即可诊断肾主动脉狭窄（图 8-1-92~ 图 8-1-94）。但是，肾动脉狭窄病变部位常常发生在副肾动脉或肾内段动脉，副肾动脉较细，变异多，常有 2 支或 3 支，因此，只能通过间接测量肾内动脉来判定是否存在肾动脉狭窄。肾主动脉狭窄 > 60%，或多支段动脉狭窄，此时，肾内叶间动脉收缩期峰值降低，峰顶呈沙丘样改变，即峰顶变圆钝，上升和下降加速度时间延长，舒张期峰降低或消失，即 tardus-parvus（图 8-1-95~ 图 8-1-98）。

【鉴别诊断要点】肾动脉狭窄 > 60% 时，应满足以下几点：难治型高血压，需排除其他肾脏疾病。肾脏缩小还应排除先天性肾发育不全。肾发育不全，通常不发生高血压，患肾自出生就小于健侧肾脏，肾内动脉血流流速、RI 和频谱形态在正常范围。还应与慢性肾病相鉴别：慢性肾病是双肾损害，肾皮质回声增强，内动脉 RI 升高（> 0.65），容易鉴别。

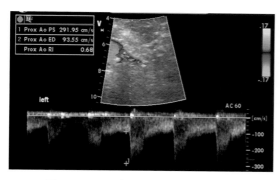

图 8-1-92　左肾动脉近端高速血流

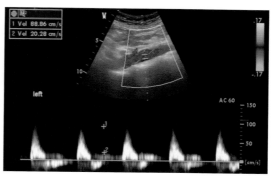

图 8-1-93　腹主动脉血流

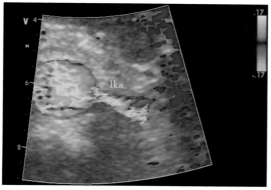

图 8-1-94　左肾动脉起始部狭窄

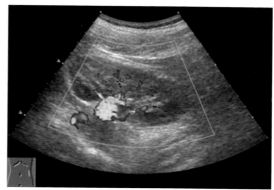

图 8-1-95　女性，15 岁，高血压，肾动脉扩张后高血压无改善，近肾门肾动脉瘤样扩张

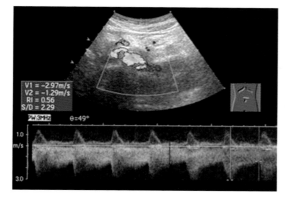

图 8-1-96　同上病例狭窄部流速达 2.97m/s

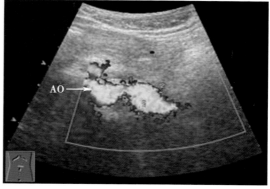

图 8-1-97　同上病例 彩色多普勒显示狭窄后动脉扩张

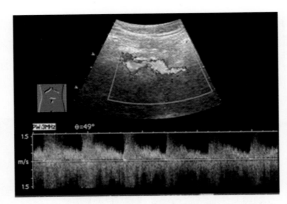

图 8-1-98　同上病例扩张的肾动脉内湍流频谱

十五、肾动脉瘤

【概述】肾动脉瘤（renal arteric aneurysm）分先天性和后天性，根据 Poutasse 的分型：囊性（常见，75%，见肾动脉分叉处）、纺锤型（狭窄纤维性肾动脉疾病有关、恶性高血压）、不规则型和肾内型（先天或外伤、易破裂、直径 > 2.0cm 可考虑手术）。小的动脉瘤患者，多无临床症状；较大的动脉瘤（ > 2.0cm）可以引起高血压，若动脉瘤位于肾门处，可引起轻度肾积水。

【诊断依据】二维声像图显示肾主动脉或肾内可见局限性膨大的无回声区，并有搏动感，即可诊断。但肾动脉瘤的诊断最终取决于彩色多普勒和脉冲多普勒超声。当二维声像图发现肾主动脉局限性膨大或肾内出现搏动的无回声区，启动彩色多普勒血流图，显示此区域内呈红蓝相对的涡流（图 8-1-99），脉冲多普勒显示瘤内均为正相和负相动脉血流频谱（图 8-1-100）。超声造影后瘤体与肾动脉主干几乎同时增强，灌注明显早于肾皮质，强化程度为与动脉强化一致的显著高增强，均匀增强，消退期与肾动脉主干同时消退（图 8-1-101）。

【鉴别诊断要点】肾内动脉瘤需与肾内动-静脉瘘相鉴别，通过频谱多普勒观察频谱特征，十分容易鉴别。

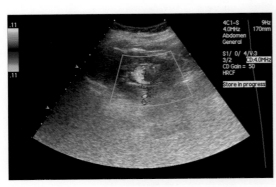

图 8-1-99　彩色多普勒显示圆形瘤体内见红蓝相对的涡流

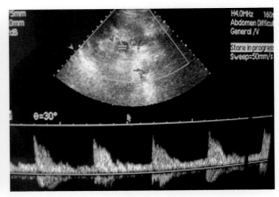

图 8-1-100　肾内圆形无回声区内有动脉频谱

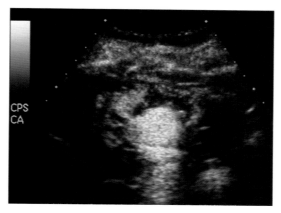

图 8-1-101 超声造影显示瘤体强化为与动脉强化一致的显著高增强

十六、肾内动 - 静脉瘘

【概述】肾动 - 静脉瘘（ renal A-V fistul）是由外伤、肾穿刺或肾肿瘤、动脉粥样硬化等原因引起。严重的肾内动 - 静脉瘘可以引起高血压和心衰。较轻的肾动 - 静脉瘘通常无症状。

【诊断依据】二维声像图显示为较规则囊状或类囊状无回声。通过彩色多普勒超声和频谱多普勒能明确诊断。彩色多普勒显示为范围较广、境界不清的五彩镶嵌的花色血流，覆盖肾内正常血管树，与同级血管比较，血流信号亮度明显增强，且溢出明显（图 8-1-102），频谱多普勒显示为湍流或血流混叠，可探及动 - 静脉频谱同时存在，频窗杂乱不清，多呈"毛刺"状或呈"W"形（图 8-1-103）。

【鉴别诊断要点】在肾内见到高速搏动的动静脉血流即可明确诊断。

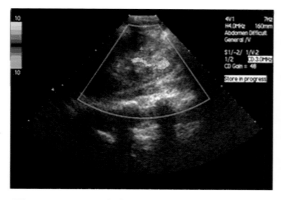

图 8-1-102 彩色多普勒显示肾下极肾内血流束增宽膨大

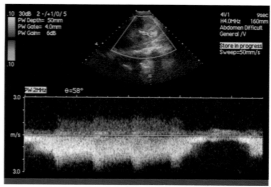

图 8-1-103 频谱多普勒显示血流频谱混叠，可探及动 - 静脉频谱，频窗不清

十七、 左肾静脉受压综合征

【概述】左肾静脉受压综合征（left renal vein entrapment syndrome）的临床特征：青少年，年龄在 3~22 岁，体格瘦长的多见。常常出现运动后血尿及蛋白尿（直立），无明显肾小球肾炎的症状和体征，可以伴有左下腹坠胀和精索静脉曲张。左肾静脉受压是由于左肾静脉穿行于腹主动脉与肠系膜上动脉之间受到了 2 个动脉的压迫变窄，近肾门和肾内静脉增宽，压力升高，回流受阻。运动或直立，2 个动脉压力增加，左肾静脉受压加重，导致肾内微小静脉破裂，出现血尿和蛋白尿。

【诊断依据】二维声像图：左肾静脉水平横行扫查：显示腹主动脉，肠系膜上动脉横断面，左肾静脉穿行在两者之间，穿行部分由于受压管腔变窄。受压前段左肾静脉管腔（近肾门段）明显增宽，左肾静脉受压段管腔内径明显变窄。其标准为：仰卧位，立位，脊柱后伸位 15~20 分钟：左肾静脉受压变窄段内径明显增大，扩张段与狭窄段大于 4 倍以上即可诊断（图 8-1-104，图 8-1-105）。纵行扫查：肠系膜上动脉与腹主动脉之间的夹角明显变小，消瘦明显者肠系膜上动脉几乎与腹主动脉前壁相贴，表明受压明显。卧位时，左肾静脉扩张段内径比受压变窄处内径大 2 倍以上。CDFI：左肾静脉变窄处彩色血流变细，色彩变亮（图 8-1-106，8-1-107）。腹主动脉及肠系膜上动脉收缩期动脉充盈，两者间距缩小。心脏舒张，腹主动脉与肠系膜上动脉收缩，使两者之间的距离加大。

脉冲多普勒超声：左肾静脉狭窄段和扩张段血流频谱不仅与体位有关，亦与心脏收缩期和舒张期腹主动脉和肠系膜上动脉管径变化有关。左肾静脉扩张段血流频谱：立位及脊柱后伸位腹主动脉和肠系膜上动脉，管腔充盈增宽，狭窄加重，扩张段流速减慢 < 3cm/s。左肾静脉狭窄段血流频谱：血流频谱呈搏动性，收缩期流速升高，舒张期流速下降。受压越重，受压段流速越高。

【鉴别诊断要点】左肾静脉受压综合征，患者会出现血尿和蛋白尿，因此，容易与肾小球肾炎相混淆，最终的鉴别需要靠肾穿刺病理确定，也可以通过输尿管镜来确定，血尿是否来自左侧输尿管膀胱开口处。

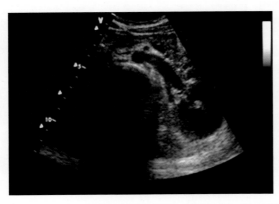 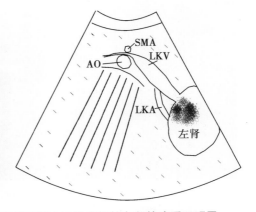

图 8-1-104 左肾门处左肾静脉明显增宽，腹主动脉与肠系膜上动脉之间的左肾静脉受压明显
LKA：左肾动脉；AO 腹主动脉横截面；SMA：肠系膜上动脉；LKV：左肾静脉

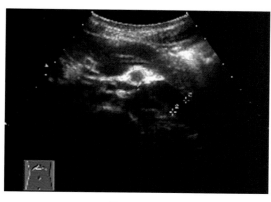
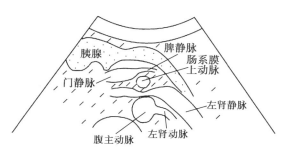

图 8-1-105　受压处左肾静脉血流流速增快可见血流色彩变亮

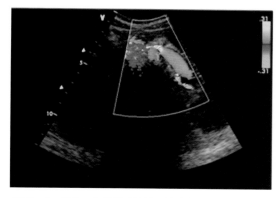
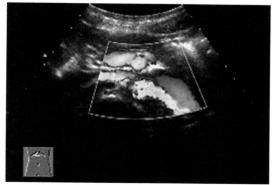

图 8-1-106　左肾静脉受压处变细，近肾端肾静　　图 8-1-107　彩色多普勒显示越过狭窄部血流
　　　　　　脉扩张　　　　　　　　　　　　　　　　　　　　　　明亮

（杨斌　李佳　魏淑萍　朱东升　刘学明）

第二节　输尿管疾病

一、输尿管解剖

输尿管是一对细长肌性的管状结构，上接肾盂，下到膀胱三角区，长 20~30cm。其管径平均为 0.5~0.7cm。输尿管全长行程中，有三个解剖狭窄。

腹段（上段）：起自肾盂输尿管连接部，沿腰大肌前面下行，止于跨越髂血管处。

盆段（中段）：起自髂血管前方，向下后内侧移行，并经盆底的结缔组织直达膀胱后壁。

膀胱壁内段（下段）：在膀胱后方向下内侧移行，斜穿膀胱壁，止于膀胱三角区的输尿管嵴外侧端，即输尿管管口处。

每侧输尿管有三个狭窄处。第一狭窄位于肾盂和输尿管连接部；第二狭窄位于输尿管与髂总动脉或髂外动脉处；第三狭窄为膀胱壁内段，这三个狭窄处是结石阻塞的常见位置。

二、输尿管超声检查要点

正常输尿管由于管径细，位置深且前方有肠道、血管等多脏器遮盖无法显示，同时因为肠道气体干扰，更加重了显示的难度。通常输尿管积水时，才能显示；上段和下段较容易显示，而中段仍不易显示，即第二狭窄处。通常超声检查输尿管病变以空腹为宜。膀胱充分充盈后检查。

检查途径有三个：

1. 经腹壁检查 仰卧位和侧卧位。侧腰部显示肾脏冠状切面，重点由肾门部向下移行，逐渐调整为纵切面，追踪显示输尿管至盆部。

2. 经背部检查 俯卧位和侧卧位。后背部纵向扫查，由积水的肾盂向下追踪显示，直至到髂嵴上部的腹段输尿管。

3. 经直肠检查 此方法对观察输尿管膀胱壁内段及开口非常有用，但此途径不常用。

三、输尿管结石

【概述】输尿管结石（ureterolith）多由肾结石脱落而来，结石毛糙有棱角，导致输尿管内壁损伤，出血，可引起输尿管痉挛，结石的阻塞和输尿管痉挛，进一步加重了肾盂和输尿管积水。临床表现：出现阵发性剧烈绞痛或钝痛，有时向大腿内侧放射，止痛药疗效不明显，多伴有血尿。

【诊断依据】输尿管结石的声像图特征包括：①肾盂和输尿管积水扩张（图8-2-1）；②肾窦内常可见结石；③扩张的输尿管内可见到强回声伴声影的结石（图8-2-2）；④彩色多普勒检查强回声部位显示垂直的闪烁伪像（图8-2-3）；急性输尿管梗阻尚可出现肾周渗液（图8-2-4）。

【鉴别诊断】在无输尿管扩张时诊断输尿管结石要谨慎。

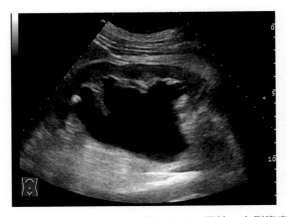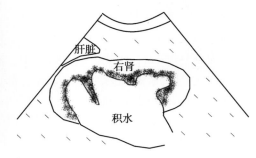

图8-2-1 男性，右侧腹疼痛难忍，右肾中度积水

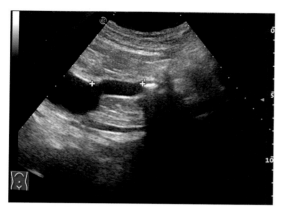
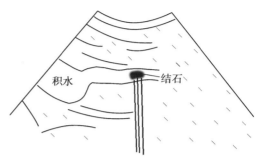

图 8-2-2　同上病例显示右侧输尿管上段结石伴扩张

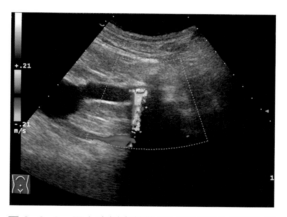

图 8-2-3　同上病例多普勒显示结石后方闪烁伪像

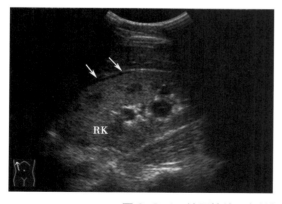
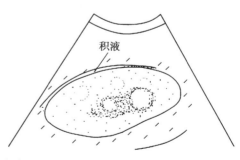

图 8-2-4　输尿管结石急性梗阻产生肾脏周围液体渗出

四、输尿管囊肿

【定义】多数为先天性输尿管发育异常，少数见于炎性狭窄所致，常发生在输尿管下段，黏膜在膀胱内膨出呈球形，可合并输尿管扩张。输尿管囊肿有随输尿管的蠕动、尿液流入和流出,囊肿呈现周期性增大与缩陷的变化规律。囊肿较小时患者常无症状,多为体检时发现。囊肿并发感染或因囊肿出口部狭窄较重,导致输尿管扩张和肾积水时,可出现尿频、尿急、尿痛等膀胱刺激征。

【超声表现】通常在膀胱三角区液性暗区内显示一近似圆形或长圆形囊肿回声,壁薄,可凸向膀胱内,其上方输尿管轻度扩张。合并结石者,在囊内可见到结石强回声团伴声影,动态观察,可见囊肿在输尿管喷尿时,囊腔变小,喷尿结束后,囊腔又逐渐增大。囊肿上端输尿管均有不同程度扩张,并多伴有轻度或中度肾积水,囊肿合并尿路感染时可在囊肿内显示点状或团状强回声,后伴声影。彩色多普勒表现为实时观察囊肿喷尿时,可见红色尿流线状回声经囊肿的一侧喷出,然后向前上方移行(图 8-2-5~ 图 8-2-7)。

【鉴别诊断】下端输尿管囊肿应与膀胱憩室鉴别,重要的是观察囊性病灶与膀胱壁的关系,或排尿后对照病灶大小及加压时憩室多向膀胱外突出。先天性巨大输尿管畸形可见管状无回声多从肾门延伸到盆腔(图 8-2-8,图 8-2-9)。

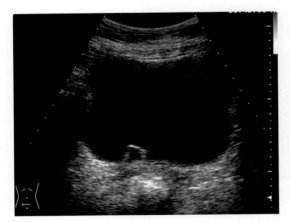
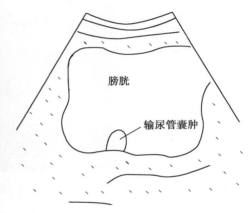

图 8-2-5 右侧输尿管囊肿

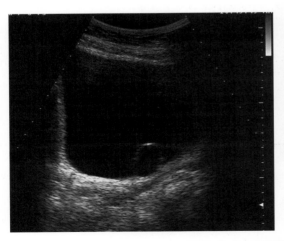
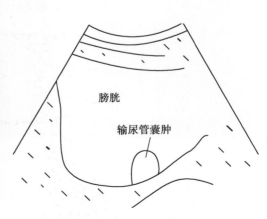

图 8-2-6 右侧输尿管囊肿喷尿前

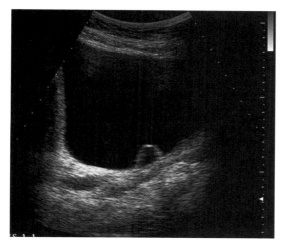 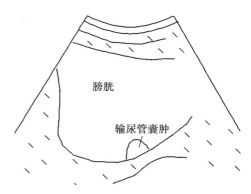

图 8-2-7　右侧输尿管囊肿喷尿后

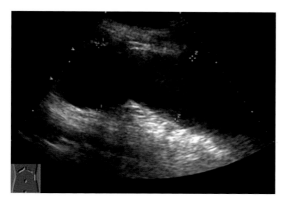 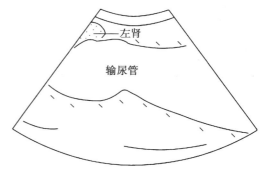

图 8-2-8　男性，40 岁，摸及左侧腹肿块，超声显示左肾门开始延伸至膀胱后方

不规则长管状无回声暗区

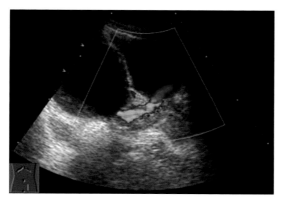

图 8-2-9　同上病例 囊状扩张的输尿管喷尿至膀胱内

五、输尿管狭窄与肿瘤

【定义】输尿管狭窄有先天性与后天性，后天性可由炎症或肿瘤引起，常引起输尿管扩张及肾盂积水。

【超声表现】无论是输尿管内狭窄或管外压迫，阻塞部位上方输尿管扩张，管内显示条状或不规则低回声，或扩张的输尿管中断（图 8-2-10~ 图 8-2-12）由于周围组织的干扰，有时难以显示病灶，常需静脉肾盂造影、或逆行造影及肾盂穿刺造影检查。

【鉴别诊断】引起输尿管狭窄的原因不同，超声检查对某些病灶能显示，对不能清晰显示病灶需进行其他影像学检查。

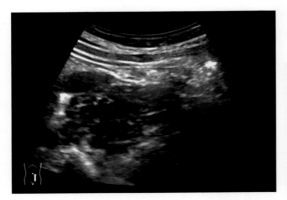
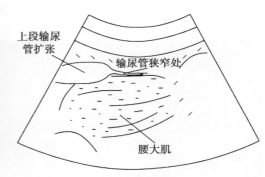

图 8-2-10 输尿管中段明显狭窄，局部未见肿块，上方输尿管扩张

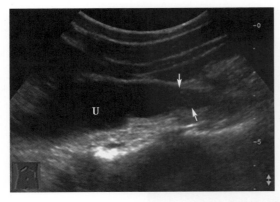
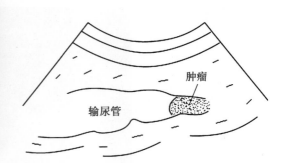

图 8-2-11 输尿管肿瘤致输尿管扩张，远端低回声块伴黏膜增厚

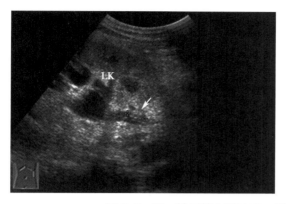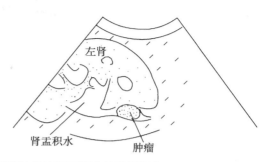

图 8-2-12　输尿管上段肿瘤，低回声结节边界不清合并肾盂积水

（李佳　刘学明）

第三节　膀胱疾病

膀胱是一个肌性囊状器官，位于盆腔，由浆膜、肌层和黏膜组成。男性膀胱后方有直肠，女性有子宫，上方有肠管。其主要功能是贮尿和排尿。

一、膀胱正常声像图

膀胱适度充盈后，经腹扫查横切时呈类球形，加压后形态可变，纵切时似三角形，黏膜面光滑，无回声暗区近场可出现腹壁混响伪像，影响膀胱前壁观察，减低增益或侧动探头可改善。彩色多普勒可显示双侧输尿管喷尿（图 8-3-1，图 8-3-2）

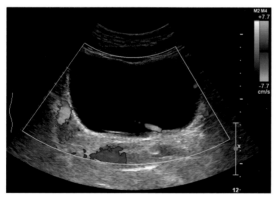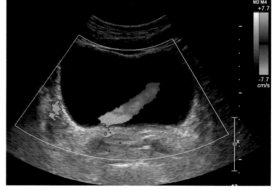

图 8-3-1　左侧输尿管喷尿　　　　　　　　　图 8-3-2　右侧输尿管喷尿

二、膀胱结石

【定义】多数由肾及输尿管结石下降至膀胱内，也可因下尿路梗阻所致，常表现血尿及尿中断，合并感染时可有刺激症状。

【超声表现】膀胱内见点状或团状强回声，后方伴声影，改变体位可移动（8-3-3）。

【鉴别诊断】膀胱血块：通常声影不明显，回声强度低于结石。

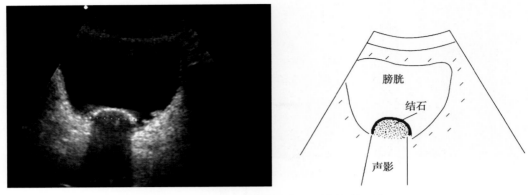

图 8-3-3　膀胱内强回声团，后方清晰声影

三、膀胱肿瘤

【定义】膀胱肿瘤在泌尿系统肿瘤中最为常见，膀胱癌好发生膀胱后壁（三角区）及侧壁，临床症状以血尿常见。病理类型以移行上皮癌居多，少数为鳞癌、腺癌。

【超声表现】由于患者就诊时间不同，肿块形态不一，早期呈结节状或乳头状凸向膀胱内，基底部较宽，无移动（8-3-4，图 8-3-5），也可局部膀胱壁增厚致膀胱壁浆膜层及黏膜层层次不清，作者也遇到整个膀胱均为肿瘤占据，呈一团稍高回声的肿块，彩色多普勒可显示肿块内散在彩色血流束。

【鉴别诊断】

1. **前列腺增生**　增生明显的前列腺可凸入膀胱，表面不光，经直肠超声检查可于鉴别。
2. **腺性膀胱炎**　主要是膀胱壁局部增厚，极似早期膀胱癌，依赖膀胱镜活检鉴别。
3. **膀胱内凝血块**　凝血块回声和膀胱肿瘤相似，膀胱壁回声清晰完整，改变体位血块随重力飘动，少数病例血凝块附着于膀胱壁，不随体位改变移动，但 CDFI 不能检测出血块内血流信号，因此可以有效鉴别两者。

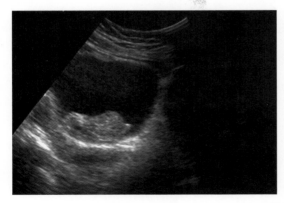
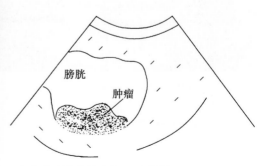

图 8-3-4　男性，52 岁，因血尿检查见 膀胱后壁结节状团块，无声影，
膀胱镜检查病理诊断膀胱癌

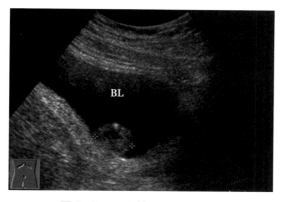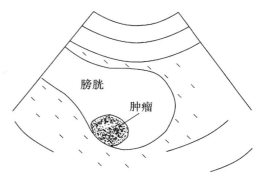

图 8-3-5　男性，65 岁，突然发现血尿，超声显示乳头状结节，膀胱镜活检诊断
乳头状瘤，低度恶性

四、膀胱憩室

【概述】多数为先天性，憩室腔的形成是因膀胱壁肌菲薄或下尿路梗阻所致（图 8-3-6）。排尿前后大小可发生改变，以膀胱后壁常见，也可合并结石。膀胱憩室多见于下尿路梗阻患者，膀胱在出口或以下尿路梗阻，膀胱内压力增高，由膀胱部分黏膜层及固有层套入薄弱肌层并向外膨出形成憩室，憩室壁缺乏完整肌层，同时造成逼尿肌代偿性肥大，会出现膀胱小梁小房形成（图 8-3-7），部分患者膀胱黏膜还可从分离逼尿肌肌束之间穿过形成憩室。憩室内也可有结石和肿瘤发生，故应仔细检查。膀胱憩室较小时无明显症状，较大的憩室会出现尿不尽，巨大憩室可在下腹部触及肿块。

【超声表现】膀胱壁外周囊性无回声暗区与膀胱相通，排尿前后大小可发生改变，也可合并结石。

【鉴别诊断】发生在膀胱前壁时要注意与脐尿管囊肿鉴别（图 8-3-8~ 图 8-3-10）。

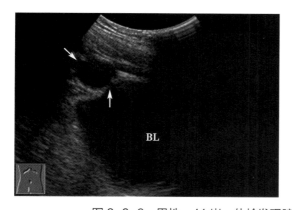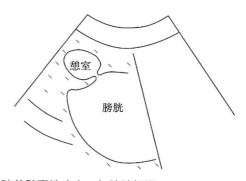

图 8-3-6　男性，41 岁，体检发现膀胱前壁囊性病变，与膀胱相通

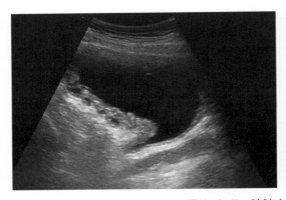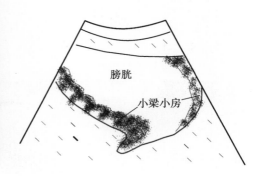

图 8-3-7 膀胱内小梁小房形成

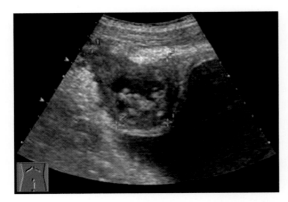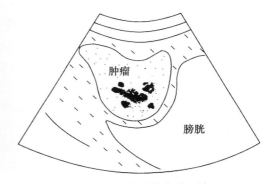

图 8-3-8 男性，32 岁，因血尿检查，膀胱前壁囊实性肿块，与膀胱壁分界不清

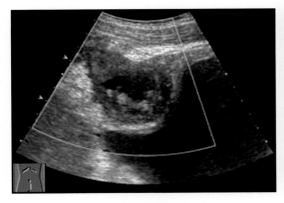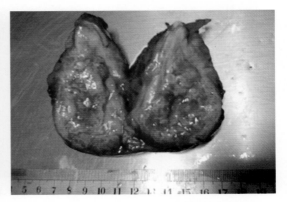

图 8-3-9 彩色多普勒见少许血流　　图 8-3-10 术后标本，病理诊断脐尿管囊肿

五、膀胱破裂

通常是腹部闭合性损伤的一部分，超声检查见正常膀胱暗区消失，膀胱部位呈一团高回声（图 8-3-11），或伴盆腔液性暗区，放置导尿管后膀胱注入少量生理盐水对诊断有较大帮助（图 8-3-12）。

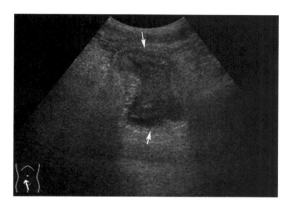
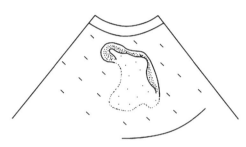

图 8-3-11 外伤后膀胱内凝血块呈一团高回声

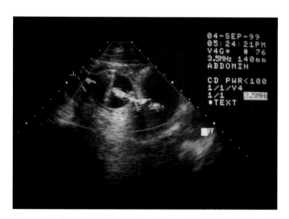

图 8-3-12 外伤后无尿，插入导尿管后仍无尿，导尿管注入生理盐水彩色多普勒检查
发现膀胱破裂，导尿管穿出膀胱外

六、膀胱炎症

由于引起膀胱炎症的原因较多，且各种炎症均表现黏膜不同程度的增厚或回声增强（图 8-3-13），超声诊断缺乏特异性，需结合临床病史分析，最终有赖于膀胱镜检查。

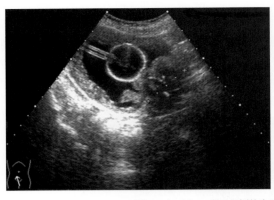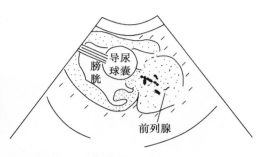

图 8-3-13　前列腺增生尿潴留后膀胱黏膜炎症增厚

（李佳　刘学明）

第四节　前列腺疾病超声诊断

一、前列腺解剖与正常声像图

1. 前列腺正常解剖　前列腺是由腺体和纤维肌肉组成的腺肌性器官，外有包膜，其基底向上，尖部朝下，呈倒置的栗形，在膀胱下方并包绕尿道（图 8-4-1）。前列腺位于耻骨联合后，直肠前，尿生殖膈之上，前面窄而圆钝，后面宽阔平坦，中央有一条线状的纵沟，前列腺的前侧面有脂肪和结缔组织，内含有前列腺周围静脉丛，它与盆壁软组织如肛提肌、闭孔内肌等相邻。

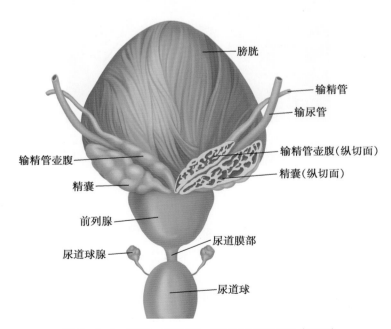

图 8-4-1　膀胱、前列腺、精囊和尿道球腺（后面）

前列腺分区有多种方法，Lowsley 把前列腺分成五叶，即前、中、后和两个侧叶（图 8-4-2）。Franks 根据前列腺不同腺体对性激素的不同敏感性和组织学研究结果，提出内外腺分区方法，认为前列腺腺体围绕尿道自内向外成层分布，内外腺之间为外科包膜。McNeal 提出带区解剖新概念，将前列腺分为腺性组织和非腺性组织，腺性组织包括尿道周围组织、移行区、中央区和周缘区；非腺性组织指前纤维肌肉基质区（图 8-4-3）。

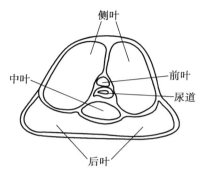

图 8-4-2　Lowsley 前列腺分叶

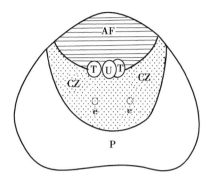

图 8-4-3　McNeal 区带分法

2. 检查方法与检查前准备

（1）经腹壁扫查：用实时超声诊断仪，3.5MHz 凸阵式或扇扫式探头，为常规采用，但前列腺内较小病变容易漏诊。经腹壁扫查需适度充盈膀胱。

（2）经直肠扫查：选用 5~7.5MHz 直肠探头。可选用双平面（纵断面、横断面）、多平面（纵、横、斜断面）探头、端扫式探头，该方法图像清晰，便于观察肿瘤、炎症等细微病变，可作前列腺体积测定和超声引导下穿刺活检。经直肠检查探查前需排便，患者多采用左侧卧位。

（3）经会阴扫查：用 3~5MHz 扇扫式探头或小曲率半径的凸阵探头。本方法用于肥胖、无法充盈膀胱等经腹壁扫查有困难的患者，图像优于经腹壁超声，但不如经直肠超声。经会阴检查无需特殊准备。

3. 正常声像图

（1）经腹部扫查：经腹壁横断扫查，探头方向向下倾斜，可见左右两侧精囊图像（图 8-4-4）；探头进一步向下侧动，可见前列腺呈边缘圆钝的三角形或椭圆形，内腺呈低回声，外腺呈中强回声，包膜完整，回声较强。纵切面前列腺呈锥形或茨菇形，其基底靠近膀胱壁（图 8-4-5）。

（2）经会阴扫查：可使前列腺的斜冠断面显示更为清晰，此外，还可显示前列腺的纵断面。

（3）经直肠检查：现代高分辨率经直肠实时超声（TRUS）可以显示与前列腺带区解剖相应的声像图。中央区由于腺体较大和淀粉样小体沉积于腺管，TRUS 呈高回声。周缘区腺体较中央区小，分布较均匀，TRUS 呈等回声。移性区、尿道周围腺组织、尿道内括约肌呈低回声，三者合称前列腺前区，在声像图上不易区分，相当于内腺区（图 8-4-6），精囊位于前列腺的上后方，呈不规则形，其内隐约可见纤细、扭曲的条状回声（图 8-4-7）。熟悉前列腺带区解剖和各种基本断面及回声特征，有助于超声检查平面的识别和异常声像图的解释。

4. **正常前列腺超声测值** 前列腺的径线测量包括左右径（宽径）、前后径（厚径）和上下径（长径）。各径线数值虽有多家报道，但由于各自设备、测量方法不同，互有差别。但习惯的解剖径线数值：厚径 2cm，长径 3cm，宽径 4cm，以便于记忆。

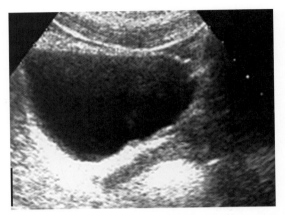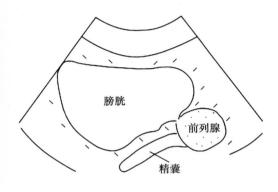

图 8-4-4　示经腹部扫查精囊（纵切面）

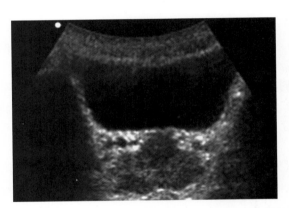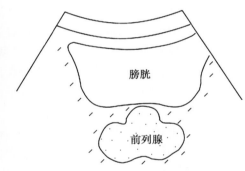

图 8-4-5　经腹扫查正常前列腺声像图（横切面）

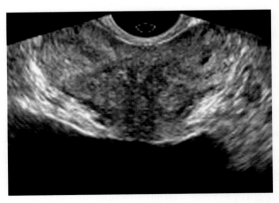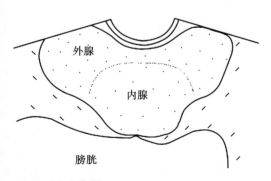

图 8-4-6　经直肠扫查正常前列腺声像图

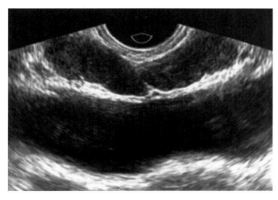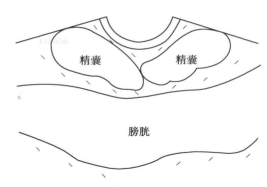

图 8-4-7 经直肠扫查正常精囊声像图

二、前列腺增生

【定义】良性前列腺增生（benign prostatic hyperplasia，BPH）是引起中老年男性排尿障碍原因中最常见的一种良性疾病。主要表现为组织学上前列腺间质和腺体的增生、前列腺增大后排尿不畅为主要表现。

【病理及病理生理】McNeal 将前列腺分为外周带、中央带、移行带和尿道周围腺体区。BPH 结节多发生于移行带和尿道周围腺体区。前列腺增生导致后尿道延长、受压变形、狭窄和尿道阻力增加，引起膀胱高压并出现相关排尿期症状。随着膀胱压力的增加，出现膀胱逼尿肌代偿性肥厚、逼尿肌不稳定并引起相关尿潴留症状。如梗阻长期未能解除，逼尿肌失去代偿能力。继发于 BPH 的上尿路改变，如肾积水及肾功能损害的主要原因是膀胱高压所致尿潴留及输尿管反流。

【声像图表现】

（1）前列腺增大：前列腺各径线均增大，尤其以前后径增大为著，内腺呈球形增大，外腺受压变薄（图 8-4-8）。

（2）增大的前列腺向膀胱内凸出：凸出部呈僧帽状。中叶增生为主的病例，膀胱颈部后唇凸起呈樱桃状图（图 8-4-9）。

（3）多数患者在前列腺内出现增生结节，结节呈球形，可以是低回声、等回声或高回声，一般位于内腺，但也有少数位于外腺部，结节边界清楚或不清楚，增生结节血流一般不丰富（图 8-4-10）。

（4）内外腺比例异常：正常前列腺内外腺比例约 1:1。前列腺增生时，内腺增大，外腺受压变薄，内外腺比例为 2.5:1 直到 7:1 甚至以上（图 8-4-11）。

（5）前列腺结石：以内腺与外腺交界处较为常见（图 8-4-11）。

（6）重度前列腺增生伴有以下间接征象：膀胱壁小梁小房形成：由于长期下尿路梗阻，膀胱逼尿肌代偿性增生，出现小梁小房，声像图见膀胱壁增厚，黏膜面不光滑，病变继续发展，可形成憩室（图 8-4-12）。残余尿增加。双侧输尿管扩张和肾积水，可合并膀胱结石。

【鉴别诊断】前列腺增生结节易与前列腺癌混淆，需结合 PSA 或穿刺活检。

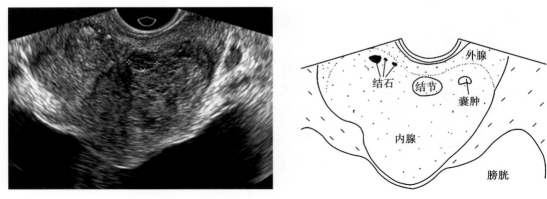

图 8-4-8　前列腺各径线均增大，内腺呈球形增大，外腺受压变薄，内外腺
交界部可见结石，内可见增生结节及囊肿

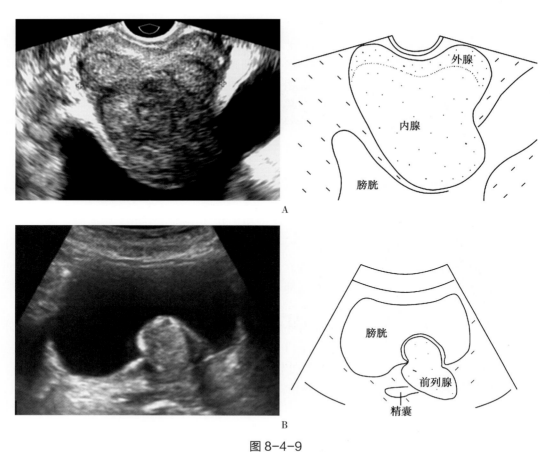

图 8-4-9
A. 经直肠超声检查示前列腺移行带明显增大，向膀胱内突出；
B. 经腹部检查前列腺移行带向膀胱内突出

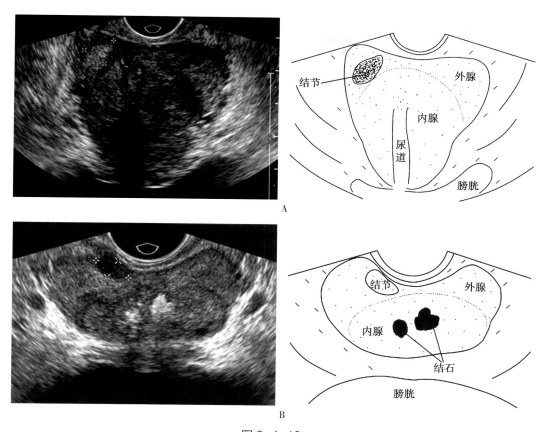

图 8-4-10
A. 右侧叶内腺内外腺交界部强回声增生结节；B. 左侧叶外腺部低回声增生结节

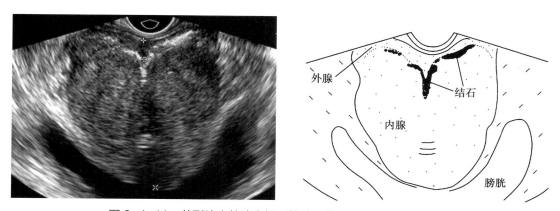

图 8-4-11　前列腺内外腺之间弧性结石带，内外腺比例达 7∶1

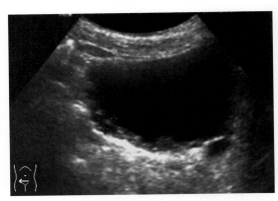 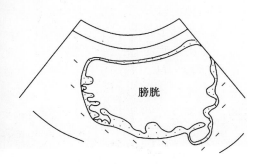

图 8-4-12　前列腺肥大尿潴留后引起膀胱黏膜增厚，表面不光滑

三、前列腺癌

【定义】前列腺癌是全球男性最常见的恶性肿瘤之一，目前美国前列腺癌的发病率已经超过肺癌成为第一位危害男性健康的肿瘤。我国有报道 50 岁以上男性的前列腺癌发病率为 0.57%，PSA 筛查能够发现相当部分的无临床症状的前列腺癌。国内的高发人群主要为 > 75 岁男性，由于前列腺癌具有进展缓慢的特点，PSA 筛查的年龄应为 50 岁以上。

TRUS（经直肠超声检查）在提高早期前列腺癌诊断率与经直肠超声引导下前列腺活检方面具有重要作用。但由于 TRUS 对前列腺癌诊断的特异性较低，需要与正常前列腺、BPH（良性前列腺增生）、PIN（前列腺上皮内瘤）、急性或慢性前列腺炎、前列腺梗死和前列腺萎缩等鉴别。TRUS 的低检测率迫使临床医学家去寻找其他诊断方法如彩色多普勒 TRUS（CDUS）、能量多普勒血流显像（PDI）、血管造影及弹性成像，超声造影虽也可改善前列腺癌的探测率，但这些均不能代替系统前列腺活检，因此，在 TRUS 引导下前列腺穿刺活检是前列腺癌诊断的主要方法。

早期前列腺癌通常没有症状，但肿瘤侵犯或阻塞尿道、膀胱颈时会发生类似下尿路梗阻或刺激症状，严重者出现急性尿潴留、血尿、尿失禁。骨转移时会引起骨骼疼痛、病理性骨折、贫血、脊髓压迫导致下肢瘫痪等。

【前列腺癌的超声表现】

（1）前列腺癌以低回声结节多见：伴前列腺增生时结节回声表现多样，经直肠超声（transrectal ultrasonography，TRUS）显示前列腺结节较清晰，判断肿瘤大小更可靠，但 TRUS 对前列腺癌诊断特异性较低，故在 TRUS 引导下进行前列腺的穿刺活检，是前列腺癌诊断的主要方法。

（2）前列腺穿刺指征：

1）直肠指检：发现结节，任何 PSA 值；

2）B 超：发现前列腺低回声结节或 MRI 发现异常信号，任何 PSA 值；

3）PSA > 10ng/ml，任何 fPSA/tPSA 和 PSAD 值；

4）患者出现转移癌：怀疑原发癌在前列腺者。

（3）前列腺穿刺针数：系统穿刺得到多数医师认可。在 20 世纪 80 年代，经直肠超声引导前列腺活检开始应用，最初是以前列腺内低回声或强回声结节作为活检对象，但病理结果大多数结节都是良性的，而超声显示正常区域反而可检出前列腺癌，1989 年 Hodge 等首先提出经直肠超声引导前列腺系统穿刺活检术，即在前列腺两个侧叶由底部、中部、尖部各活检一针，共计六针，可获得 20%~25% 的阳性率，该方法已成为检测早期前列腺癌的"金标准"，该"标准"术式仍可能导致 20%~30% 的假阴性， 由于传统的系统穿刺法主要是在后外侧区域，因此 Terris 等提出修正的活检方案，即将标准方案中的中间一针移到外侧，该方法可使探测率由 80% 提高到 89%，Chen 等报道中线和尖端外周带肿瘤容易被漏诊，因此扩大范围的系统活检法被提出，活检点数由六点增加到 8 点、10 点、11 点、12 点、13 点、14 点、21 点、26 点直至现在的饱和穿刺法。研究结果表明，10 针以上穿刺阳性率明显高于 10 针以下，并不明显增加并发症（图 8-4-13，图 8-4-14）。目的是保证前列腺的每一个部位都要穿刺到，我们采用长短针结合，8 针结合靶目标法，阳性率达 41.2%。

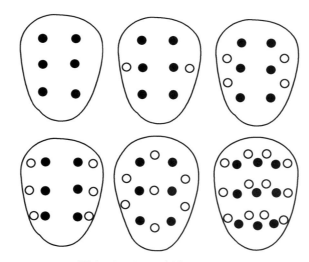

图 8-4-13　6 点法 ~21 点法

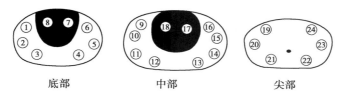

图 8-4-14　饱和穿刺法

前列腺癌大多发生在外周带，但也有少数发生在移行带，一般表现低回声结节，但也有少数为强回声和等回声，Rifkin 等通过观察前列腺超声图像发现前列腺癌 59% 为低回声（图 8-4-15，图 8-4-16），20% 为混合性回声（图 8-4-17），12% 为等回声（图 8-4-18），10% 为高回声（图 8-4-19）。超声造影对于存在结节的前列腺癌诊断具有一定的意义，典型的前列腺癌结节在超声造影剂多表现为快进高灌注（与周边或对侧前列腺组织相比），廓清时间可早于周边组织，也可与周边组织同步。（图 8-4-20，图 8-4-21）

前列腺癌也有表现为多结节状团块，边界不清（图 8-4-22~ 图 8-4-26）。而部分前列腺癌患者二维超声并不能发现明确的病灶，而仅仅表现在双侧周缘区血流的不对称（图 8-4-27），因此除了常规二维超声还需结合 CDFI 甚至超声造影提高超声诊断的检出率。

【鉴别诊断】对表现低回声病灶时要与前列腺炎鉴别，前列腺增生结节仍需结合 PSA 或穿刺分析（图 8-4-28）。

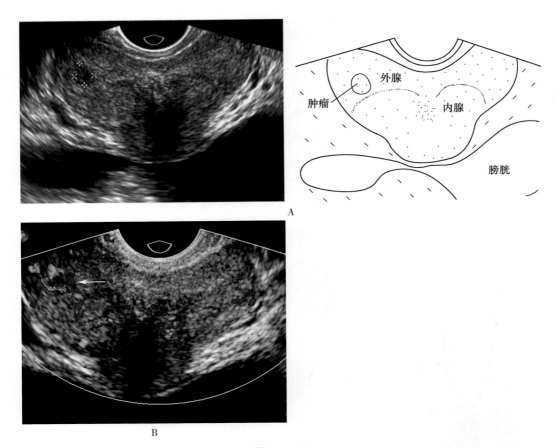

图 8-4-15
A. 右侧叶外腺部低回声结节（0.4cm×0.6cm）；B. 结节内血流丰富（箭头）。病理示前列腺腺癌

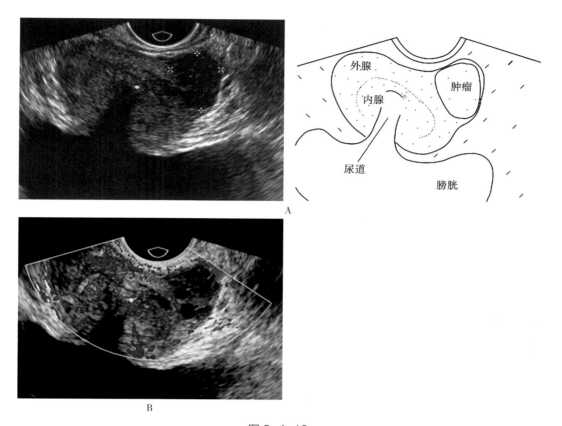

图 8-4-16
A.左侧叶外腺部低回声结节；B.结节内血流不丰富，病理示前列腺腺癌

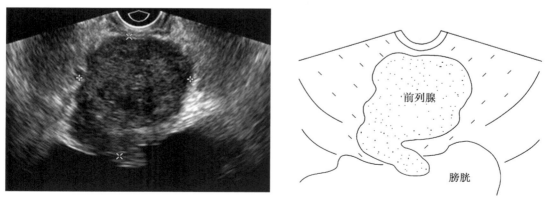

图 8-4-17 图示前列腺内呈混合性回声，病理示前列腺腺癌

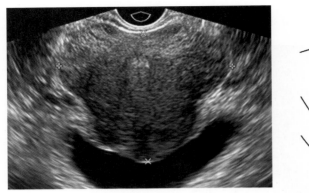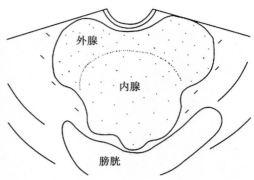

图 8-4-18　图示前列腺内无明显异常回声
（等回声），病理示前列腺腺癌

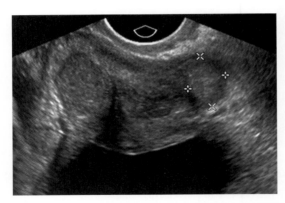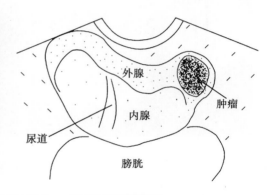

图 8-4-19　图示左侧叶外腺部高回声结节，病理示前列腺腺癌

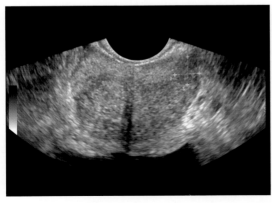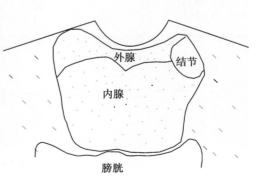

图 8-4-20　患者，65 岁。左侧外腺低回声结节，病理示前列腺腺癌

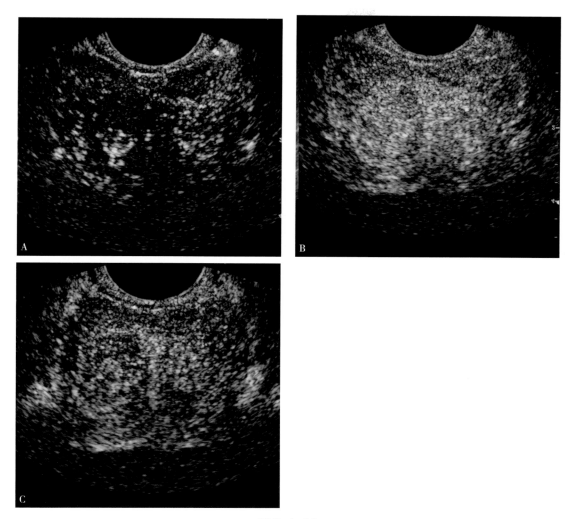

图 8-4-21

A~C. 同上患者，造影示前列腺左侧外腺结节呈"快进快出"表现。病理提示前列腺腺癌

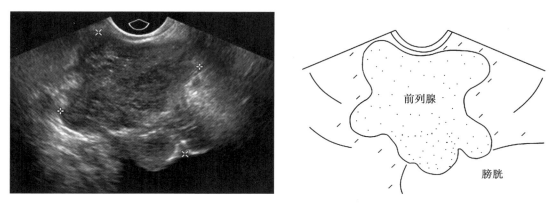

图 8-4-22　肿瘤突破前列腺包膜。患者，69 岁，图示前列腺弥漫性回声不均，

内外腺界限不清，包膜呈结节状

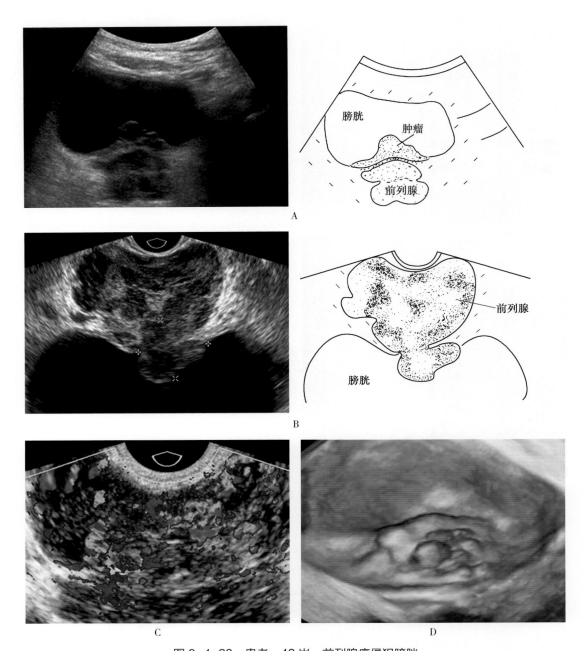

图 8-4-23 患者，43 岁，前列腺癌侵犯膀胱

A. 膀胱内不均质低回声区，无法区别来自膀胱和前列腺；B. 经直肠超声检查示前列腺弥漫性回声不均并侵犯膀胱；C. 前列腺内血流丰富；D. 三维超声检查可见膀胱内多发性不规则结节，病理提示前列腺腺癌

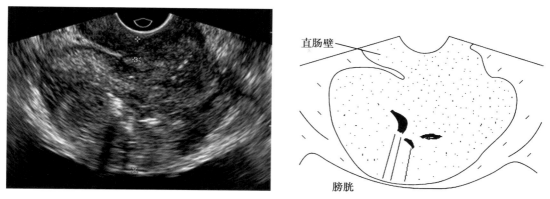

图 8-4-24　图示前列腺回声不均，以左侧叶外腺部为著，并侵犯直肠

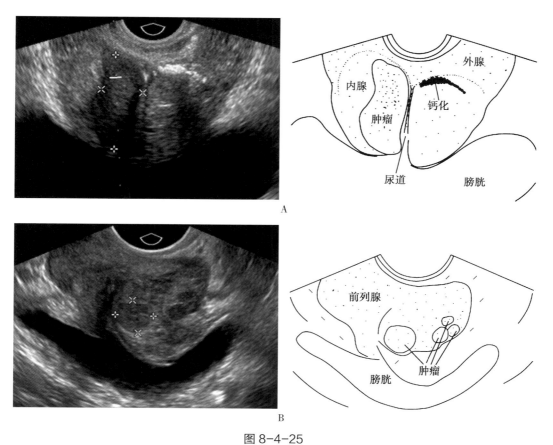

A

B

图 8-4-25
A. 右侧叶移行带不规则低回声区（2.7cm×1.1cm），病理示前列腺腺癌；B. 左侧叶移行带多枚低回声结节，病理示前列腺腺癌

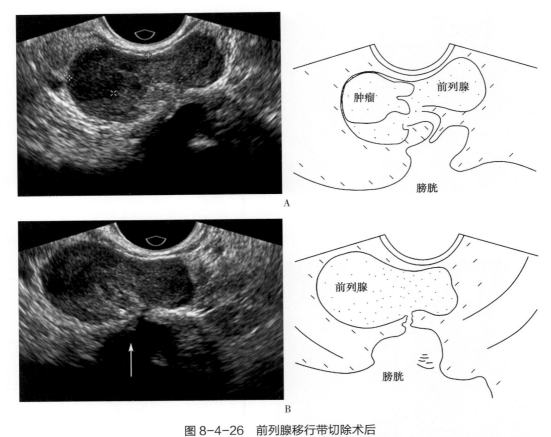

A

B

图 8-4-26 前列腺移行带切除术后

A. 右侧叶外腺部不均质低回声区，病理示前列腺腺癌；B. 清晰可见移行带被剜除后形成的"V"形缺损（箭头）

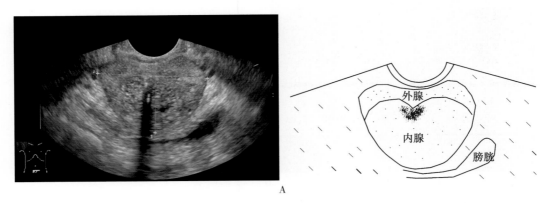

A

图 8-4-27

A. 常规超声显示前列腺增生，未见明显结节病灶

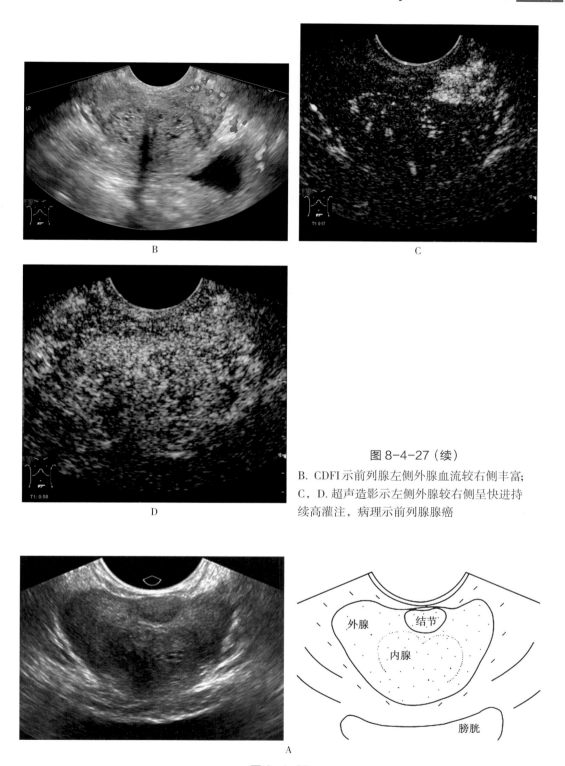

图 8-4-27（续）
B. CDFI 示前列腺左侧外腺血流较右侧丰富；
C，D. 超声造影示左侧外腺较右侧呈快进持
续高灌注，病理示前列腺腺癌

图 8-4-28
A. 外腺部低回声结节，病理示增生结节

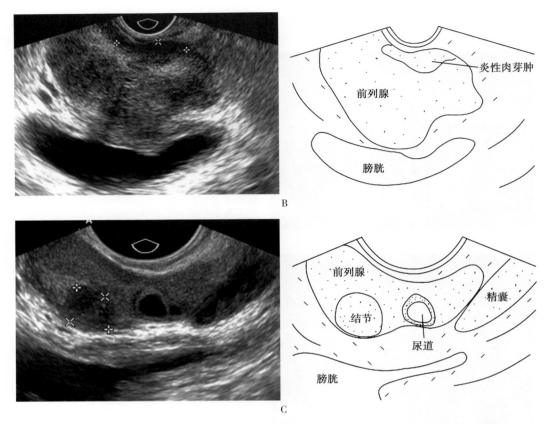

图 8-4-28（续）

B.外腺部不均质低回声区，病理示炎性肉芽肿；C.右侧叶外腺部低回声结节，病理示前列腺炎

四、前列腺炎

前列腺炎是成年男性的常见病之一。虽然它不是一种直接威胁生命的疾病，但严重影响患者的生活质量。

【定义与分类】急性前列腺炎是一种定位于前列腺的急性感染性疾病，有明显的下尿路感染症状及畏寒、发热和肌痛等全身症状，尿液、前列腺液中白细胞数量升高。

慢性前列腺炎是指前列腺在病原体或某些非感染因素作用下，患者出现以骨盆区域疼痛或不适、排尿异常等症状为特征的一组疾病。

传统上将前列腺炎分为四类，即急性细菌性前列腺炎（acute bacterial prostatitis，ABP）、慢性细菌性前列腺炎（chronic bacterial prostatitis，CBP）、慢性非细菌性前列腺炎（chronic nonbacterial prostatitis，CNP）和前列腺痛（prostatodynia，PD）。

【声像图表现】轻者前列腺大小、形态、内部回声均无明显异常。严重者或病情迁延者，前列腺内可见不均质低回声或片状略强回声区，体积可稍大或稍小，包膜完整、清晰，左右对称。尽管前列腺炎患者 B 超检查可以发现前列腺回声不均，前列腺结石和前列腺钙化，前列腺周围静脉丛扩张等表现（图 8-4-29），前列腺炎部分超声表现与前列腺癌有重叠，特别是肉芽肿性前列腺炎，同样存在前列腺回声不均，PSA 升高等表现，但患者多有前期尿路感染症状，可伴或不伴有发热，因此在诊断时也应结合患者病史加以甄别（图 8-4-30）。尽管经直肠超声可对部分前列腺炎患者做出判断，但目前仍然缺乏 B 超诊断前列腺炎的特异性表现，也无法利用 B 超对前列腺炎进行分型，但 B 超可以排除尿路器质性病变及诊断和引流前列腺脓肿有价值，超声引导下前列腺活检有助于提供组织学诊断和鉴别诊断。

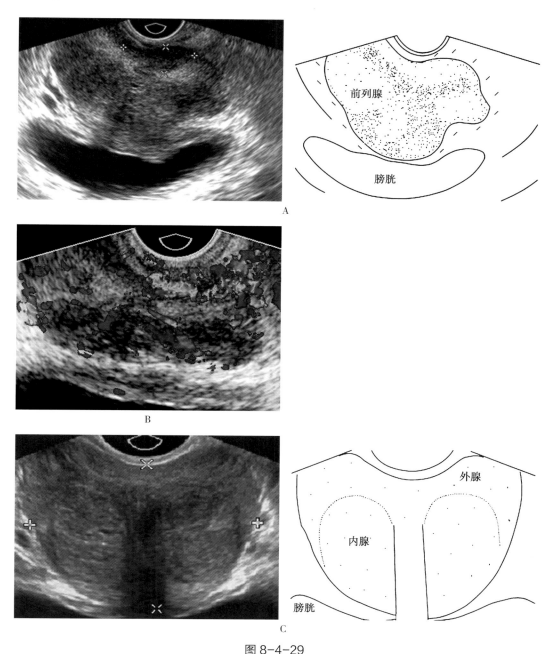

图 8-4-29

A. 慢性细菌性前列腺炎腺体内不均质片状低回声区与正常回声区交错分布，低回声灶边界不清；

B. CDFI 示腺体内血流较丰富；C. 慢性非细菌性前列腺炎超声无明显改变

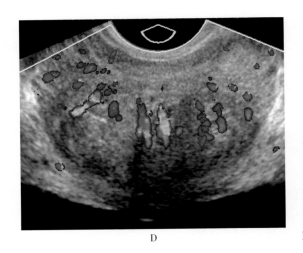

图 8-4-29（续）

D. 同一患者 CDFI 腺体内血流无明显异常

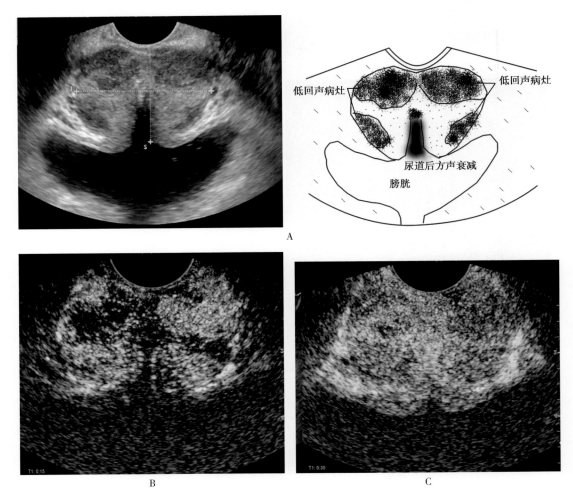

图 8-4-30 患者，60 岁，排尿不畅 3 个月，PSA 11.7ng/ml

A. 前列腺内多发不规则低回声功能病灶；B、C. 超声造影显示前列腺整体呈不均匀增强，低回声病灶呈"快进快出"表现。病理提示肉芽肿性前列腺炎，治疗后上述低回声病灶消失

五、 前列腺结石

【定义】 前列腺结石是指发生在前列腺腺泡内的结石。是由淀粉样体钙化而成，由前列腺液所含钙盐与磷酸镁沉积而成。前列腺结石多合并前列腺增生症或前列腺炎。由于前列腺结石位于前列腺腺泡或腺管中，不可能移动，所以前列腺结石多一般不引起任何症状，本病在中老年人多见，尤多见于良性前列腺增生，后者由于增大的内腺压迫外腺导管，产生多数小结石并呈弧形排列所致。结石本身一般不引起临床症状，也无重要临床意义。

【声像图表现】 前列腺结石在声像图上表现的特征有两方面，其一是结石的形态，第二是结石分布位置，前列腺结石主要位于内腺，可以簇集多发，形成多个不规则强回声斑块（图8-4-31A），也可呈散在、弥漫性分布的多发结石，声像图表现为杂乱的细小强光点。前列腺增生合并结石时，结石分布常是沿增生结节后侧缘，声像图表现为内外腺交界部弧形排列的强回声带（图8-4-31B）。有的前列腺结石沿尿道分布（图8-4-31C，图8-4-31D），可能系沿尿道黏膜或沿尿道黏膜下腺发生。

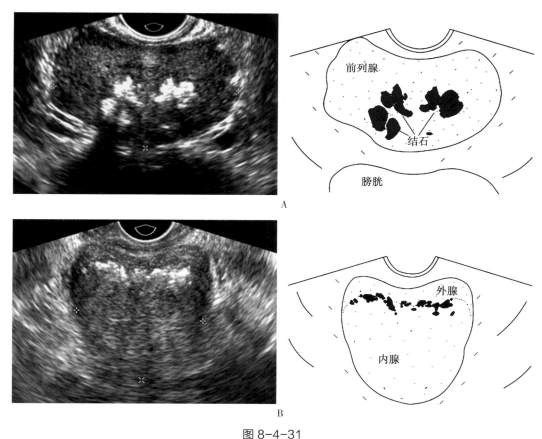

图8-4-31

A.前列腺内腺部簇状分布的多发性结石；B.内外腺交界部弧形排列的结石带

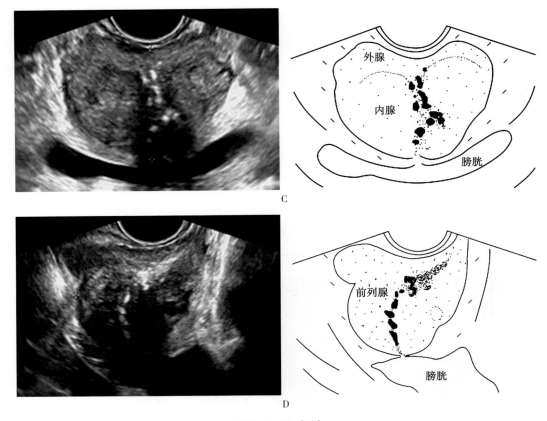

图 8-4-31（续）
C. 前列腺横切面可见结石带沿尿道线状排列；D. 前列腺纵切面可见沿尿道线状排列的结石带

【鉴别诊断】

（1）与尿道结石鉴别：尿道结石很少多发，声影明显。尿道结石位于尿道径路上，常有尿线中断，排尿时可明确结石在尿道之中。

（2）与前列腺钙化灶鉴别：病理认为结石是发生在外分泌腺的腺泡或腺内的钙质沉积。钙化则是组织之间，组织损害后，钙质沉积于该处形成钙化灶。因此，前列腺钙化须发生在一定的病变基础上，如炎症、结核或癌瘤等，钙化分布随原发疾病而定，没有规则，但超声鉴别会有困难。

六、前列腺囊肿

【定义】前列腺腺体内因先天性或后天性病变出现囊肿样改变时，称为前列腺囊肿。依据前列腺囊肿形成的原因，将前列腺囊肿分成先天性和后天性两类。

（1）先天性囊肿可分真性与假性两种：

1）真性前列腺囊肿：为先天性病变，因胚胎时期腺体发育障碍，腺导管狭窄、梗阻，内容物滞留在前列腺内形成囊肿。

2）非真性前列腺囊肿：即苗勒管囊肿，指由于苗勒管即副中肾管尾侧端退化不全形成的。多为单发，位于前列腺基底部、中线部及尿道后上方，呈圆形、椭圆形或下尖上圆的倒置的水滴状，有一细小的蒂与精阜相连，边缘光滑整齐，内为无回声，透声性良好。

（2）后天性囊肿：指由于前列腺腺泡梗阻，分泌物潴留所致。如炎症性前列腺囊肿，由于慢性炎症引起结缔组织增生，导管梗阻，分泌物潴留形成囊肿。或因寄生虫感染所致的寄生虫性前列腺囊肿，如包虫囊肿、裂体细虫囊肿等。

射精管囊肿是由于精路梗阻，继发射精管囊状扩张、膨大形成，超声表现与苗勒管囊类似，均表现为沿射精管走行的囊性结构，呈下尖上圆的倒置的水滴状，横断面为圆形或椭圆形，边缘清晰，囊肿与后尿道之间存在正常前列腺组织。

【声像图表现】先天性囊肿多为单发，位于前列腺的基底部与上部，形态规则，基本成圆形，边缘整齐，界限清晰。后天性囊肿多为多发，大小不一，均为数毫米的小囊肿，可位于前列腺各部，但继发于前列腺增生的滞留性囊肿主要位于内腺，形态不规则（图8-4-32）。

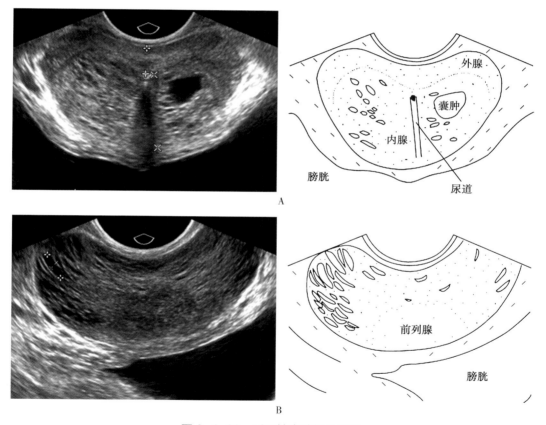

图 8-4-32　后天性囊肿很少单发

A. 继发于前列腺增生的滞留性囊肿，多位于内腺，大小不一，形态不规则；B. 由于慢性炎症等引起结缔组织增生导致导管梗阻形成弥漫性管腔样结构的前列腺囊肿

苗勒管囊肿为单发，位于前列腺基底部、中线部及尿道后上方，呈典型的囊性结构，多为圆形、椭圆形或下尖上圆的倒置水滴状，边缘光滑整齐，囊内为无回声，透声良好（图8-4-33）。

射精管囊肿为由于精路梗阻，继发射精管扩张、膨大而形成的。其位于前列腺底部后方，偏左、偏右或居中，超声纵切面显示为沿射精管及输精管走行的无回声囊性结构，下尖上圆，尖端沿射精管与对侧射精管汇入精阜，呈倒置水滴状，囊肿在横断面为圆形或椭圆形，边缘清晰，壁薄，内为无回声，囊肿与尿道后侧之间存在前列腺组织（图 8-4-34）。

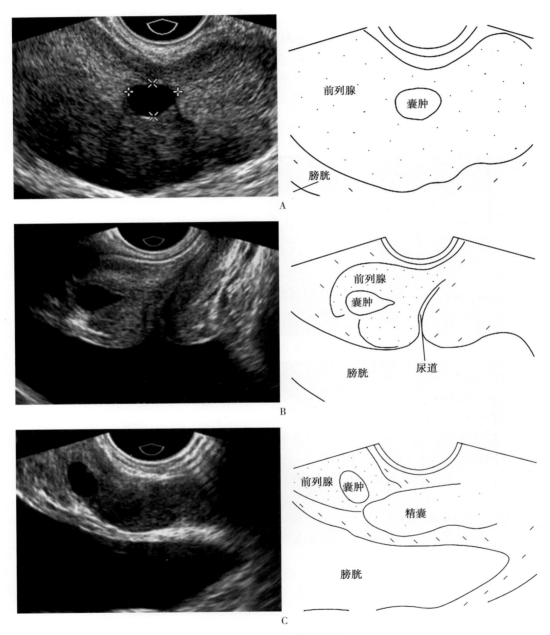

图 8-4-33　苗勒管囊肿

A.横断面，囊肿位于精阜以上，尿道后，中线处，形态规则，界限清晰，内部无回声区，透声好；B.囊肿纵切面，囊肿上圆下尖，呈水滴样；C.囊肿贴近精囊但与精囊不相通

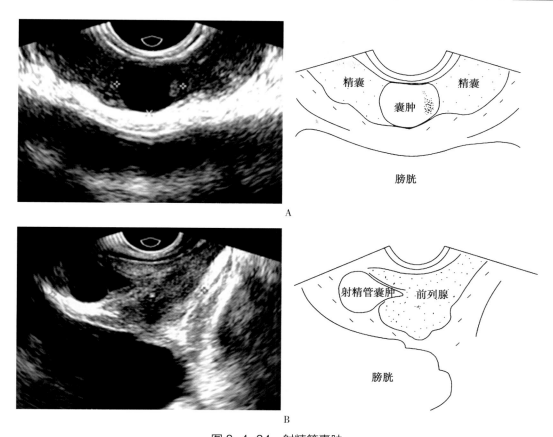

图 8-4-34　射精管囊肿

A.横切面，前列腺底部中央可见囊性区；B.纵切面囊肿呈水滴状

【鉴别诊断】

（1）前列腺先天性与后天性囊肿的鉴别：可以依据位置不固定，单发或多发，不呈水滴样等形态特征，不难鉴别。

（2）苗勒囊肿与射精管囊肿的鉴别：苗勒囊肿是前列腺小囊残留逐渐生长而成，连于精阜，周围存在前列腺组织，生长受限，只能向疏松的区域生长，从而形成下尖上圆状。射精管囊肿是由于管道局部狭窄或梗阻，精液排出受阻，增加管道压力，与前者相同只能向后上方生长，故声像图纵切面均表现为囊肿尖端指向精阜的倒置水滴状，囊肿与后尿道之间存在前列腺组织，横切面均呈圆形，理论上两种囊肿以精阜为参照，存在位置及连接等不同可以区分，但临床上超声二维图像很难对两者进行鉴别，只有通过经直肠超声穿刺抽液病理检查来鉴别诊断。

七、前列腺先天性畸形

前列腺的畸形较为罕见，可以是完全未发育的前列腺缺如或者不同程度的发育不全，表现为前列腺体积缩小（图 8-4-35）。前列腺发育不全多伴有其他性器官发育不全，如睾丸发育不全、隐睾、两性畸形等。由于生殖系统与泌尿系统在原始胚胎的发生发展中互相影响，因此生殖系统畸形往往合并存在泌尿系统畸形。

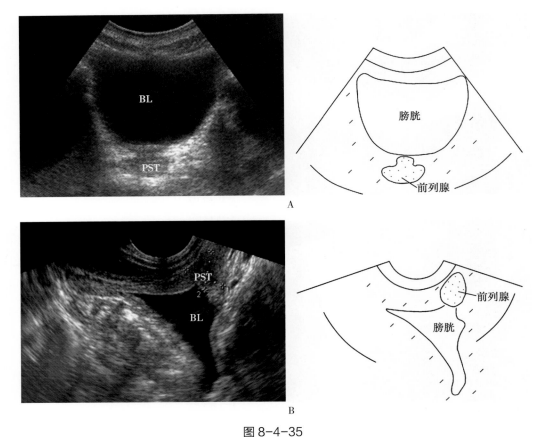

图 8-4-35

A. 经腹部检查，前列腺体积明显小于正常（1.3cm×1.1cm×1.0cm）；B. 同一患者经直肠检查，前列腺体积明显小于正常

（朱江）

第五节 肾上腺疾病

一、解剖及病理生理

肾上腺是左右成对的扁平器官，位于双侧肾脏的上方，相当于第 11 胸椎平面，包埋在肾周围筋膜之中，右侧偏向内前方，左侧位于内缘。

肾上腺主要由两部分组成，腺体外层为皮质，约占整个腺体的 90%；中央为髓质，约占腺体的 10%。肾上腺皮质分泌糖类皮质激素，盐类皮质激素以及性激素，当各种病因引起肾上腺皮质功能亢进或减退时可引起人体内分泌功能紊乱产生一系列临床综合征。

二、检查方法

肾上腺检测应在空腹时进行，应用实时超声显像仪，线阵、凸阵、扇扫探头均可以，以凸阵探头最常用，探头频率成人多采用 3.5MHz，体瘦或少年儿童可选用 5.0~7.0MHz。

检查体位有仰卧位、侧卧位和俯卧位。右侧肾上腺通常以肝作为透声窗，采取腋前线与腋中线之间冠状切，或沿肋间斜切，在肝后方，下腔静脉右缘显示类"斜三角"状高回声，内回声不均（图 8-5-1，图 8-5-2），左侧肾上腺以冠状切为主，在脾的内下方与肾上极内侧缘显示三角形高回声，内回声不均（图 8-5-3），横切显示较难。

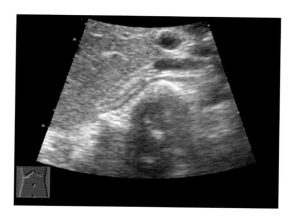
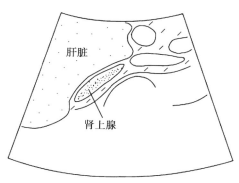

图 8-5-1　右侧肾上腺肋间斜切

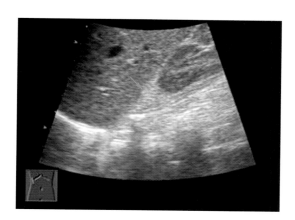
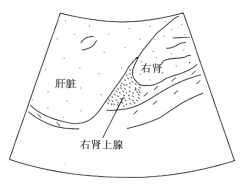

图 8-5-2　右侧肾上腺冠状切

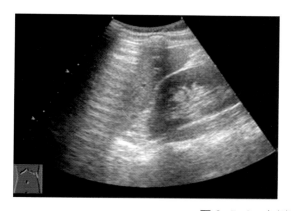
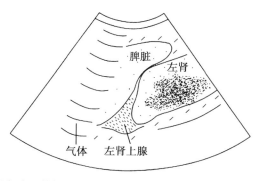

图 8-5-3　左侧肾上腺冠状切

三、肾上腺皮质腺瘤

【定义】最常见的肾上腺肿瘤，分为无分泌功能的皮质腺瘤和功能性的皮质腺瘤。功能性皮质腺瘤产生过多糖类皮质激素或盐类皮质激素引起肥胖、高血压、低血钾等临床表现。性激素异常可表现性征的改变。

【超声表现】肾上腺区显示圆形低回声结节，具有包膜，边界清晰，内回声较均匀，肿瘤大小取决于就诊时间，通常发现肿瘤 1~4cm 不等（图 8-5-4），较大的肾上腺肿瘤可出现肿块内钙化（图 8-5-5，图 8-5-6）。

【鉴别诊断】

（1）肾上腺转移癌：以肺癌转移常见。多表现低回声，一般无内分泌功能异常，重要的是有肺癌手术病史（图 8-5-7，图 8-5-8）。

（2）右侧肾上腺肿瘤注意与肝后下缘肿瘤鉴别：主要是细心观察呼吸运动时肿瘤的运动与肝移动的关系。

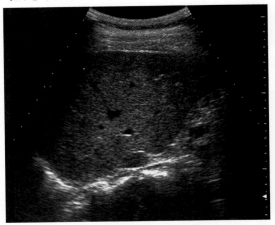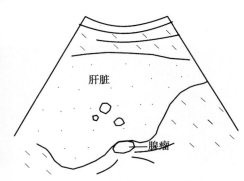

图 8-5-4　女性，高血压病史，超声发现右侧肾上腺低回声结节，直径约 1cm

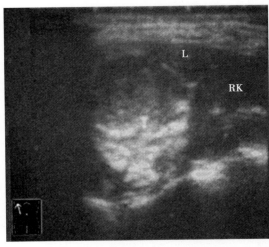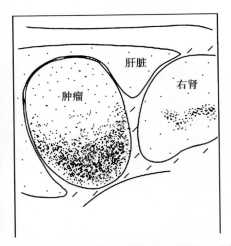

图 8-5-5　12岁，8岁时阴蒂增大医生剪除，因月经不来就诊，超声检查右肾冠状切右肾上缘巨大肿块，内回声不均，伴钙化，肿块与右肝分界不清，肝脏受压，手术后病理诊断肾上腺腺瘤

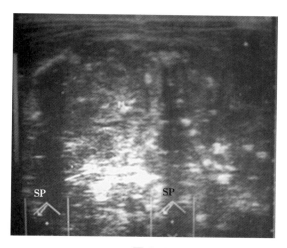
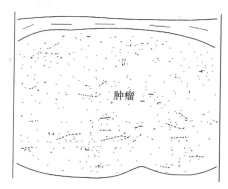

图 8-5-6 同一患者，肋缘斜切巨大肿块伴钙化

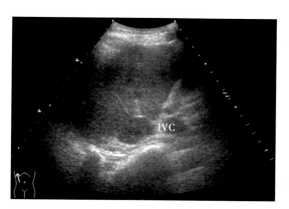
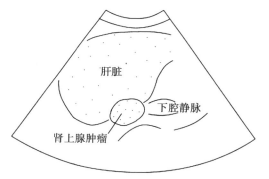

图 8-5-7 男性，48 岁，1 年前肺癌手术超声检查发现
右侧肾上腺肿瘤，肋间斜切呈椭圆形低回声结节

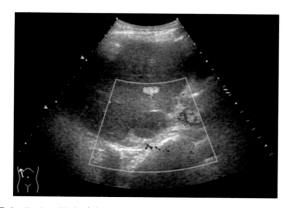

图 8-5-8 同上病例，彩色多普勒检查肿瘤内无明显血流

四、肾上腺嗜铬细胞瘤

【定义】肿瘤多起源于肾上腺髓质、交感神经、副交感神经节或其他部位的嗜铬组织，80%~90% 位于肾上腺的髓质，10% 异位嗜铬细胞瘤可分布在腹膜后、腹主动脉、脊柱旁、膀胱及其周围等，亦偶见于膀胱壁、脾、卵巢、睾丸等处。绝大多数为单侧性，双侧病变约占 10%。肿瘤多属良性，约 10% 为恶性肿瘤，可转移到肝、淋巴结、骨、肺等器官。

【临床表现】由于肿瘤组织可阵发性或持续性分泌多量儿茶酚胺，导致阵发性或持续性高血压、头痛、多汗、心悸等。

【超声表现】通常表现肾上腺内圆形或椭圆形，具包膜回声，小肿块多回声均匀，以低回声多见。嗜铬细胞瘤常出血囊性变而致内回声不均（图 8-5-9~ 图 8-5-14），内部可见圆形或椭圆形液性无回声区，彩色多普勒可显示肿瘤内星点状血流。肾上腺外嗜铬细胞瘤最常见于肾门附近，腹主动脉与下腔静脉之间也是肾上腺外嗜铬细胞瘤好发部位。

【鉴别诊断】需与肝右后叶肿瘤及肾上极肿瘤鉴别，超声作为定位诊断有较大价值，对区分恶性嗜铬细胞瘤有时较困难。高血压加上肾上腺区肿块是诊断要点，但肾上腺区无肿块不能排除异位嗜铬细胞瘤。

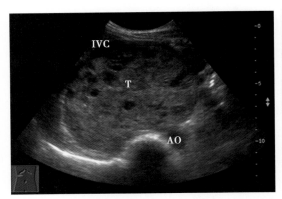
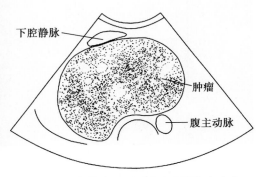

图 8-5-9 高血压，异位嗜铬细胞瘤，肿块内伴无回声暗区，从下腔静脉后方向左推移腹主动脉

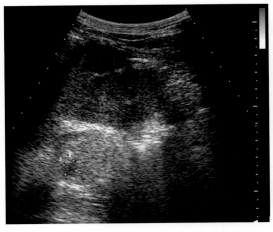
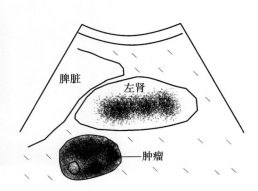

图 8-5-10 男性，33 岁，阵发性高血压，左肾上腺区占位，内有无回声暗区

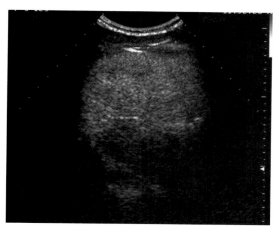

图 8-5-11 同上患者，肿瘤造影呈低灌注，内有灌注缺损区

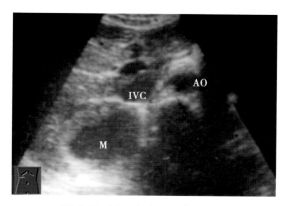
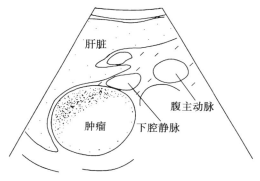

图 8-5-12 高血压 3 年，右肾上腺肿块，边界欠清，内伴无回声暗区（翻拍资料）

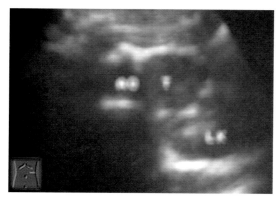
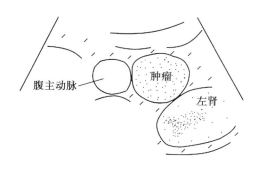

图 8-5-13 高血压 2 年，左上腹横切腹主动脉与左肾之间见球形低回声块（翻拍资料）

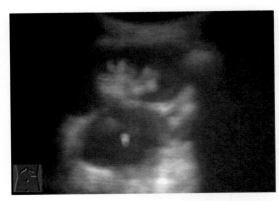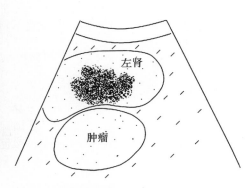

图 8-5-14 同一病例,冠状切肿块位于左肾门部(翻拍资料)

五、肾上腺少见肿瘤

1. 神经母细胞瘤 是由未成熟的神经母细胞构成的恶性肿瘤,是小儿常见的恶性肿瘤。30% 发生在 1 岁以内,80% 发生在 5 岁以内,原发部位常在肾上腺或其他附近的交感神经系统。临床表现为上腹部肿块迅速增大,肾脏受挤压向下移位。

超声发现时体积常较大,直径可在 10cm 左右或更大,形态不规则,边界不清,多呈分叶状或类似圆形,内回声强弱不等,也可伴钙化点,也有以转移灶为首发线索(图 8-5-15,图 8-5-16)。

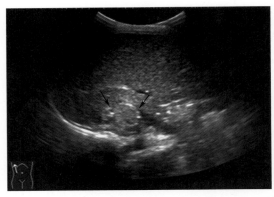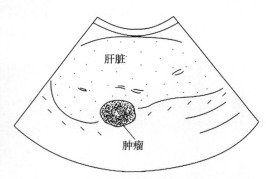

图 8-5-15 男性,4 岁。左下肢疼痛伴跛行,拍片显示左股骨破坏,超声发现右肾上腺肿块,内伴钙化样高回声,手术病理报告肾母细胞瘤

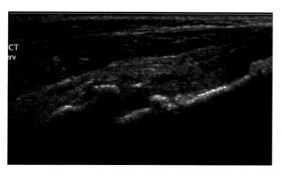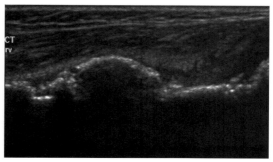

图 8-5-16　同上病例，超声检查左股骨连续性中断，不规则结节状高回声伸向软组织内

2. 肾上腺囊肿　肾上腺囊肿较少见，多为内皮性，起源于淋巴管瘤或血管内皮，直径一般在 3~5cm，通常无症状，多数在腹部超声检查时意外发现，表现为肾上腺部位出现圆形或椭圆形无回声区，囊壁薄而光滑，伴有后壁回声增强及后方回声增强效应，或囊内可见较多细小点状回声，可随体位改变而飘动。通常无症状，多数在腹部超声检查时意外发现与肝囊肿表现一样。呼吸运动时与肝和右肾、或者脾和左肾有相对运动，可资鉴别（图8-5-17）。

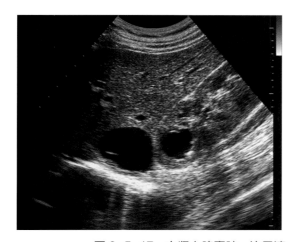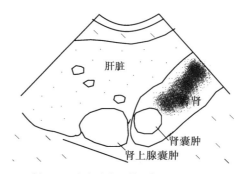

图 8-5-17　右肾上腺囊肿，边界清，呼吸时与肝、右肾有相对运动

3. 髓样脂肪瘤　是肾上腺少见的良性瘤样病变，多见于单侧肾上腺，多数患者无临床症状，瘤体较大可出现腰腹部不适、胀痛，并可触及软组织包块。当发现病灶时多呈圆形或类椭圆形高回声肿块，边清，内回声多数细腻均匀，也可回声欠均（图8-5-18，图8-5-19）。

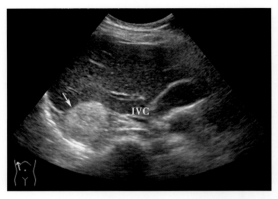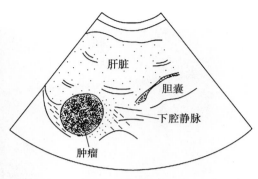

图 8-5-18 体检发现右肾上腺圆形高回声团,边清,回声欠均

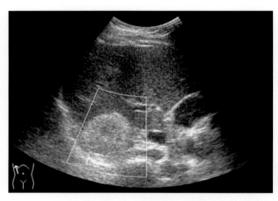

图 8-5-19 同上病例彩色多普勒检查结节内未见血流信号

4. **肾上腺皮质增生** 多数伴有临床症状,如高血压、肥胖、性征异常等。超声表现肾上腺增大,肾周围脂肪层回声和肾上腺周围脂肪回声均明显增厚,边清,为均匀的低回声伴线状高回声(图 8-5-20,图 8-5-21),超声检查难以显示增厚的肾上腺,有时可见一侧或两侧肾上腺增大。

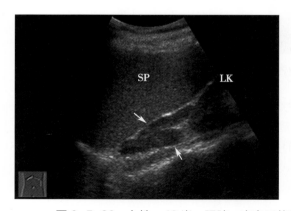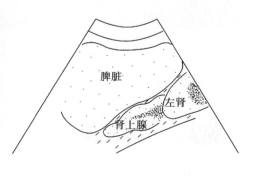

图 8-5-20 女性,42 岁,肥胖、高血压伴月经不正常,左侧肾上腺纵切明显增大

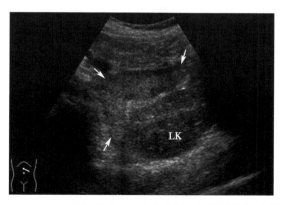
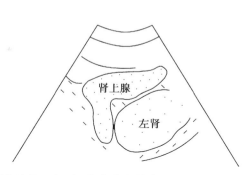

图 8-5-21 同上病例，横切显示增大的肾上腺呈三角形，包绕在肾的内上方

5. 肾上腺皮质恶性肿瘤 肾上腺皮质恶性肿瘤分为原发性和转移癌两类，原发性大多为腺癌，单侧、孤立性肿瘤，体积大小不等，多为圆形、椭圆形或呈分叶状，部分有包膜。转移性可单侧发病也可双侧，可单发也可多发。

原发性常因腹部肿块、高血压或内分泌功能异常就诊，超声表现为肾上腺内见圆形或椭圆形或分叶状低回声区，体积大小不一，较小的肿瘤与皮质腺瘤相似，肿瘤内部回声可不均匀，较大的肿瘤形态不规则，边界欠清晰，内部回声不均匀，可因出血坏死形成不规则无回声区。转移性超声表现为形态不规则，内部呈低回声，常为多发性，临床有原发癌表现及转移征象（图 8-5-22~ 图 8-5-24）。

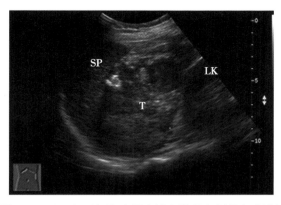
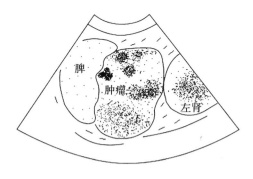

图 8-5-22 左腰部隐痛超声检查发现左侧肾上腺肿块，边界不清、内回声不均、伴散在钙化点。术后病理证实肾上腺癌

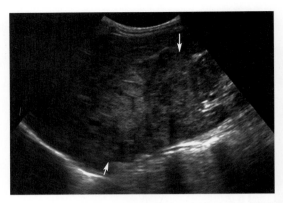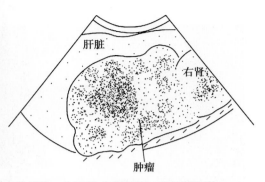

图 8-5-23 高血压就诊，超声检查右侧肾上腺巨大肿块、与肝脏分界不清、内回声不均

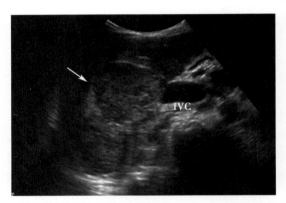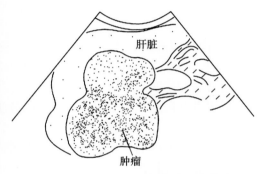

图 8-5-24 同上病例，横切显示肿块前缘具包膜回声、后缘边界不清。术后病理示肾上腺癌

6. **肾上腺节细胞神经瘤** 临床少见，常无症状，多以摸及肿块就诊（图 8-5-25，图 8-5-26）。

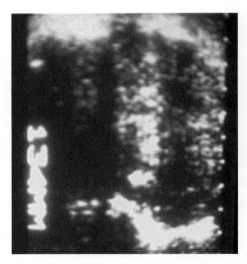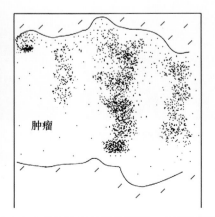

图 8-5-25 男性，27 岁，因左上腹肿块就诊。超声检查左上腹巨大肿块边界不清，内回声强弱不等

（1985 年 135 相机图片）

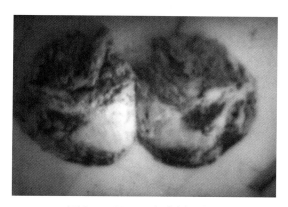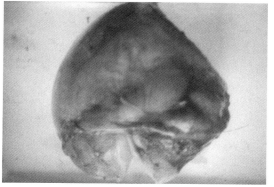

图 8-5-26　同上病例，术后标本显示肿块表面不光、左侧图剖开标本内结构杂乱

（李佳　刘学明）